Sonntag

Walther Zimmermann

Integrierte Homöopathische Arzneimittellehre

6., überarbeitete und ergänzte Auflage

Sonntag Verlag · Stuttgart

Die Deutsche Bibliothek – CIP-Einheitsaufnahme

Ein Titelsatz für diese Publikation ist bei Der Deutschen Bibliothek erhältlich

Anschrift der Verfasser:

Dr. med.
Walther Zimmermann
Halbreiterstr. 12
81479 München

Titelbild: PhotoDisc
Hintergrundbild: Bavaria, München

ISBN 3-87758-237-0

© Johannes Sonntag Verlagsbuchhandlung GmbH, Stuttgart 2002

Printed in Germany 2002
Satz: primustype Robert Hurler GmbH, Notzingen
Druck: Rondo-Druck, Ebersbach
Grundschrift: 9 pt (Pica Point) Gulliver

Vorwort zur 6. Auflage

Die neue Auflage der Arzneitherapie umfaßt eine übersichtliche Darstellung der heute angewandten homöopathischen Arzneimittel. Einige Ergänzungen der sogenannten *kleinen* und *festständigen* Mittel, mit denen vor allem die Anfänger ihre ersten Erfolge haben und eine Erweiterung der Nosoden und einiger oft gebrauchter Arzneimittel im Hinblick auf die Unterdrückungsphänomene der Vorbehandlungen.
Die Hauptmerkmale der Arzneibilder sind **Wirkungsrichtungen** und die **klinische Symptomatik**, so daß diese Auflage speziell für den praktizierenden Arzt gedacht ist. Da die Auswahl der Arzneistoffe ohnehin schon eingeschränkt war, war es nicht erforderlich große Streichungen vorzunehmen. Wichtig sind auch die sogenannten *Unterdrückungsmerkmale* im Krankheitsbild, die den Einsatz von Nosoden und Arzneiverdünnungen bzw. Potenzierungen notwendig machen.

München, März 2001   Dr. med. Walther Zimmermann
                                             Internist

Vorwort zur 5. Auflage

Die Arzneitherapie hat sich in der Zwischenzeit gerade bei den Anfängern der homöopathischen Behandlungsweise beliebt gemacht und bewährt.
In der Neuauflage wurden die Herstellungsverfahren der einzelnen Arzneimittel auf den neuesten Stand gebracht.
In Anbetracht der zunehmenden Bedeutung von Nosoden in der Arzneitherapie, schien es sinnvoll, in einem gesonderten Kapitel diese zusammenzufassen. Dabei wird ihre Bedeutung in der Behandlung chronischer Krankheiten klar; bei dem reichhaltigen Angebot an homöopathischen Heilmittelkomplexen, erschien auch die Einfügung einer Antidoten-Tabelle sinnvoll.
Damit kann der Verordner den Sinn ergänzender Arzneien und sog. Komplementär-Mittel und den Unsinn antidotischer Kombinationen selbst beurteilen.
Durch die Einfügung einiger neuer Arzneien wurde eine nötige Ergänzung geschaffen.
Auch bei dieser Auflage habe ich der Betreuung des Hauses und Verlags Herrn Lückenhaus und Frau Schwiebacher zu danken. Danken möchte ich auch meiner Tochter Flavia für die Schreib- und Korrekturarbeiten.

Deisenhofen, Juni 1989   Dr. med. Walther Zimmermann
                                             Internist, ehemaliger Chefarzt des
                                             Krankenhauses f. Naturheilweisen,
                                             München-Harlaching

Vorwort zur 4. Auflage

In der Zwischenzeit hat sich die Arzneitherapie als beliebte Arbeitsgrundlage für Kurse und Fortbildung erwiesen. In der Diskussion um das Erlernen der Homöopathie traten immer wieder Schwierigkeiten auf, die einzelnen Arzneimittel im Detail zu unterscheiden. So mußte darauf hingewiesen werden, daß die einzelnen Mittelbilder Bedingungen mit sich bringen, ohne die es nicht geht.

In dieser Neuauflage ist diesen notwendigen Bedingungen Rechnung getragen worden.

In einem hervorgehobenen Rahmen sind für alle aufgeführten Mittel diese notwendigen Bedingungen wiederholt, welche für die einzelnen Mittel in Frage kommen. Man kann sie auch als Führungslinien oder Leitsymptome bezeichnen.

Eine weitere Ergänzung hat sich ergeben: die Homöopathie muß erfahren werden. Mit dieser Erfahrung wächst die Sicherheit, welche für eine Therapie – einerlei welcher Art – notwendig ist. Der Anfänger beginnt nicht mit einer hochdifferenzierten Konstitutionstherapie, sondern mit den sog. kleinen Mitteln, mit festständigen Therapien. So wurde im Anhang eine kurze Zusammenstellung angefügt, die als »erste Hilfe« gelten sollte. Sie ist keineswegs vollständig; sie soll auch nur den Einstieg vermitteln.

Möge auch diese Auflage als Praxishilfe dienen und dem Therapeuten homöopathisches Gedankengut näherbringen.

Bei der Vorbereitung sei wiederum dem Verlag gedankt, diese Umarbeitung durchzuführen, weiterhin für die Schreibarbeiten von Frau Dr. Hansel sowie für das Interesse und Diskussion allen Mitarbeitern des Krankenhauses für Naturheilweisen, München-Harlaching.

München-Harlaching, Januar 1984   Walther Zimmermann

Vorwort zur 1. Auflage

Die Arzneimittellehre mit besonderer Ausrichtung auf die personotrope Medizin entstand aus dem Bedürfnis, eine Lücke zu schließen, welche sich immer wieder in der Ausbildung homöopathischer Ärzte ergeben hat. Dabei wurde nicht nur Kurserfahrung, sondern auch die. dringliche Nachfrage nach einer kurzgefaßten Arzneimittellehre berücksichtigt. Dem Anfänger sollte die Denkart einer homöopathischen Therapie, die Hierarchie der Symptome, die anthropologische Anamnese vermittelt und durch die klinischen Hinweise eine Brücke geschlagen werden zum Verständnis einer Therapieform, die mehr als 150 Jahre alt, gerade jetzt modern anmutet. Als Grundlagen der Arzneibilderbesprechung gelten sowohl die personotropen Gesichtspunkte der Kent'schen Arzneimittellehre, als auch die vorwiegend organotropen der Arzneimittellehre von Stiegele und Mezger. Daneben wurde das Erfahrungsgut von Farrington, Stauffer, Nash und Charette verwertet, soweit die Einheit eines Bildes ungestört blieb. Die Einteilung ist übersichtlich in doppelseitige Konstitutionsbilder oder Polychreste, in einseitige Systemmittel und halbseitige organotrope Mittel – die sogenannten kleinen Mittel im Sinne Stiegeies – gegliedert. Aus diesem 3-fachen System ergibt sich zugleich ein Dosierungshinweis, wobei der Organotropie die ø-D 4, der Systemotropie der 12. bis 15. Potenz entspricht und der Konstitutionotropie die Hochpotenzen vorbehalten sein mögen. Der nach den einzelnen Bildern verbleibende freie Platz ist besonders für die Lernenden als Raum für Notizen gedacht.

Neben den vielen vorhandenen Arzneimittellehren erhebt dieses Taschenbuch keinen Anspruch auf Vollständigkeit; vielmehr soll es die Lücke für den Anfänger ausfüllen, dessen Bereitschaft, sich mit der materia medica der Homöopathie auseinanderzusetzen, dem umfangreichen Wissens- und Erfahrungsschatz einer großen Arzneimittellehre noch nicht gewachsen ist. Ihm soll es den Zugang zu den Ordnungsprinzipien der Homöopathie weisen und damit ihre Erlernung erleichtern.

Wohl keine Therapie im Bereich der vielen Methoden der Medizintherapie ist so einheitlich und modern, wie diese. Die Einheit liegt dabei im symptomatischen Aussagewert der Krankheit, das Moderne in der hochgradigen Individualität, die man schlechthin als anthropologische Therapie bezeichnen könnte. Die Integrierung von psychischen, konstitutionellen und pathologischen Merkmalen erhellt aus dem Arzneimittelprinzip, das bekanntlich aus den Prüfungen am Gesunden, aus der Mikro- und Gewerbetoxikologie und einem breiten Erfahrungsgut entstanden ist. So sind auch die klinischen Anmerkungen zu verstehen, die eine Erfahrung wiedergeben, die im Sinne einer Bewährtheit zu deuten ist.

Als Teamarbeit wurde die Arzneimittellehre von den Assistenten des Krankenhauses für Naturheilwesen in München-Harlaching zusammengestellt. In den klinischen Gesichtspunkten wird die Erfahrung einer jahrzehntelangen klinischen Homöopathie eingeblendet. An dieser Stelle sei der Bereitschaft des Johannes Sonntag-Verlages, vor allem Herrn Fritz Sonntag und Frau Schwiebacher gedankt, die es bei der Vorbereitung ermöglicht haben, dieses Taschenbuch kurzfristig aufzulegen. Ebenso gilt der Dank Fräulein Gunhild Oswald, die die Schreibarbeiten zu dem Band übernommen hat.

Möge dieser Beitrag zu einer alten Arzneitherapie Vielen den Zugang in die Denkart Hahnemanns eröffnen.

München-Harlaching, Sommer 1972   Walther Zimmermann

Inhaltsverzeichnis

Arzneimittel von A–Z

Abkürzungen:

A = Arzneigehalt
S. V. = Sondervorschrift
V. = Vorschrift
W. = Weingeist

Abies nigra

Picea nigra
Schwarzfichte
Fam. Pinaceae

Eingetrocknetes Harz zur Lösung nach V. 4 a/7 mit 90 %-W.
– A. = $^1/_{10}$ = D 1.

Wirkungsrichtung: Vermutlich Magenschleimhaut.

Lyc., Ars. Nux vom., Ipec.
Druckgefühl am Mageneingang (wie ein hartes Ei). Verschlimmerung gleich beim Essen, dabei Herzbeschwerden.

Klinische Indikationen:

Ac. hydrochl. Cond.
Dyspepsie mit Untersäuerung D 2–D 4. Atrophische Gastritis D 4.

Neurasthenisch-hypochondrische, veget. labile und melancholische Konstitutionsmerkmale

2

Acidum benzoicum

Benzoesäure. C_6H_5 COOH.

Zur Verreibung nach V.6 und zur Lösung nach V.5a mit 90%-W. – A. = $^1/10$ = D 1.

Wirkungsprinzip:
Eingriff in den intermediären Stoffwechsel der Harnsäure (die ähnlich wie Salicylsäure eine O-Oxybenzoesäure ist).

Leitsymptome:

Ac. nitr. „Lach. Chim. Led., Petr. Caust., Ac. hydrochl., Sep., Aloe.

Wenig, dunkelbrauner Urin, pferdeharnähnlicher Geruch, Diarrhöe stinkend, hell wie Seifenwasser, Krachen der Gelenke, Achillessehnenschmerz.

Modalitäten:
Verschlimmerung bei Bewegung in frischer Luft.
Besserung: Ruhe, Wärme.

Verdauungs- und Urogenitalorgane:

Colch. Ac. phos. Lespedeza.

Stinkende Seifenwasserstühle bei auffallend dunkelrotem, scharf riechendem, alk. Urin, dumpfe Schmerzen in der Nierengegend mit Eiweißausscheidung.

Bewegungsorgane:

Rhus. tox.

Ac. hydrochl. Aloe., Caust., Sep.

Akuter und chronischer Gelenkrheumatismus und Gicht, wenn die Harnsymptome stimmen. Besondere Beachtung verdienen Kniegelenk- und Achillessehnenschmerzen und Ganglien an den Händen. Gelenkkrachen.

Haut:
Juckend bis brennend, trocken und schuppend, Erytheme

Klinische Indikationen:
Der charakteristische Harngeruch ist wegweisend bei rheumatoiden Erscheinungen; Arthritis mit intermediären Stoffwechselanomalien, Gicht, Psoriasis D 4. Synovialzyste des Handgelenks.

Akute Erkrankungen mit Schwäche und Schweißen, Rheuma- und Harnsymptomen.

Acidum formicicum

Ameisensäure. HCOOH.

Zur Lösung nach V. 5 a, 10 Teile mit 15 Teilen Wasser vermischt. A. = $^{1}/_{10}$ = D 1.

Wirkungsprinzip:
Histaminähnliche Hormonwirkung.

Leitsymptome:

Rhus. tox., Calc. phos. Dulc., Bar.

Allergische Hautbelastungen, rheumatische Beschwerden, Kälteempfindlichkeit.

Modalitäten:
Verschlimmerung durch Bewegung, Bettwärme, Nässe, Kälte.
Besserung durch Druck.

Bewegungsorgane:

Rhus., Cham. Ver., Ferr. Lach.

Gliederschwäche (besonders der Beine); gichtige, rheumatische arthrotische Gelenk- und Muskelschmerzen, treten plötzlich auf (hexenschußartig), beginnen links und wandern nach rechts.

Haut:
Jucken und Brennen, evtl. mit Urticaria, besonders am Kopf mit Haarausfall; kaltes Überrieseln (wie kalt angeblasen); scharfe Ausdünstung, Nachtschweiße an den Beinen, scharf, brennend, wundmachend in den Schenkelbeugen.

Klinische Indikationen:
Reaktionsmittel bei Bindegewebserkrankung. Umstimmungstherapie bei Allergien, Dermatosen, Arthrosen, Asthma D 4–D 12–D 30.
Postklimakterische Polyarthrosen D 12.

Gliederschwäche, plötzliche Beschwerden. Ätiologisch Folgen von Nässe und Kälte Symptomatisch wird Hitze schlecht vertragen.
Besserung durch Bewegung.

Acidum hydrochloricum sive muriaticum

Salzsäure. HCl.

Lösung nach V. 5 a, 10 % = $^1/_{10}$ = D 1.

Wirkungsprinzip:
Säure – Basenhaushalt

Leitsymptome:

Ars., Pyrog.
Carb. veg., Ac.
fluor. Ac. nitr.,
Ac. hydrocy.
Lach.

Bild einer starken muskulären Erschöpfung. Lähmungsartige Schwäche der Muskulatur, besonders bei verschlepptem anhaltendem Fieber. Berührungsempfindlichkeit. Unwillkürlicher Abgang von Stuhl und Urin.

Verdauungsorgane:

Ap. Lyc., Iris.,
Calc. carb.,
Rob., Ac. sulf.,
Alum., Nux.
Vom.

Wundheit und Trockenheit im Mund, Herpes labialis. Leerheitsgefühl in Speiseröhre und Magen, nicht besser durch Essen, Widerwillen besonders gegen Fleisch. Unwillkürlicher Stuhlabgang beim Wasserlassen. Geschwollene, blaurote, brennende Hämorrhoiden.

Urogenitalorgane:
Reichlich wasserheller oder milchtrüber Harn, oft unwillkürlicher Abgang. Schneideschmerz der Harnröhre beim Harnlassen.

ZNS:

Phos. Sang.

Empfindlichkeit aller Sinnesorgane (auch Berührung der Haut). Erschöpfung bis Bewußtlosigkeit.

Haut:

Acid nitr. Euph. Bläschen und Blasen, reaktionslose Geschwüre.

Klinische Indikationen:
Hypacide Gastritis D 2–D 4, chron. Enteritis D 12.
Hyperacide Gastritis D 12.
Herpes labialis D 4–D 6.
Adynamische Fieber (bewährt) bei chronischer Sepsis D 12–D 30. Typhoide.
Hämorrhoidalbeschwerden D 12.
Incontinentia alvi D 12.

Schwäche, Schläfrigkeit Adynamie. Entzündungen des Verdauungstraktes (Herpes labialis bis Hämor-rhoidalleiden).

Acidum hydrocyanicum

Blausäure. HCN.

2 % HCN mit gleichen Teilen H_2O = D 2. A. = $^1/_{100}$, nach V. 5 a, Verschreibungspflicht bis D 3 einschließlich.

Wirkungsrichtung: Zentralnervensystem.

Camph., Ver. alb., Carb. veg., Amm. carb. Lauroc.

Kreislaufkollapszustände mit blasser Cyanose und eiskalter Haut.

Klinische Indikationen:
Anregung des Atem- und Vasomotorenzentrums bei chronischen Insuffizienzen des Herzens D 3–D 6. Cor pulmonale D 4.

Lähmende Schwäche mit Kollapsneigung. Krämpfe und Zuckungen. Besserung durch Essen. Spasmen der Atemwege. Angina pectoris, Herzrhythmusstörung.

6

Acidum nitricum

Salpetersäure. HNO_3.

Nach V. 5 a, 10 % = $^1/_{10}$ = D 1.

Wirkungsprinzip :
Säure – Basenhaushalt, Eiweißstoffwechsel von Haut und
Schleimhaut. Antidyscratisch, antipsorisch, antisykotisch.

Psyche:

Natr. mur.

Kal. nitr. Graph.

Lebensüberdruß, Hoffnungslosigkeit. Lehnt Trost ab. Ärger
über eigene Fehler mit Zittern. Gedankenflucht bei ange-
strengtem Nachdenken. Besserung der psychischen Symptome beim Fahren. Gesichtsausdruck ängstlich, ver-
härmt.

Modalitäten:
Verschlimmerung: nachts, bei Wetterwechsel, Kälte. Besserung: nach Abgang von Körpersekretion. Angriffsseite:
links.

Allgemeinsymptome:

Ac. sulf., Ac.
picr., Jod., Zinc.
Arg. nitr. Lach.,
Merc., Sulf.,
Asa., Ac.
carbol., Ac.
benz., Graph.,
Ant. Cr.

Große allgemeine Schwäche. Nervöses Zittern. Äußerste
Empfindlichkeit gegen Stöße, Lärm und Berührung. Große
Erkältlichkeit. Splitterschmerz. Absonderungen dünn,
übelriechend, wundmachend, blutig. Harngeruch wie
Pferdeurin. Fissuren besonders an Körperöffnungen, am
Übergang Haut – Schleimhaut.

Herz- und Kreislauforgane:

Ac. mur., Coff.

Starkes Herzklopfen bei geringster Anstrengung. Pralle Ve-
nenfüllung.

Atmungsorgane:

Ars. alb.

Wundmachender Schnupfen infolge scharfer Absonderung.

Verdauungsorgane:

Ac. phos., Ac.
sulf., Crotal.
Merc., Phos.,
Carb. veg.
Magn. mur.,
Lyc. Paeon.,
Sulf.

Wundheit des Mundwinkels, der Mundhöhle, des Zahn-
fleisches mit Neigung zum Bluten. Stechende, schneidende
Leibschmerzen (Splitterschmerz). Harter, schafkotartiger
Stuhl oder nur Schleim. Mastdarmschmerz (Zerreißgefühl)
bei der Defäkation, danach noch bis zu 2 Std. Stechen und
Kratzen im After.

Ac. benz. Arn., Puls., Aur., Spong. Kreos., Ac. fluor.	*Urogenitalorgane:* Übelriechender Urin, faulig, ähnlich wie Pferdeharn. Bläschen und Geschwüre an der Vorhaut, Hodenschmerz (wie gequetscht), übelriechender Fluor vaginalis.
Phos., Bell., Stram., Coch. Ars.	*ZNS:* Überreizte Sinnesorgane.
Kal. bichr. Arg. nitr.	*Haut:* Effloreszenzen an Stirn-Haargrenze. Bläschen am Mund. Geschwüre mit Splitterschmerz.

Klinische Indikationen:
Schleimhaut- und Blutungsmittel. Übergang von Haut zu
Schleimhaut. Grenzbereiche zwischen verschiedenen Epi-
thelien. Analfissur
Stomatitis ulcerosa, Ulcus ventriculi D 4–D 12. Colitis ulce-
rosa, hämorrhagische Cystitis, Karzinome der Schleimhaut
D 30.
Hinterkopfschmerz D 12.
Agranulocytose D 4–6.
Papillomatose d. Blase D 12.

Schwäche mit nervöser Gereiztheit. Entzündungen von
Haut und Schleimhaut (bes. an den Übergangs-epithe-
lien). Splitterschmerz, saure Schweiße. Hydrogenoide
Konstitution.

Acidum oxalicum

Oxalsäure – Kleesäure. $(COOH)_2 + 2H_2O$.

Zur Verreibung nach V.6 und zur Lösung nach V.5a mit 45%-W. – A. = $^1/_{10}$ = D 1.

Wirkungsrichtung: Vermutlich Kalkstoffwechsel besonders bei Altersosteopathien.

Ac. hydrocy.
Carb. veg.
Ambr. Phos.

Heftige Herzaktion mit Cyanose der Akren, Krämpfe, Taubheitsgefühl. Manische Züge. Heftige Schmerzen an vielen Stellen (Haut und Muskeln). Alle Symptome: Verschlechterungen beim Darandenken. Brennschmerz, krampfartige Oberbauchbeschwerden um den Nabel hin ausstrahlend; dabei Meteorismus. Oxalatkristalle im Harnsediment. Psychasthenie.

Klinische Indikationen:
Erregung des Herz-Gefäßsystems. Zerebralsklerotische Hitzewallungen. Harnsaure Diathese D 4–D 6. Neuritis D 12–D 30.
Wirbelsäulenbescherden D 12–D 30.

Nervöse Erschöpfung. Heiserkeit und Stimmschwäche. Herzsensationen. Hypotonie, Arrhythmie.
Verschlimmerung beim Drandenken.
Gelenkbeschwerden Brust- und Lendenwirbelsäule

Acidum phosphoricum

Phosphorsäure. H_3PO_4.

Zur Verreibung ab D 3 nach V. 7, zur Lösung nach V. 5 a, 1 Teil mit $1^1/_2$ Teilen Wasser vermischt = 1. Dez.-Pot. A = $^1/_{10}$ = D 1.

Wirkungsprinzip:
Nervensystem mit zentralen und peripheren Anteilen. Schwächen in diesem Bereich. Kalkmangelsyndrom.

Modalitäten:

Ac. picr., Nux. vom., Ambr.

Verschlimmerung durch Anstrengung, Aufregung, Lärm, sexuelle Exzesse.
Besserung nach kurzem Schlaf.

Personotropie und Psyche:

Ambr., Aur., Con., Ign., Natr. chlor., Staphis.

Geistige Erschöpfung, Schwäche, Apathie, Stumpfheit, Impotenz. Mittel wirkt vom Geistigen zum Psychischen, vom Gehirn zur Muskulatur. Ac. mur. umgekehrt. Beschwerden nach Kummer, Enttäuschung. Schwacher Kreislauf, Erkältlichkeit. Tbc. Kopfschmerz der Schulkinder. Besserung auf Bewegung, Ruhe, friedliches Alleinsein. Verschlechterung auf Anstrengungen, Kälte. Hitze bei Nacht. Milchiger Urin.

Herz- und Kreislauforgane:
Schwindel- und Blutandrang zum Kopf infolge von Hypotonie.

Verdauungsorgane:
Schmerzlose Durchfälle, die wenig schwächen, eher erleichtern, unverdaut.

Urogenitalorgane:

Agn. cast., Stram., Murex, Bufo., Hyosc. Lach., Mosch. Natr. chlor.

Erregter Geschlechtstrieb. Pollutionen aus Schwäche. Impotenz. Mangelnde Errektionen.

Bewegungsorgane:
Kreuz- und Rückenschwäche, Gliederschwäche.

Klinische Indikationen:
Nervennutritionsmittel-Neurasthenie. Sexuelle Neurasthenie vor allem der Entwicklungsjahre. Geistige Ermüdung und Überarbeitung D 4–D 12.

Geistige Schwäche und Schlummersucht, Apathie. Sexuelle Erregtheit bei Schwäche. Pupertätsmittel. Rasches Wachstum. Spätrachitis. Osteoporose.

Acidum picrinicum

Pikrinsäure. $C_6H_2 (NO_2)_3$ OH.

Zur Verreibung nach V. 7 und zur Lösung nach V. 5 a mit
45 %-W. – A. = $^1/_{100}$ = D 2.

Arg. nitr. Phos.,
Sil. Gels.
Mittel für geistige und sexuelle Schwächezustände. Zustände von Impotenz und Altersschwäche. Spermatorrhoe
bei erhaltener oder übersteigerter Libido.

Folge von Kummer und Sorgen. Erschöpfung nach ge-
ringen Anstrengungen. Stirnkopfschmerz, Altersmittel.
Narkoseschäden D 12. Paretische Rückenmarksschwä-
che. Hypotonie–Neurasthenie.

Acidum salicylicum

Salizylsäure
$C_6H_4(OH)COOH$ – Oxybenzoesäure

Lösung nach V. 5.

Wirkungsrichtung: ZNS, Nebennierenrindenreiz.

Schweißmittel bei rheumatischen Erkrankungen. Pleuritis
sicca.

Klinische Indikationen:
Ohrensausen; Schwindel und Schweißneigung bei Neuralgien und Neuritiden. Urticaria D 4 (Aspirin D 4).

Ohrensausen, Schweiße, Verschlimmerung durch
Schlaf. Antidot bei Salicylsäuretherapie.

Acidum sarcolacticum

Fleischmilchsäure. $CH_3-CH(OH)COOH$

11 Teile 90% Milchsäure in 89 Teilen Wasser vermischt = D 1, nach V. 5 a.

Wirkungsrichtung: Säure – Basenhaushalt. Muskelstoffwechsel.

Ac. hydrochl.
Rob.

Rheumatoide Beschwerden, die sich bei jeder Art von Bewegung verschlimmern. »Muskelkater«, Müdigkeit. Hyperacide Gastritis mit Meteorismus und sauren Stühlen.

Klinische Indikationen:
Adynamie der Muskulatur D 3–D 6.

Schwäche der Muskeln bis zur Krampfneigung. Müde, reizbar, Bewegungsverschlimmerung.

12

Acidum sulfuricum

Schwefelsäure H_2SO_4.

Zur Lösung nach V. 5 a. A. = = D 1.

Wirkungsrichtung: Oxydativer Stoffwechsel der Leber.

Psyche:
Schwäche von Geist und Körper mit hochgradiger Traurigkeit und Weinen, Gehetztsein, Hastigkeit.

Leitsymptome:

Ac. phos., Zinc. Merc. Lach., Phos., Ac. nitr.
Zittern und Schwäche des gesamten Körpers (besonders innerlich), anfallsweise saure, klebrige Schweiße, Hitzegefühl mit kaltem Schweiß, Neigung zu Haut- und Schleimhautblutungen, Berührungsempfindlichkeit der Haut, rheumatische Beschwerden der kleinen Gelenke.

Modalitäten:
Verschlimmerung durch Kälte, feuchte Witterung. Morgenverschlechterung. Besserung: durch Wärme.

Herz- und Kreislauforgane:

Bell., Glon., Sang. Sep., Lach.,
Erheblich beschleunigte Herztätigkeit mit Kongestion zum Kopf bei kalten Extremitäten. Hitzewallungen im Klimakterium.

Atmungsorgane :
Anhaltende Husten- und Niesanfälle, dabei reichlich lockeres Sekret.

Verdauungsorgane:

Natr. phos., Calc. carb., Iris. Carb. veg.
Erbrechen morgens. Saures Aufstoßen, Sodbrennen, schlaffer Magen, Gefühl von Kälte, tonfarbene Durchfälle mit nachfolgendem Schwächegefühl bei geringsten Diätfehlern.

Urogenitalorgane:

Acid. nitr. Agn. cast., Lyc. Diosc., Dam. Kreos., Sang., Mez.
Sediment im Urin: Schleim, Eiweiß, Zylinder Erythrozyten, Sulfate, weiße oder lehmige Farbe. Pollutionen und Erektionen ohne Wollustgefühl. Regelanomalien, Regel zu stark, wundmachender, scharfer Fluor.

Bewegungsorgane:

Myg.
Unsichtbares Zittern, Zuckungen mit Sehnenhüpfen.

Ars., Sulf., Ac. fluor., Mez., Psor., Rhus tox.	*Haut:* Gelbe, fahle Haut, starke Schweißneigung aus Schwäche (kalte, klebrige Schweiße); heftiges Jucken.

Klinische Indikationen:
Schleimhautgeschwüre D 4. Mb. Werlhoff D 12.
Gastritis der Alkoholiker D 6–D 12.
Chronischer Alkoholismus D 30.
Parkinson D 15–D 30.
Acidismus D 4.
Altersdiabetes D 12–D 30. Mykose D 12.
Klimakterische Hitzewallungen D 30.
Hämorrhoiden mit Blutungsneigung D 4–D 6.

Schwäche und Erschöpfung bis Zittern. Hitzewallungen mit heißen Schweißen. Berührungsempfindlichkeit, Blutungsneigung und Geschwürsneigung. Dyspepsie der Alkoholiker.

Aconitum napellus

Blauer Eisenhut oder Sturmhut
Fam. Ranunculaceae

Frische Pflanze zur Essenz nach V. 2 a. A. = 1/2.
Verschreibungspflicht bis D 3 einschließlich.

Wirkstoff:
Alkaloid Aconitin. Vor Licht schützen!

Wirkungsrichtung: ZNS

a) Central: Stammhirn, bevorzugt Hypothalamus. Medulla oblongata.
b) Peripher: Sensible und motorische Nervenendigungen.
c) Sinusknoten-Arrhythmien.

Personotropie:
Kräftig, vollblutiger Typ mit Neigung zur arteriellen Gefäßaktivität. Angstvolle Ruhelosigkeit mit Todesfurcht.

Leitsymptome.:
Ars., Rhus tox., Aur.
Allgemeine Unruhe, unmotivierte Angst und Todesfurcht, harter schneller Puls. Plötzliche und heftige Krankheitserscheinungen (Fieber, Entzündungen). Zeit: nachts.

Modalitäten:
Cham., Op. Nux. vom.
Verschlimmerung: trockene, kalte Luft, Schreck.
Besserung: Ruhe, nach Schweißausbruch.
Angriffsseite: links.

Herz- und Kreislauforgane:
Glon., Kalm. Arn., Aur., Tab. Crataeg.
Voller, harter, beschleunigter Puls. Plötzlich auftretende, schneidende, brennende Schmerzen, zum linken Arm ausstrahlend. Parästhesien. Arrhythmien.

Atmungsorgane:
Samb., Camph. Euphras. Spong. Hep., Jod., Kal. bichr.
Trockenheit der Nase, aber auch Fließschnupfen mit Neigung zu Nasenbluten. Trockener Husten bis zum Brechreiz, Brust wie zusammengeschnürt, geringe Sekretion, Bluthusten. Beengung und Atemnot.

Verdauungsorgane:
Dulc.
Akuter Rachenkatarrh mit Trockenheit, stechende Schmerzen, brennender Durst, Übelkeit und Erbrechen mit Angst. Heftig brennende und schneidende Schmerzen im Magen und Darm, Berührungsschmerz des Bauches. Erkältungsfolgen. Stühle schleimig, blutig, grün oder weiß und mit viel Drang.

Caust.	*Urogenitalorgane:* Harnorgane: spärlicher Urinabgang mit Tenesmen. Genitalorgane: bei Menorrhagie, Dysmenorrhoe,
Bry., Puls. Cham.	Abortus imminens Regelausfall $\left.\right\}$ Folge von Schreck! Lochialstauung

ZNS:
Neuralgiforme und neuritische Beschwerden (nach Erkältung). Hirnnerven!

Bell. Ap.	*Haut:* Rotfleckige Effloreszenzen, Trockenheit, Hyperästhesie, Parästhesie.

Klinische Indikationen:

Bell. Phos., Ars., Aur. Spart., Scop.	Initiale Fieber bei Erkältung u. Entzündung D 4–D 12. Entzündliche Kongestionen und kongestive Zustände mit Angst und Herzsensationen D 4–D 12. Herz-Rhythmusstörung mit Tachykardie und av-Dissoziationen D 12 und höher.
Rhus. tox.	Neuritiden und Neuralgien besonders des Trigeminus (akute Sinusitis frontalis) D 4–D 6.

Angst, Folgen von Schreck, Herzjagen, trockene Hitze, Folge von Kälteeinflüssen (kalte Luft) und Unterdrükkung von Absonderung. Wichtigstes Schmerzmittel. Haemorrhagien. Antiarrhythmikum. Hauptmittel bei beginnendem fieberhaften Infekt.

16

Actaea spicata

Christofskraut
Fam. Ranunculaceae

Wirkstoff:
Trans-Aconitsäure

Wirkungsrichtung: Proximale kleine Gelenke, Fingerglieder bei arthritischen, vorwiegend arthrotischen Gelenkveränderungen.

Modalitäten:
Besserung bei fortgesetzter Bewegung.
Kopfschmerzen mit Besserung der Beschwerden durch Kaffee.

Dosierung: D 4–D 6 bei akuten Beschwerden.
D 12 bei chronischen Gelenkschmerzen

Adlumia fungosa

Erdrauch
Fam. Papaveraceae

Herstellung nach V. 3 a, Verreibung nach V. 7.

Wirkungsrichtung: Leber-Gallengangs-System

Chel. Berb.	Rechtsseitig wirkend, Schmerzen im Schulterblattbereich.
Momord.	Leberbeschwerden nach fetten Mahlzeiten. Ikterus.
Ignatia	Luftaufstoßen, Krampf und Erbrechen.
Anacard.	Besserung nach dem Essen.
	Neigung zu Depression und Melancholie.

Postcholecystektomie-Syndrom, Papillenstenose, Gallensäare-Rückresorbtionsstörung mit dyspeptischen Stühlen.

Adonis vernalis

Adonisröschen
Fam. Ranunculaceae

Frische Pflanze zur Essenz nach V. 2 a. A. = $^1/_2$

Apoc. Scill.

Arg. nitr.,
Lach., Spig.
Phos.

Digitalisähnliches Glykosid mit diuretischer Wirkung, wenig kumulierend.
Hyperthyreotische und fokaltoxische Gefäßkrisen. Nervöse Erscheinungen an Herz und Kreislauf D 2–D 4.

Wirksam bei Neigung zu Tachykardien und Sympathikuskrisen.
β-Rezeptorenwirkung.

Aesculus hippocastanum

Roßkastanie
Fam. Hippocastanaceae

Frische geschälte Samen zur Essenz nach V. 3 a. A. = $^1/_3$.

Wirkstoffe:
Flavonoide, Katechine, Oxycumarine, Saponine, Aescin.

Wirkungsrichtung: Regulation der Gefäßgewebsschranke.

Charakteristische Eigenschaft des Mittels:

Ham., Arn. Ac. picr. — Venenstauungen mit Neigung zu Parästhesien. Passivität mit Traurigkeit und Reizbarkeit.

Leitsymptome:
Überfüllung der Venen mit klopfendem Gefühl, Lenden-Kreuzbeinschmerz, trockene und brennende Schleimhäute des Nasen-, Rachenraumes und Rektum.

Modalitäten:
Verschlimmerung: Schlaf, mäßige Wärme.
Besserung: Bewegung, Kälte.

Herz- und Kreislauforgane:

Arn., Calc. fluor. Ambr., Puls. Kal. jod. — Herzklopfen, das sich bis in die Extremitäten fortpflanzt und im Liegen gehört wird. Hämorrhoiden blaurot, gestaut. Schmerzhafte Varizen, venöse Thrombosen. Wässerige Nasensekretion bei Präapoplektikern und chronischer Herzinsuffizienz (Nasentröpfeln).

Verdauungsorgane:

Aloe., Carb. veg., Caps. Cocc., Stann. Ac. nitr. Paeon. Arn. Rat. — Weißlicher und gelblicher Zungenbelag, reichlicher Speichelfluß. Völle, Druck und brennender Schmerz im Magen. Leberschmerz nach der rechten Schulter ziehend, kolikartige Schmerzen im Bauch und schneidende Mastdarmschmerzen bis ins Mittelfleisch und Kreuzbein ausstrahlend, meteoristische Beschwerden, brennende und schneidende Afterschmerzen mit Schleimabgang, Hämorrhoidenknoten. Ödementquellende Wirkung bei Stauungen der venösen Strombahn. Präapoplexie. Beckenplethora mit Kreuzschmerz der Frau. Stauungsdermatosen. Hämorrhoiden D 1–D 4.

Trockene Katarrhe, Venenstauung, Kreuzbein-Schmerz. Verschlimmerung durch Schlaf. Gefäßstau der Augen.

Aethiops antimonialis

(Hydrargyrum stibiato – sulfuratum)

Wirkungsrichtung: Chronische eitrige Affektion.

Augen:
Blepharitis, Hordeolum

Haut:
Eitriges Ekzem, Aknepusteln

Ohren:
Chronische eitrige Otitis

Dosierung: Kann als festständiges Mittel gebraucht werden, D 4–C 4.

Aethusa cynapium

Hundspetersilie
Fam. Umbelliferae

Frische blühende Pflanze zur Essenz nach V. 3 a. A. = $1/3$

Wirkstoffe:
Coniin, Cynapin.

Wirkungsrichtung: Cerebro-medulläres System, Magen-Darm.

Ant. er., Iris.
Calc. carb.

Schwächemittel bei Brechdurchfällen. Milchunverträglichkeit.

Klinische Indikationen:
Nutritive Allergie auf Milch- oder Milchprodukte.

Magnesium-salze

Krampfmittel.
Kältegefühl. Überempfindlichkeit und Unverträglichkeit von Milch, besonders bei Kindern. Lymphatismus.

Agaricus muscarius

Fliegenpilz – Amanita phalloides
Fam. Agaricaceae

Frischer oberirdischer Fruchtkörper zur Essenz nach V. 3 a.
A. = $^1/_3$.

Wirksame Bestandteile sind Muscarin, Muscaridin und Cholin. Atropinähnliche Wirkung mit Angriff am Zentralnervensystem. Vaguserregung. Rauschartig erregend und als Kapillargift bekannt. Alle Beschwerden (Schmerzen) sind begleitet von Kältegefühl, Taubheit und Kribbeln.

Psyche:

Bar. carb.

Bar. carb. Calc. carb., Natr. chlor.

Veränderlichkeit, Reizbarkeit, geistige Depression. Verspätete Entwicklung des Gehirns. Schlechtes Gedächtnis. Hemmung von Geist und Sinnen. Ungeschicklichkeit und Plumpheit sowohl geistiger wie körperlicher Art. Spätes Sprechen und Laufen der Kinder.

Leitsymptome:

Myg.

Sep.

Unfreiwillige Muskelkontraktionen, Zittern, Lidspasmus, Eisnadelgefühl. Gefühl des Hinabdrängens von Unterleibsorganen nach der Menopause.

Modalitäten:
Verschlimmerung in kalter Luft, nach dem Essen, nach geistiger Anstrengung.
Besserung: durch langsame Bewegung, während des Schlafes.

Herz- und Kreislauf Organe:
Mit Angst verbundenes unregelmäßiges Herzklopfen, besonders morgens beim Erwachen. Spannungsgefühl in der Schilddrüse.

Verdauungsorgane:
Zungenzittern, Sprachstörungen. Hungergefühl ohne Appetit, ißt mit Hast und Gier, Besserung durch Ingangkommen von Darmausscheidung (Erbrechen, Stuhl).

Urogenitalorgane:

Phos., Nux. vom., Calc. carb., Agn. cast.

Miktionsbeschwerden in der Folge neurologischer Erkrankungen (z. B. Tabes, M. S.). Sexuelle Schwäche bei starker Erregung des Mannes.

ZNS:

Stram., Mosch., Croc.
Rauschartige Stimmung (Singen, Schreien, Lachen, Tanzen); gesteigerte Phantasie, Halluzinationen. Spastik.

Bewegungsorgane:

Zinc., Physostig., Beil., Myg., Tarant.
Muskelzittern und -Zuckungen, veitstanzartige Krämpfe, Koordinationsstörungen (Gangunsicherheit), anfangs erhöhte Muskelkraft mit nachfolgender Schwäche.

Haut:

Abrot.
Jucken, Brennen, Stechen, – Rötung (wie nach Erfrieren) ; Gefühl von Eisnadeln unter der Haut.

Klinische Indikationen:
Krampfhaftes Gähnen bei cerebralen Prozessen. Zustand nach geistiger und sexueller Überanstrengung. Krämpfe bei Kindern nach Schreck, Schock und Tadel D 6–D 12. Funktionelle Herzbeschwerden nach Kaffee, Alkohol, Tee – vor allem bei Globusgefühl im Epigastrium D 12–D 14. Ischias mit Parästhesien. Erfrierungen und Folgen (Frostbeulen). Kupfernase nach Alkohol. Kapillarschädigung der Haut nach Erfrierung D 6. Apoplexfolgen → Sprachstörungen.
Enzephalitisfolgen.

Folgen von Anstrengung und Aufregung. Stimmungslabil, hastig in Bewegung und geistiger Tätigkeit. Zittern und Brennen. Folgen von Kälteeinwirkung. Krampfneigung bei Geschwächten (Bronchialspastik).

Agnus castus

Keuschlamm, Mönchspfeffer
Fam. Verbenaceae

Getrocknete reife Früchte zur Tinktur nach V. 4 a mit 6 o%-
W. – A. = $^1/_{10}$ = D 1.

Wirkungsrichtung: Ähnlich dem Corpus luteum – Hormon.

Sexuelle Schwäche und Impotenz mit depressiver Stimmungslage. Schwache Menstruation.

Ac. phos.,
Chin., Asa.,
Puls., Caust.,
Selen

Klinische Indikationen:
Sexuelle Schwäche und Impotenz der Männer. Nervenschwäche auf Grund sexueller Erschöpfung D 4. Hypogalaktie $\emptyset$–D 3. Azoospermie – D 12.

Prämenstraelles Syndrom. Postklimakt. Corpus-luteum Insuffizienz.

Ailanthus glandulosa

Götterbaum
Fam. Simarubaceae

Zur Essenz nach V. 3 a. A = $^1/_3$

Wirkungsrichtung: Lymphatische Organe und Haut.

Chronische bis subchronisch fieberhafte Erkrankungen mit Schwächezuständen und Kollapsneigung.

Haut:
Livider Ausschlag (masern- oder scharlachähnlich), Blasen und Pusteln mit blutigem Inhalt.

Klinische Indikationen:
Chronisch-infektiöse Prozesse des lymphatischen Rachenrings D 6–D 12.
Heufieber D 30.
Rezidivierende Fieberinfekte

Mittel bei lymphatischen Erkrankungen.
Chronische Lymphadenosen.

Aletris farinosa

Bittergras, Sternwurzel
Fam. Liliaceae

Frische Wurzelknolle zur Essenz nach V. 3 a. A = $^1/_3$

Wirkungsrichtung: ›Tonikum der Gebärmutter‹ (Hale).

Unterernährung bis zum Marasmus. Schwangerschafter-
brechen.

Klinische Indikationen:
Alum. Amm.
carb.
Anämie nach Regelblutungen. Erschöpfung nach Unterleibsleiden. (Geburt und Abortus) D 4.

Uterusschwäche mit Opstipation.

Allium cepa

Küchenzwiebel
Fam. Liliaceae

Frische Zwiebel zur Essenz nach V. 2 a. A. = $^1/_2$

Wirkungsrichtung: Schleimhäute des Nasen-Rachenraumes auf Grund der ätherischen öle aus der Gruppe der
Senf- und Lauchöle.

Leitsymptome:
Euphras.
Anhaltendes Niesen mit brennendem und ätzendem Se-
kret.

Modalitäten:
Verschlimmerung: abends und bei Zimmertemperatur
und Feuchtigkeit.
Besserung: in frischer Luft und Kälte.

Klinische Indikationen:
Stict.
Katarrhe des Nasen-Rachenraumes D 2–D 4.
Ohrschmerzen vorwiegend aus der Tuba Eustachii zum
Mittelohr fortschreitend (in Verbindung mit Pulsatilla und
Chamomilla) D 4.

Schnupfen, Husten mit Kältebesserung. Blähungsneigung.

Aloe

Aloeblättersaft aus einigen Arten (Aloe ferox)
Fam. Liliaceae

Eingetrockneter Saft zur Verreibung nach V. 7 und zur Lösung nach V. 4 a durch Mazeration mit 6 o%-W. A. = $1/10$ = D 1.

Wirkungsrichtung: Auf Grund der Anthrachinonglykoside wird die Dickdarmperistaltik angeregt. Außerdem besteht eine typische Dünndarmwirksamkeit (evtl. Harze, die mit 40 % in der Aloedroge vorkommen – während die Emodine nur mit 20 % enthalten sind).

Leitsymptome:

Podoph., Ign.
Nux vom. Carb.
veg., Aesc.

Schweregefühl mit Unsicherheit in After und Blase, Verlust der Kontrolle über den Sphincter ani. Abdominal-plethora mit kalten Extremitäten.

Modalitäten:

Ambr.

Verschlimmerung: nach dem Essen und Trinken, morgens und bei warmem Wetter.

Arn., Puls.

Besserung: bei kaltem Wetter und durch kalte Anwendung.

Verdauungsorgane:

Kal. bichr.
Puls., China
Anac.
Acid. mur.
Sulf., Aesc.
Paeon.

Gieriger Hunger bald nach dem Essen, Durchfall frühmorgens, nach Biergenuß. Gelbe, dünne und schleimige Stühle mit Blähungen. Keine Erleichterung durch Blähungsabgang. Abdominalplethora, blutende und schmerzhafte Hämorrhoiden. Brennen und Jucken im After. Unwillkürlicher Abgang des Stuhles.

Klinische Indikationen:
Dünndarmkatarrhe mit Sphinkterschwäche, Mesenterialthrombose D 4–D 6.
Bei Gehirndurchblutungsstörung D 7–I 2 (n. Wirth)

Pfortaderstauung, Sphinkterschwäche. Hämorrhoiden. Incontinentia alvi. Chronische Enterocolitis. Morbus Crohn.

Alumina

Aluminiumoxyd. Al_2O_3.
Tonerde

Zur Verreibung nach V. 6, Lösung nach V. 8 a.

Wirkungsrichtung: Nervensystem. Schleimhäute und Haut, entsprechend den metallischen Giften.

Personotropie:

Bar. carb., Calc. carb. Petr., Graph. Caust.
Geistige, seelische und körperliche Stumpfheit mit Verzögerung aller Funktionen. Passiv, langsam, träge. Mangel an Eigenwärme. Chronische Trockenheit der Haut.

Psyche:

Ac. picr., Aran., Ac. phos. Caust. Calc. carb., Chimic., Ambr.
Wirkung auf Intellekt. Verwirrung des Verstandes. Dösige Geistesverfassung. Gestörtes Urteilsvermögen. Traurigkeit mit Seufzen und Klagen. Auffallende Hast. Angst vor Unglück in der Zukunft. Angst, den Verstand zu verlieren.

Leitsymptome:

Graph., Borax, Bar. carb., Brom. Ac. nitr., Kal. bichr.
Gefühl von Spinngewebe im Gesicht, großer Appetit auf unverdauliche Speisen, Gefühl einer im Halse steckenden Gräte, Konstriktionsgefühl in Luft- und Speiseröhre. Obstipation.

Modalitäten:
Verschlimmerung: durch Kälte, im Winter, Genuß von Kartoffeln.
Besserung: durch Wärme, im Sommer.

Herz- und Kreislauforgane:

Puls.
Venöse Stase mit Hervortreten der äußeren Venen. Längeres Stehen wird schlecht vertragen. Unüberwindliche Neigung zum Liegen.

Atmungsorgane:

Kal. bichr.

Ar. triph.
Zäher Schleim und Krusten im Nasen-Rachenraum, Heiserkeit mit trockenem, hackendem Husten, sich steigernd bis zum Brechreiz, besonders morgens nach dem Erwachen; zähes, gelbes Sekret. Tonlosigkeit nach Überanstrengung der Stimmbänder.

Jod.

Verdauungsorgane:
Trockenheit des Mundes und Halses oder andauernder Speichelfluß. Gieriger Hunger, zittert auf das Essen, hat fast stets Hunger oder Appetitmangel, Kartoffeln machen Magenbeschwerden, Verlangen nach unverdaulichen Dingen (Magen-Darmspastik); vergebliches Drängen zum Stuhl, muß stark drücken und pressen. Stuhlgang hart, bröckelig, stets wenig. Nach Purgieren durchfällig.

Chin., Nux mosch. Amm. carb. Lyc., Magn. chlor.

Urogenitalorgane:
Schwäche und Spasmen der ableitenden Harnwege.

Caust.

ZNS:
Koordinationsstörungen (Gangunsicherheit), lanzinierende Schmerzen.

Gels., Plumb. Agar.

Bewegungsorgane:
Zittrige und lähmungsartige Schwäche, Gangunsicherheit mit Stolpern, Beinmüdigkeit (muß liegen). Fußsohlenschmerz bei längerem Gehen.

Haut:
Trocken, spröde, rissig, schlecht heilend, kälteempfindlich; unerträgliches Jucken, brüchige Nägel.

Petr., Graph. Puls., Kal. carb., Caps. Graph., Thuj. Ant. er.

Klinische Indikationen:
Chronische Schleimhautaffektionen des Magen-Darm-Traktes (Enterocolitis) D 4–D 6.
Oesophaguskrampf.
Verstopfung bei Säuglingen nach unpassender Ernährung D 4–D 6.
Habituelle Obstipation D 12.
Ichtyosis und Dyskeratosen D 30.
Bei chronischer Bleivergiftung als Antidot. Schlecht heilende Prozesse bei chronischer Konstitutionsschwäche.
Versuch bei Rückenmarksleiden D 30.
Akrodermatitis D 12.

Chronische Leiden. Trockene Haut und Schleimhaut. Lähmigkeit mit Spastik. Kälteverschlimmerung, Depression und Hastigkeit. After- und Mastdarmspastik.

Ambra grisea

Ausscheidungsprodukt des Pottwals

Zur Verreibung nach V. 7. A = $^1/_{10}$ = D 1.
Zur Tinktur nach S.V. mit 90 % Weingeist. A = $^1/_{10}$

Wirkungsrichtung: Nervensystem. Schleimhaut und Blut.

Personotropie:

Bar. carb., Con., Aur., Op., See. Staphis.
Vorzeitiges Altern. (Wechsel zwischen größter Erregtheit und depressiver Gleichgültigkeit.) Affektlabilität im Senium. Konfusion durch Gedankenschwund. Verschlimmerung aller Symptome bei Gegenwart anderer. Traurigkeit, Melancholie, nervöser Geisteszustand.

Leitsymptome:

Ac. phos., Phos.
Geringste Belastung der Nerven sowie alle äußeren Einflüsse verschlimmern alle Beschwerden.

Modalitäten:

Calc. carb., Natr. carb.
Verschlimmerung: morgens, nach dem Essen, in Wärme, durch Gegenwart anderer Menschen, durch Musik. Besserung: im Freien, durch Bewegung.

Herz- und Kreislauforgane:
Schwindel und Schweregefühl auf dem Scheitel, besonders nach dem Aufstehen.

Atmungsorgane:

Ver. alb., Ac. sulf., Phos.
Trockenheit des Nasen-Rachenraumes, nervöses Hüsteln.

Verdauungsorgane:

Op., Plumb., Alum., Bry.
Stuhlgang kann nicht in Gegenwart anderer verrichtet werden. Hartnäckige Obstipation bei alten Menschen.

Urogenitalorgane:
Männlicher Geschlechtstrieb sehr leicht erregbar, Blutung ex utero auf geringfügige nervöse Anlässe.

ZNS:
Nervöse Erschöpfung, Gedächtnisschwäche. Schlaflosigkeit.

Klinische Indikationen:
Kongestionen bei nervöser Ursache, kongestionelle Durchblutungsstörungen im Senium, Klimakterium, bei Kindern (Epilepsie) D 4–D 12.
Nervöses Asthma D 4–D 6.

Schwindel D 4.
Neurasthenie und hysterische Reaktionen D 12–D 30.
Affektlabilität D 30. Weint leicht (bei Musik).
Zerebralsklerose.

Nerven- und Affektschwäche. Sexuelle Neurasthenie.
Herzsensationen im Alter bei allgemeiner Überempfindlichkeit und Schlaflosigkeit. Wärmeverschlimmerung. Psychische Beeindruckbarkeit.

Ammonium carbonicum

Hirschhornsalz. $NH_4 HCO_3$.

Zur Verreibung nach V. 7.
Zur Lösung nach V. 5 a, 1 Teil + 8 Teile Wasser + 1 Teil W. –
A. = $^1/10$ = D 1.

Wirkungsprinzip:
Reizung der Schleimhäute (Atmungsorgane und Magen-Darm-Trakt). Reizung des Vasomotorenzentrums.

Personotropie:
Skrofulöse, skorbutische Konstitution mit scharfen Sekreten. Erschöpfung mit Herzschwäche. Schweratmigkeit bei Herzleiden.

Psyche:
Hysterische Ohnmacht. Depressive Verstimmung. Überempfindlichkeit gegenüber dem Gerede der Leute.

Leitsymptome:
Carb. an., Carb.veg., Ars. Rhus. tox.
Schwächemittel (besonders in Bezug auf Herz- und Kreislauf). Neigung zu Schleimhautblutungen, Katarrhe bei feuchtem Wetter.

Modalitäten:
Verschlimmerung durch naßkaltes Wetter, kaltes Wasser, Schlaf.

Herz- und Kreislauforgane:
Schwächeanfälle durch Vasomotorenkollaps mit Atemnot und Herzklopfen (besonders bei blassen Adipösen).

Atmungsorgane:
Tart. em., Amm. carb.
Stockschnupfen, besonders nachts. Heiserkeit, Trockenheit der Schleimhäute mit brennendem Schmerz und quälendem Reizhusten bis zum Erstickungsgefühl, grobblasiges Schleimrasseln über allen Lungenpartien.

Verdauungsorgane:
Zahnschmerzen schlimmer durch Wärme. Mund, Zunge und Gaumen schmerzhaft gerötet. Übermäßige Speichelbildung.

Staphis.

Kreos., Magn.
chlor., Ac. car-
bol.

Sil.

Urogenitalorgane:
Häufiges Harnlassen mit starkem Brennen, ziehende
Schmerzen in den Hoden und Samensträngen. Erektion
ohne Veranlassung oder Mangel an Geschlechtstrieb, bei
Frauen Regel dunkel, klumpig, scharf und wundmachend,
vielerlei Beschwerden während der Regel (Schwäche).

Bewegungsorgane:
Ganglion an der Hand.

Haut:
Rotes bis blaurotes Exanthem besonders an Hals und
Brust. Ichthyosis.

Klinische Indikationen:
Bronchitis und Bronchiolitis in Verbindung mit Kreislauf-
schwäche. Kollapsneigung bei chronischer Herzschwäche.
Lungen-Praeödem D 3–D 4.
Chronische Herzinsuffizienz D 12.
Ganglion D 4–D 12.

Hydrogenoide Konstitution, Vasomotorenschwäche
und Kältegefühl im Rücken, Anfälligkeit für Erkrankungen der Luftwege. Morgenverschlimmerung. Dyspnoe
bei Anstrengung mit Erstickungsgefühl.

Ammonium chloratum

NH_4Cl.

Zur Verreibung nach V. 6.
Zur Lösung nach V. 5 a, 1 Teil + 8 Teile Wasser + 1 Teil W. –
A. = $1/10$ = D 1.

Amm. carb. Phos., Amm. brom., Lyc.	Furcht, Gereiztheit, Abneigung gegen bestimmte Menschen. Ziehen und Gefühl der Verkürzung in den Sehnen (Fersenschmerz). Gesichtsblässe. Heiserkeit und Verlust der Stimme. Kältegefühl zwischen den Schulterblättern. Während der Regel choleraartige Darmsymptome.
Ars., Chin.	Periodische Beschwerden.

Klinische Indikationen:
Neuralgie und Ischialgie.
(Patient kann nicht sitzen!) D 12–D 30.
Enteritis mit Leberbeteiligung.
Chronische Lachesiszeichen.

Heiserkeit, Schnupfen, Kältegefühl. Folgen von langjährigem Kummer. Ischiasmittel. Lumbosakralschmerzen beim Liegen.

Anacardium Orientale

Elefantenlausbaum, Malakkanüsse
Fam. Anacardiaceae

Reife Früchte zur Tinktur nach V. 4a durch Mazeration mit
90%-W. – A. = $1/10$ = D 1.

Wirksamer Bestandteil:
Cardol.

Wirkungsrichtung: Haut- und schleimhautreizend, Reizung des autonomen NS (bevorzugt Verdauungs- und Re-
spirationstrakt) und zentralen Nervensystems (psychoti-
sche Zustände).

Psyche:

Nux vom. Ac. nitr.

Ac. picr., Arg. met.

Bapt.

Reizbarkeit, Boshaftigkeit. Drang zum Fluchen und Schwö-
ren. Neigung zu Gewalttätigkeit und Grausamkeit. Unent-
schlossenheit. Niedergeschlagenheit. Innere Angst.
Schwaches Gedächtnis, Trägheit des Geistes. Steht in ständigem Widerspruch mit sich selbst. Zwiespältige Persönlichkeit. Wechsel zwischen Launen und Ausgeglichenheit.

Leitsymptome:
Nüchternschmerz in der Magengegend, Pflockgefühl in
Hals und After (Hautjucken mit nervöser Reizbarkeit).

Modalitäten:
Verschlimmerung morgens und nach geistiger oder körperlicher Anstrengung.

Chel., Ign., Graph., Petr.

Besserung durch Essen und abends.

Mandragora
Petroleum
Ign.

Verdauungsorgane:
Drücken und Ziehen im Magen, welches nach einer Mahlzeit vergeht, während des Essens verschwinden alle Beschwerden, um nach 2 Std. wiederzukehren. Gefühl in der
Magen-Darmgegend, als wenn ein dumpfer Pflock in die
Gedärme gezwängt wäre. Zwang zum Stuhl, ohne etwas
entleeren zu können.

Urogenitalorgane:
Vermehrter Geschlechstrieb des Mannes, besonders am
Morgen, aber auch Verlust des geschlechtlichen Verlan-
gens.

Haut:

Mez., Staphis.,
Dol., Ac. fluor.,
Psor., Rhus.
tox., Alum.
Thuj., Caust.,
Ferr. picr., Ant.
er., Natr. chlor.

Heftiges Jucken und Brennen, Erythem, Bläschenausschlag, Warzen an den Händen. Dyshydrotisches Ekzem. Interdigitalexanthem (allergische Exantheme).

Klinische Indikationen:
Ulcus duodeni, Duodenitis D 3–D 4.
Bläschendermatitis D 12–D 30.
Dyshydrotisches Ekzem D 12.

Schwäche, Erschöpfung und Zittern. Starke Reizbarkeit mit Hang zu Bosheit und Fluchen. Gedächtnisschwäche. Manien. Heißhunger. Generelle Besserung durch Essen.
Handrücken-Dermatosen.

Angustura

Angusturarinde – Amaradroge
Fam. Rutaceae

Getrocknete Zweigrinde zur Tinktur nach V. 4 a mit 6 0%-W. – A. = $^1/_{10}$ = D 1.

Wirkungsrichtung: Vagusreiz, ZNS.

Klinische Indikationen:
Dyspeptische Erscheinungen nach Reizmitteln (wie Kaffee und Alkohol). Antirheumatikum mit Morgenverschlimmerung D 4–D 6. Osteomyelitis D 4–D 6. Karies.

Asa., Calc., Sil.

Knacken der Gelenke mit Streckbedürfnis. Rheumatoid bei Lebererkrankungen. Kniebefall.

Antimonium arsenicosum

Herstellung nach V. 8 a, Verreibung nach V. 6.
Verschreibungspflicht bis D 3 einschließlich.

Vereinigt die Wirkung der beiden Komponenten. Die Wirkungsrichtung ist auf Bronchien und Herz ausgerichtet.

Amm. jod.
Phosphorus

Drohendes Lungenödem, starke Schleimanhäufung mit grobblasigem Rasseln, Zyanose, Schlafsucht. Husten schlimmer durch Essen.

Angst und Unruhe am Herzen, großer Durst, Fieber mit brennender Hitze, Lebensschwäche. Myocarditis.

Klinisch bewährt im moribunden Zustand, bei dekompensierter Herzinsuffizienz, bei Ödemen und Stauungskatarrhen.

Antimonium crudum

Grauspießglanzerz (Sb_2S_3)

Zur Verreibung nach V. 6, Lösung nach V. 8 a.

Wirkungsrichtung: Arsenähnlich im Sinne einer Hemmung des oxydativen Stoffwechsels (bevorzugt betroffen Haut, Schleimhaut, Endothel).

Beziehung zum Stickstoff (periodisches System).

Ipec.

Leitsymptome:
Dicker weißer Zungenbelag, Magen wie überladen, Erbrechen bessert nicht.

Led., Rhod

Modalitäten:
Verschlimmerung durch Essen, kaltes Wasser, Alkohol, Temperaturschwankungen.
Besserung in Ruhe und frischer Luft.

Sulf.

Abrot.

Psyche:
Lebensüberdruß bei Erschöpfung. Bedrückter Geisteszustand. Hysterie, Sentimentalität. Alle Symptome um den Magen konzentriert. Mittel für alte Säufer und Vielfraße. Gichtische Konstitution. Wechsel zwischen Magen- und Gichtsymptomen. Schleimhautmittel. Klumpen im Magen. Gefühl des überladenen Magens.

Ac. nitr. Stann. met.

Atmungsorgane:
Wunde Nasenflügel mit Rhagaden, zähes, gelb-weißes Sekret im Pharynx und in den Bronchien. Durch starke Schleimansammlung Atembeklemmung besonders Ant. sulf. aurant. + Ant. tart.).

Phos., Bry. Ac.nitr., Ac. hydrochl.

Ferr. phos., Iris.

Ver. alb

Sulf., Aloe. Ars., Sulf.

Verdauungsorgane:
Zunge dick weiß belegt wie angestrichen, Mundwinkelrhagaden, pappiger Geschmack, Appetit vermindert oder ganz aufgehoben, Gefühl von Hunger in der Magengrube jedoch ohne Appetit, nicht besser nach dem Essen. Aufstoßen von Flüssigkeiten mit Geschmack des Gegessenen, ständiges Würgen mit Erbrechen der Speisen, später von Schleim und Galle, begleitet von Ausbruch kalten Schweißes. Magenbeschwerden nach Wein, sauren Früchten, Essig, jedoch Verlangen nach Saurem. Leberschwellung, Stühle wäßrig und schleimig, auch mit harten Klumpen. Durchfälle abwechselnd mit Verstopfung.

Haut:

Sulf., Caust., Thuj., Gels., Kai. phos., Jod., Ferr. picr., Bar. carb.

Sehr empfindlich gegen kaltes Wasser, starke Verhornungserscheinungen an den Fußsohlen, Fußsohlen schmerzen beim Gehen, Hühneraugen, juckende Ekzeme, Warzen an den Fingern.

Klinische Indikationen:
Gastritis nach Völlerei. Flatulenz und Meteorismus bei chronischer Gastroenteritis D 4–D 6.
Dyskeratosen verschiedener Ätiologie D 12–D 30.

Mürrisch, abweisender Plethoriker mit Säureunverträglichkeit. Magen-Darmkatarrhe bei Temperaturextremen, Essenverschlimmerung. Weißlich belegte Zunge. Path. Hornhautbildung. Unmäßigkeit im Essen und Trinken.

Antimonium sulfuratum aurantiacum
Goldschwefelantimon
Rademacher Mittel

Herstellung V. 8 a/6

Chronische Bronchitis, schlecht lösende Pneumonien, bes. im re. Lungenunterfeld. Weißlicher, zäher Schleim mit Atemnot und Beklemmung.
Asthmabronchitis bei Plethorikern.

Antimonium tartaricum

Brechweinstein. $(C_4H_4 O_6 (SbO) K)_2 + H_2O$.

Zur Verreibung nach V. 6. Zur Lösung nach V. 8 a, 1 Teil Substanz in 89 Teilen Wasser und 10 Teilen 90 %-W. A. = $1/100$ = D 2.
Verschreibungspflicht bis D 3 einschließlich.

Wirkungsprinzip:
siehe Ant. crudum

Ars., Carb. veg.
Durch die Kalium-Komponente zusätzlich ionisierende Wirkung des Herz-Kreislaufsystems. Hippokratisches Gesicht, Entkräftung. Kälte. Schweiß. Reaktionsschwäche. Mangel an Expektorationskraft. Schleimrasseln. Erstickungsbeschwerden. Torpider Zustand aller Schleimhäute.

Psyche:
Übellaunigkeit, Ängstlichkeit.

Leitsymptome:
Neurasthenie mit Herz-Kreislauf schwäche, Schläfrigkeit mit Zittern und Schweißneigung, Bronchitis mit lockerem Schleim. Erschöpfende Übelkeit und Durchfälle.

Ver. alb.

Modalitäten:
Verschlimmerung durch Wärme, morgens, im Liegen. Besserung durch Erbrechen, nach Aufstehen, nach Auswurf.

Herz- und Kreislauforgane:
Kollaps mit kaltem klebrigem Schweiß, Schläfrigkeit, zittrige Schwäche.

Atmungsorgane:

Ars., Ars. jod. Amm. jod. Ipec., Carb. veg., Cocc. cact., Dros., Nux vom., Phos.
Schleimansammlung und Atembeklemmung bei Bronchiolitis und Lungenanschoppung, grobblasige RG's über der Lunge, Schleim kann wegen Schwäche nicht ausgehustet werden, Patient muß sich aufsetzen, Brechwürgen.

Verdauungsorgane:
Zunge weiß oder gelb belegt oder trocken und rot, wunde Mundschleimhäute, Schmerzen bei Bewegung der Zunge. Großes Verlangen nach Saurem, aber Durchfall danach, Übelkeit mit Angst, Erbrechen bis zur Erschöpfung mit folgenden unwillkürlich wäßrigen Stühlen.

Cham., Nux vom., Bry.
Druckgefühl im Magen wie mit Steinen angefüllt, obwohl er nichts gegessen hat.

Canth.

Urogenitalorgane:
Reichlich Harndrang mit Brennen beim Wasserlassen, die letzten Tropfen sind blutig und schmerzen in der Blase. Harn dunkel, trüb und übelriechend. Regelanomalie: 6 Tage zu spät und nur 2 Tage lang.

Klinische Indikationen:
Emphysem und Emphysembronchitis, Altersbronchitis auch in Verbindung mit chronischer Herzinsuffizienz D 4–D 12. Brechdurchfall, Gastritis in der Folge entzündlicher Darmerkrankungen (Ruhr) D 4. Impetigo contagiosa D 3–D 4. Glaukom D 12.

Herzmittel mit Schleimrasseln. Erbrechen und Expektoration bessern, Kollaps mit kalten Schweißen. Mittel für Kinder und Greise.

Apis mellifica

Honigbiene
Fam. Apidae

Herstellung: Der Ansatz in Form lebender Tiere wird mit
62% Aethanol versetzt und 14 Tage stehengelassen.
Nach V. 4 b wird filtriert und mit 62% Aethanol die 2. und
3. Dezimalverdünnung hergestellt.

Wirkungsrichtung: Histaminähnliche Hormonwirkung.
Hämolytische und nekrotisierende Eigenschaften.

Bell.

Körperoberfläche: dicker, rauher, rosafarbener Ausschlag
mit Hitzeempfindung. Gehirnaffektionen. Koordinationsstörungen des NS.

Personotropie:

Ambr.,Tarant.,
Agar., Myg.,
Cupr. Lach.

Geschäftig, lebhaft, beweglich, aber auch niedergeschla-
gen mit grundlosem. Weinen. Schwermut. Traurigkeit.
Argwohn und Eifersucht. Beschwerden durch Wut, Ärger,
Eifersucht. Angst vor Apoplexie.

Leitsymptome:

Lach., Colch.

Ödeme, brennende Schmerzen, größte Berührungsempfindlichkeit, Konstriktion in verschiedenen Organen, im
Fieber Wechsel zwischen Schweiß und trockener Haut.

Modalitäten:

Lach
Ammonsalze.

Verschlimmerung durch Wärme, Druck und Berührung.
Besserung durch Kälte, frische Luft, Bewegung. Angriffsseite: bevorzugt rechts.

Atmungsorgane:

Colch., Chin.,
Hep., Bell.
Anac. Bry.,
Sulf., Canth.,
Abrot.

Ödem und Schwellung der Schleimhäute von Nase, Mund
und Kehlkopf, hochrot, trocken, überempfindlich gegen
Berührung. Pflock- und Erstickungsgefühl (Kältebesserung). Wundheitsgefühl mit brennendem Schmerz im Bereich der serösen Häute (Pleura, Pericard).

Verdauungsorgane:

Ars., Phyt., Nux
mosch.

Mund und Zunge feurig rot und trocken, Zungenspitze
zeigt rotes Dreieck. Ödematöse Schwellung aller Schleimhäute des Mundes und des Rachens. Mandeln feurig rot.

	Urogenitalorgane:
Canth.	Brennen und Wundheitsgefühl beim Harnlassen, wie verbrüht. Harnmenge stark vermehrt oder vermindert, heftige Schmerzen in den Samensträngen. Ziehen und Wundheitsgefühl in den Eierstöcken insbesondere Schmerzen während der Regel. Häufig Fehlgeburten M II-III.
Staphis.	

	Bewegungsorgane:
Ac.benz.,	Rheumatische Beschwerden der Muskeln und Gelenke
Colch., Bry.	(besonders subakut und chronisch).

	Haut:
Bry. Canth.	Akute Entzündung mit Rötung und ödematöser Anschwellung, Stechen, Brennen, Jucken, Verlangen nach Abkühlung, sehr empfindlich gegen Berührung und Druck. Urticaria, Erysipel, scharlachartige Exantheme.
Colch., Lach.,	
Beil., Phyt.	

Klinische Indikationen:
Scharlach-Angina D 4–D 6. Quincke'sches Ödem stündlich D 2–D 4. Exsudative Entzündung der Meningen, Pleura oder des Peritoneums, Synovia D 4–D 6. Allergische urtikarielle Exantheme. Erysipel D 4–D 6. Rheumatische Pericarditis D 4. Ovarialerkrankungen mit Amenorrhoeneigung D 4–D 8. Konstitutionsbelastung D 12–D 30. Hydropische Symptome des Bindegewebes (Elephantiasis) D 30. Ovarialzysten D 12. Lupus erythematodes D 12–30, Testishochstand re. im Kindesalter D 12, allergische Enteritis D 4–6.

Ödeme und exsudative Prozesse. Nervöse Unruhe und Triebsamkeit. Berührungsempfindlich und plötzliches Einsetzen der Beschwerden. Verlangen nach Kühle und kalten Auflagen. Rechtsseitige Wirkung bei allen Hautsymptomen. Akute Wirkung.

Apocynum cannabinum

Indianerhanf
Fam. Apocynaceae

Frischer Wurzelstock zur Essenz nach V. 3 a. A. = $^1/_3$

Scill.

Wirkungsrichtung: Digitalisglykosid mit betonter diuretischer Wirkung. Bradykardie.

Klinische Indikationen:
Herzinsuffizienz mit Magen-Darm-Störungen bei Ascites oder Anasarka ∅-D 2–D 4.

Herzglykosid, besonders bei Bradykardie wirksam.

Aranea diadema

Kreuzspinne
Fam. Araneae

Das mittels 90 %-W. getötete und zerriebene Tier zur Tinktur nach V. 4 b durch Mazeration mit 90 %-W. A. = $^1/_{10}$ = D 1.

Wirkungsrichtung: Neurotrop, Cervicalganglien.

Periodisch wiederkehrende neuralgische Schmerzen mit Kältegefühl in den Extremitäten. Beschrieben für die Behandlung der Malaria.

Klinische Indikationen:
Parkinsonismus, vertebraler Schwindel, Parästhesien und Neuralgien (Trig. oder occipitalis) D 4–D 12.

HWS-Syndrom, Irritationen vom Halsganglion ausgehend (Schwindel, Ohrsausen).

NB. Aranea ixobola, das Chelizerengift wirkt noch selektiver auf die oberen Cervikalganglien.

Araninum

Chelizerengift der Aranea ixobola (Kreuzspinnenart)

Hinweis:
1952 geprüft und als nicht identisch mit Aranea diadema befunden.

Wirkungsrichtung: Kopfschmerzen mit Benommenheit, mehr im Bereich der rechten Kopfhälfte, Kopf- und Halsganglien. Trockener Mund mit Durst. Ohrgeräusche, rechts mehr als links, Hörsturz und Folgen.
Spastische Magen-Darm- und Gallenbeschwerden

Leitsymptome:
Hast, innere Unruhe, herabgesetzte Konzentrations-Beziehung zum Tabakgenuß (Verlangen nach).

Modalitäten:
Verschlimmerung durch Alkoholgenuß.
Besserung durch Bewegung.
Meteorismus mit Streckbesserung.
Frieren und Frösteln mit Schweiß nachts.
Herz-Kreislaufbeschwerden mit Verschlimmerung im Liegen.

Dosierung: Nicht unter D 12, bewährt hat sich LM 12. Hörsturz mit Tinnitus. Spastik der Verdauungsorgane mit Streckbesserung.

Argentum metallicum

Silber. Ag.

Zur Verreibung nach V. 6, Lösung nach V. 8 a.

Klinische Indikationen:
Ähnlich wie Arg. nitricum jedoch Überwiegen der geistigen Symptome.

Mesoderm und Entoderm, knorpelspezifisch, Arthritis und Neuralgien, Katarrhe mit Trockenheit. Morgenverschlimmerung.

Argentum nitricum

Höllenstein AgNO$_3$.
Zur Verreibung nach V. 7, die 2.-6. Dezimalverdünnung mit Wasser, die folgenden mit 43 % Aethanol hergestellt nach V. 5 a. A. = $^1/10$-D 1.
Verschreibungspflicht bis D 3 einschließlich.

Wirkungsrichtung:
1. Vegetatives, peripheres und zentrales Nervensystem zunächst in Form einer Erregung, später in Form einer Lähmung. Neurotropie des Mittelbildes.
2. Schleimhäute (bevorzugt Magen-Darm-Trakt) durch vegetativ-zentralnervöse Steuerung.
3. Drüsensysteme (bevorzugt Niere).

Personotropie und Psyche:

Ac. phos., Ac. picr., Phos.

Arn. Acon. Stroph.

Neurastheniker. Überwiegen der geistigen Symptome, betrifft Intellektuelle, Störung von Gedächtnis und Intellekt. Zwangsvorstellungen mit Angst. Einbildungen, Illusionen, Halluzinationen. Todesahnungen, sagt Todesstunde voraus. Angst und Nervosität bei bevorstehenden Geschehnissen. Lampenfieber, Examina etc. Ängste auf Brücken, im Lift, engen Räumen etc. Kopfschmerz bei Ärger.

Leitsymptome:

Lyc., Ant. er., Sulf. Spig., Stann., Bism., Arg. nitr., Ac. nitr., Kal. bichr.

Schwäche, Schwindel, Ohrensausen, Schleimhautulzerationen. Verlangen nach Süßem, das jedoch schlecht vertragen wird. Splittergefühl im Schleimhautbereich.

Modalitäten:

Ac. phos.

Verschlimmerung durch Wärme, Süßigkeiten, während der Regel, nachts, Liegen auf der rechten Seite, geistige Arbeit.
Besserung: in frischer Luft, im kalten Wasser, Schmerzen bessern sich durch Gegendruck. Vorherrschende Angriffsseite: links.

Herz- und Kreislauforgane:

Stroph.

Ambr., Zinc.

Herzklopfen bei geringstem Anlaß mit Unruhe und Angst, bei leichter körperlicher Anstrengung, bei rechter Seitenlage. Schwindel bei allgemeiner Schwäche und Zittrigkeit.

Atmungsorgane:

Ar. triph.,Kal. bichr., Kal. sulf., Hep., Alum., Ac. nitr.

Chronische Heiserkeit besonders durch Überanstrengung, eitrig-blutige Sekrete des Nasen-Rachenraumes bei Geschwüren. Splitterschmerz.

Lyc., Ant. er.,
Sulf., Merc.
Chin.

Verdauungsorgane:

Verlangen nach Zucker, der aber nicht gut bekommt: Durchfall grün, schleimig, wäßrig mit vielen übelriechenden Blähungen. Auftreibung und Blähsucht wie zum Platzen mit Magenschmerzen, die nach allen Seiten ausstrahlen. Durchfall bei allen Aufregungen oder in Erwartung bevorstehender Ereignisse.

Berb. Canth.

Urogenitalorgane:

Akute Schmerzen längs der Harnleiter und in der Nierengegend. Brennen in der Harnröhre während und nach dem Harnlassen mit Splittergefühl.

ZNS:

Neurasthenie, Schwindel mit allgemeiner Schwäche, in engen Straßen, beim Anblick von hohen Häusern, beim Gehen im Dunkeln. Platzangst. Kopfschmerz und heftige Migräne (siehe Kopf).

Klinische Indikationen:

Gastroenteropathien auf neurasthenischer und nervöser Grundlage D 12–D 30. Ulcus ventriculi und hyperacide Gastritis D 4–D 12. Herzbeschwerden psychoneurotischer Ätiologie mit Ängsten besonderer Prägung D 12–D 15. Neurasthenie. Angstneurosen. Migräne D 15–D 30. Adnexerkrankungen D 4–D 6.

Splitterschmerz, Magen-Darmaffektionen. Herzneurose mit Tachykardie und Schwindel. Folgen von Schockerlebnissen. Angst in Höhen, auf Brücken und engen Räumen.

Aristolochia clematitis

Osterluzei
Fam. Aristolochiaceae

Frisches blühendes Kraut zur Essenz nach V. 2 a. A. = $^1/_2$

Wirkungsrichtung:
1. Durch die Nitroverbindung in der Aristolochiasäure hyperämisierende Eigenschaft durch Querschnittserweiterung der Strombahn.
2. Anregung der Regeneration des Gewebes auf Grund des Gehaltes von Allantoin (lokale Anwendung).
3. Antisepticum wegen einer antibiotikaähnlichen Substanz (Leukozytenvermehrung!).

Leitsymptome:

Puls.

Cimic.

Beziehung zu weiblichen Genitalien, zu Harnwegen und Nieren, zum Venenbereich und zur Haut. Allgemeine Frostigkeit, kalte Extremitäten, klimakterische Arthropathien.

Modalitäten:

Lach.

Verschlimmerung der Beschwerden vor und nach der Regel, nachts und morgens nach dem Aufstehen, durch Kälte. Besserung nach Einsetzen von Sekretion, Wärme, Bewegung.

Verdauungsorgane:

Mez. Sil., Natr. chlor.

Natr. chlor.

Herpes an den Lippen. Übelkeit mit Schwindel bei Nüchternheit, Frieren dabei, erfolgloser Stuhldrang oder Durchfall mit plötzlichem Drang, chronischer Darmkatarrh mit ständigem Schieben und Drängen im Mastdarm, Stuhl träg mit viel Blähungen. Infektiöser Durchfall mit starken Tenesmen und Abgang von klarem Schleim ohne Stuhl.

Urogenitalorgane:

Puls., Lach.

Lach.

Schmerzen in der Gegend der Harnblase mit häufigem Harndrang (oft alle 1–2 Stunden). Regelkrämpfe, mit Eintritt der Periode durchgreifende Besserung der Symptome.

Haut:

Natr. chlor.
Puls., Staphis.

Acne vulgaris, Ekzeme (besonders im Klimakterium).

Klinische Indikationen:
Leukopenie ø-D 2. Enterocolitis D 4–D 6. Reizblase mit Cystitis oder Urethritis D 6–D 12. Dysmenorrhoe und Amenorrhoe D 4–D 12. Klimakterische Arthropathien D 4–D 6. Akne und klimakterische Ekzeme D 30. (Darf nur noch ab D 12 verordnet werden!)

Lokale Wirkung auf Haut, Venen und infektiöse Prozesse.
Orale Wirkung auf die Genitalsphäre, Nieren, Blase und generell auf Schleimhäute Sekrete und Bewegung bessern.

Arnica

Fam. Compositae

Trockener Wurzelstock nach V. 4 a, Verreibung nach V. 7. – A. = $^1/_{10}$ = D 1.
Zum äußerlichen Gebrauch gibt es auch eine Tinktur aus der frischen blühenden Pflanze nach Sondervorschrift.

Wirkungsrichtung:
1. Arterielles und venöses Gefäßsystem.
2. Herz-Kreislaufsystem.
3. Wundheilung.
4. Vesicans.

Personotropie:
Athletischer, kongestionierter Typus.

Psyche:

Bell., Cham., Acon., Magn. phos. Ac. phos. Ars., Crataeg., Spig.

Reizbar, mürrisch, schreckhaft. Will in Ruhe gelassen werden, will nicht berührt werden, will sich nicht unterhalten. Behauptet, nicht krank zu sein. Gleichgültigkeit. Hoffnungslosigkeit. Kongestives Fieber. Schlafsucht. Nächtliches Aufschrecken mit Herzbeschwerden.

Leitsymptome:

Eup., Phyth., Gels., Ranunc. bulb., Ars., Ac. nitr., Lach., Carb. veg. Bry., Colch., Lach., Hep.

Schwäche und Erschöpfung mit Gefühl der Zerschlagenheit, Blutandrang zum Kopf, Neigung zu Blutungen.

Modalitäten:
Verschlimmerung durch Berührung und Bewegung. Besserung in Ruhe.

Herz- und Kreislauforgane:

Ambr. Aur. Ars., Cact., Spig.

Blutandrang und Wallungen zum Kopf bei kalten Extremitäten, rotes, gedunsenes Gesicht, Nasenbluten, Ohrensausen, Schwindel bei Arteriosklerose, Ekchymosen bei Gefäßrigidität. Kreislaufschwäche nach Blutverlusten. Präcordialangst und Beklemmungsgefühl »als ob das Herz zu schlagen aufhörte«.

Atmungsorgane:

Dros., Bry., Rum., Ranunc.

Stick- und Krampfhusten mit Zerschlagenheitsgefühl und blutigem Sekret.

Verdauungsorgane:

Brom., Merc., Arg. nitr.

Aufstoßen wie faule Eier mit üblem Mundgeruch. Unwillkürlich Stuhl nachts im Schlaf.

Urogenitalorgane:
Emmenagoge Wirkung und bei starken Gaben – auch Abort.

ZNS:

Hyper.

Neurasthenie, dumpfe drückende Kopfschmerzen, Folgen von Commotio, Apoplexie, Arteriosklerose.

Haut:

Lach., Rhus. tox., Echin. Ac. fluor., Sulf., Sulf. jod., Sil., Lach.

Rötung wie bei Erysipel, Bläschen mit starkem Jucken und Brennen, kleine, hintereinander auftretende Furunkel, Blutergüsse, Quetschwunden.

Klinische Indikationen:
Alle Traumafolgen mit Gewebsdefekten (Bluterguß etc.) entsprechend der zurückliegenden Zeit D 4–D 30. Apoplexie mit Folgen bzw. Apoplexieneigung D 12. Variköse Kreislaufinsuffizienz vornehmlich im Bereich venöser Belastungen (Plethora). Variköse Unterschenkelekzeme bei muskelkräftigen Individuen. Furunkulose und Erysipel D 2–D 4–D 6. Hypertonus mit der individuellen Prägung. Angina pectoris D 4–D 8.

Angst, Schwindel, Schwäche und Zerschlagenheit. Blutung, Kongestion, Stauung, Verletzungsfolgen.

Arsenicum album

Arsenige Säure. As_2O_3

Zur Verreibung nach V. 6. Zur Lösung nach besonderer Vorschrift. A. = $1/100$ = D 2.
Verschreibungspflicht bis D 3 einschließlich.

Wirkungsrichtung: Zelldegeneration der 3 Keimblätter durch intrazelluläre Oxydationshemmung.

Personotropie:
Astheniker (aber auch Dysplastiker). Lebhaft, agil, empfindlich, pedantisch.

Psyche:

Ac. phos.
Acon., Ac. nitr.,
Calc. carb.,
Aur., Arn.,
Alum. Phos.,
Beil., Colch.,
Coff.

Angst und Ruhelosigkeit mit großer Erschöpfung. Todesangst. Melancholie. Nächtliche Angstanfälle. Starke Schreckhaftigkeit. Überempfindlichkeit aller Sinne. Reizbarkeit. Empfindlichkeit gegen jede Art von Unordnung bis zur Pedanterie.

Leitsymptome:

Ferr. Acon.
Ferr.

Periodisches Auftreten der Symptome, Angst und Unruhe. Todesfurcht beim Alleinsein. Rascher Wechsel zwischen Erregung und Depression, schweres malignes Fieber mit großer Erschöpfung. Brennende Empfindung aller Schmerzen.

Modalitäten:
Verschlimmerung periodisch, um Mitternacht, durch Kälte und Anstrengung, durch Liegen auf der kranken Seite. Besserung durch Wärme, in frischer Luft, durch Bewegung.

Ars. brom.

Angriffsseite: rechts.

Herz- und Kreislauforgane:

Carb. veg.,
Camph., Ver. alb.

Herzschwäche mit kompensatorischer Tachykardie, pulsus parvus, irregularis, drohender Kollaps, zunehmende Ödeme, Zittrigkeit, Schwäche, Stenokardien, Atemnot.

Atmungsorgane:

Cep., Euphras.
Ac. hydrocy.,
Kai.carb.,Cact.
Dig., Amm. carb.

Ätzender Fließschnupfen, nächtliche Hustenanfälle (besonders nach Mitternacht) mit Erstickungsnot, Bangigkeit und Angstgefühl. Patient muß sich aufsetzen und vornüberbeugen. Wenig, zäher Auswurf, schmerzhaftes Stechen in der Lunge.

Verdauungsorgane:

Ferr., Ver. alb.,
Ac. hydrochl.
Kal. nitr., Lach.,
Ign. Colch.
Chin.

Brennend heißer und trockener Hals mit viel Durst. Gefühl des Zusammenschnürens; Schlucken nur unter großen Schmerzen. Globusgefühl, unstillbares heftiges Erbrechen, schon beim Geruch oder Anblick der Speisen. Profuse Durchfälle.

Bewegungsorgane:

Zinc., Ac.
phos., Cupr.,
Staphis.

Äußerste Schwäche mit Zittern und Unruhe, Waden-krämpfe, sehr schmerzhafte Neuralgien, schlimmer durch Kälte und nachts.

Haut:

Rhus. tox.

Kühl, trocken, schuppend, starkes Jucken und Brennen, Verschlimmerung nach Kratzen.

Temp.:
Kältegefühl über dem ganzen Körper bei Kältegefühl der Haut. Innere Hitze, besonders nach Mitternacht.

Klinische Indikationen:
1. Epitheliale Erkrankungen, Ekzem, Herpes zoster, Pso-riasis, Lichen ruber D 30.
2. Mesodermale Erkrankungen, Neuralgien und Neuriti-den D 12–D 30. Carditis rheumatica D 4–D 6. Blut-krankheiten D 12.
3. Endodermale Erkrankungen. Akute und chronische Darmkatarrhe. Cholera, Asthma, Bronchitis, Pneumonie D 4–D 6. Karzinome (in Verbindung mit China!)

Angst, Unruhe, Frost. Nächtliche Verschlimmerung, Pe-riodizität, Durst und Brennschmerz Polychrest mit ekto-meso- und entodermaler Wirkung. Schwäche ist das Leitsymptom.

Andere Arsenpräparate:

Arsenum jodatum und
Antimonium arsenicosum

Verschreibungspflicht bis D 3 einschließlich.

Herz- und Kreislauforgane:
Insbesondere sekundäre Herzschwäche: Kalium und Calzium ars. bei Nephritis, Chin. ars. und Ferrum ars. bei Anämie, Ars. jod. und Ant. ars. bei chronischem Asthma, Pneumonie, Bronchitis und Bronchiolitis.

Atmungsorgane:
Ähnlich wie Ars. alb. Scharfe Absonderungen, trockener, schmerzhafter Reizhusten, wenig, schwerlöslicher Auswurf, nächtliche Verschlimmerung. Allgemeine Prostration.

Arsen, jod.
Hyperthyreose, Resorbtionsmittel. Schleimhautkatarrh.

Antimon, ars.
Bronchitis/ Bronchiolitis, Asthma.

Artemisia **Abrotanum**
Eberraute oder Eberrautenbeifuß
Fam. Compositae

Frische Blätter zur Essenz nach V. 3 a. A. = $^1/_3$.

Wirkstoffe:
Abrotanin (chininähnliche Wirkung). Gerbstoffe, ätherische Öle.

Wirkungsrichtung:
a) Lymphdrüsen: Bronchien-Hilus; Magen-Darm.
b) Seröse Häute: Pleura, Peritoneum, Endothel (Arterien, Venen, Lymphgefäße). Synovia (in Verbindung mit Bryonia).

Sulf.
Charakteristische Eigenschaften des Mittels:
Vikariation des Krankheitsherdes.

Thuj., Rhus.
tox., Natr. sulf.,
Dulc.
Nux vom.,
Aloe. Jod., Ars.
jod. Merc.,
Coloc.

Modalitäten:
Verschlimmerung: nasse Kälte.

Verdauungsorgane:
Appetitmangel oder »grabender Hunger«. Flatulenz im Magen und Darm. Nächtliches Hitzegefühl und Schmerzen im Magen. Abmagerung trotz guten Appetits. Kolikartige Leibschmerzen. Stuhl obstipiert oder diarrhoisch, ständiger Wechsel zwischen beiden.

Klinische Indikationen:
Mesenchymale Erkrankungen. Exsudative Formen der Lymphdrüsen- und Endothelerkrankungen. Chronifizierte Prozesse der Lymphbahnen ⌀-D 2–D 4.
Acne rosacea D 6.
M. Boeck.

Lymphmittel mit chronischen Fieberzuständen. Kälte, Nässe und Rheuma.

Artemisia **Absinthium**

Wermut
Fam. Compositae

Frische junge Blätter und Blüten zur Essenz nach V. 3 a/7. A. = $^1/_3$.

Wirkungsrichtung: Magensekretion, Gallenwege, Stammhirn.

Bry., Ipec. Ac.
acet., Nux
vom.

Speisen liegen schwer im Magen, Meteorismus, epileptische Äquivalente.

Klinische Indikationen:
Konvulsion als Folge von Gehirnreizung D 4–D 6.
Cholezystopathie D 2–D 4.
Torticollis D 12.

Neigung zu Spastik, Cholezysto-Pankreopathie, Tic convulsiv. Alkoholismus

Arum triphyllum

Zehrwurzel, Amerikanischer Aron, Indianerrübe
Fam. Araceae

Frischer, vor der Entwicklung der Blätter gesammelter Wurzelstock zur Essenz nach V. 3 a. A. = $^1/_3$

Wirkungsrichtung: Schleimhäute des Rachens.

Alum., Arn., Arg., Selen., Graph.

Beryl.

Ausgeprägtes Kratzgefühl im Hals. Heiserkeit nach stimmlicher Überanstrengung (Sänger und Redner).

Klinische Indikationen:
Kehlkopfkatarrhe (bei allen Formen Symptomaticum).
Schleimhauterkrankungen der oberen Luftwege D 3–D 4.

Atrophie der Schleimhäute oberer Luftwege.

Asa foetida

Stinkasant, Teufelsschreck
Fam. Umbelliferae

Zur Tinktur nach V. 4 a durch Mazeration mit 90%-W. A. =
$^1/_{10}$ = D 1.

Wirksamster Bestandteil:
Ätherisches Öl knoblauchartigen Geruches mit Schwefel-
gehalt.

Wirkungsrichtung: Tonussteigerung der glatten Muskulatur (Spasmophilie).

Leitsymptome:

Arg. nitr., Nux
vom.

Starke Meteorismen, häufiges Aufstoßen von Luft, Neigung
zu entzündlichen und eitrigen Knochenprozessen, übler
Geruch aller Absonderungen.

Modalitäten:
Verschlimmerung in Ruhe und bei Berührung. Besserung
durch Druck und Bewegung.

Herz- und Kreislauf Organe:
Herzklopfen und Stenokardien infolge von Zwerchfell-
hochstand bei Meteorismus, durchatmen unmöglich.

Atmungsorgane:

Carb., Ac.
fluor., Arg.
nitr., Merc.

Übelriechender Atem infolge eitriger Sekrete.

Verdauungsorgane:
Gefühl als sei die Peristaltik umgekehrt gerichtet, von Magen und Gedärmen nach oben und mit vielen krampfarti-

Ign., Val,
Sabad, Lach.,
Mosch., Natr.
sulf.

gen Bewegungen in der Speiseröhre. Gefühl als steige ein
großer Ball oder großer Körper vom Magen in den Hals auf.
Aufblähung von Magen und Gedärmen besonders auf der
linken Seite. Stühle teils wäßrig schaumig, teils reichlich
dick klebrig und sehr übelriechend.

Urogenitalorgane:
Harn von scharfem Geruch, Schwellung der Brüste mit
Milchabsonderung, heftige wehenartige Schmerzen in der
Uterusgegend.

Bewegungsorgane:

Ars., Natr. sulf., Hep., Sil., Bellis, Ac. nitr., Arn., Lach., Bell.
Knocheneiterung und -fisteln mit stinkendem Eiter, sehr berührungsempfindlich, starke Schmerzen nachts.

Haut:

Ac. fluor., Ac. nitr., Kal. bichr.
Geschwüre und Fisteln mit stinkendem Sekret; sehr empfindlich gegen Berührung.

Klinische Indikationen:
Meteorismus mit Luftaufstoßen, Flatulenz. Entzündungen und Eiterungen mit stinkenden Sekreten D 2–D 6. Brustschwellung mit Laktation D 12.
Nymphomanie D 12.

Luftaufstoßen mit Globusgefühl. Schleimhautschwäche, Knocheneiterang. Berührungsempfindlichkeit. Hysterie.

Asterias rubens

Seestern
Fam. Asteroideae

Wirkungsrichtung und Leitsymptome: Kopfkongestion und Kopfschmerz.
Schwindel und Benommenheit.
Nasenbluten. Atemnot und Brustbeklemmung.
Sonnenbestrahlung verschlimmert, frische Luft bessert.

Klinische Indikationen:
Zustand nach Apoplexie, Hypertonie (vor allem, wenn sie krisenhaft auftritt).
Schmerzen im Bereich alter Narben.
Hautaffektionen wie Akne (in Verbindung mit hormoneller Fehlfunktion.

Dosierung: D 6–D 12 (mehr Akutarznei).

Asarum europaeum

Haselwurz
Fam. Aristolochiaceae
Frischer Wurzelstock zur Essenz nach V. 3 a. A. = $^1/_3$

Wirkungsrichtung: Durchblutung im Magen-Darmbereich. Emmenagogum.

Ipec., Ferr.
phos.

Bei Übelkeit und Brechneigung, katarrhalische Reizung der Schleimhäute, beliebtes Mittel bei fieberhaften Darmgrippen.
Muskelfibrillieren D 4–12.
Colitisblutungen D 12.

Störung der geistig-seelischen Koordination, Krampfmittel in Form von Tesmen, Koliken und Singultus.

Aurum metallicum

Blattgold. Au.

Zur Verreibung nach V. 6, Lösung nach V. 8 a.

Wirkungsrichtung: Als metallischer Katalysator vermutliche Aktivierung des retikuloendothelialen Systems. Besondere Wirksamkeit auf das ZNS. Arterielles Gefäßsystem.

Personotropie:

Arn., Glon., Sulf.

Kongestionierter Pykniker. Apoplektiker, mit rotem Hochdruck.

Psyche:

Ac. phos., Arn., Ap., Bell., Bry. Ars., Chel., Alum., Kal. brom. Arn., Bell.

Melancholisch, manisch-depressiv. Tätigkeitsdrang mit Wechsel zu verschlossenem Grübeln. Jähzorn. Lebensüberdruß mit Neigung zu Selbstmord. Selbstvorwürfe.

Leitsymptome:

Depression, Suizidneigung, Hyperämie und Kongestion verschiedener Organe.

Modalitäten:

Ars., Bell.

Verschlimmerung im Winter durch Kälte, nachts, in Ruhe. Besserung durch Wärme, durch langsame Bewegung. Angriffsseite: rechts.

Herz- und Kreislauforgane:

Bell., Sang., Amyl. nitr., Op., Bapt. Glon., Chim., Sulf., Arn., Ac. sal., Calc. fluor., Ac. fluor., Lyc.

Arterielle Kongestionen: Gesicht rot, geschwollen, Hitzegefühl und Blutandrang zum Kopf mit Wallungen. Kopfschmerz und Schlaflosigkeit infolge der Blutdruckerhöhung. Ohrensausen. Präcordialangst mit Unruhe und heftigem Herzklopfen,
Teleangiektasien der Haut.

Verdauungsorgane:

Ac. hydrochl. Calc., Chin., Graph., Lyc., Petr., Puls., Sep., Sil. Alum., Ars., Arg. nitr., Nux vom.

Übelkeit, Brechneigung, Abneigung gegen Essen, Widerwillen gegen Fleischspeisen. Viel Durst, Verlangen nach Kaffee.

Canth., Lyc.,
Merc. Arn.,
Puls., Spong.
Staphis.,
Kreos., Ac.
carbol.

Urogenitalorgane:
Ständiger Harndrang, Schmerzen dabei. Drückende und
spannende Schmerzen im Hoden wie nach Quetschung.
Bei Frauen dick weißer Fluor.

Klinische Indikationen:
Depressionen, Melancholie (cave Erstverschlimmerung)
D 12–D 30. Ophthalmopathien luetischer und rheumati-
scher Ätiologie D 4–D 12. Hypertonien und cardiale Indi-
kation (Aortitis, Coronarsklerose, Myodegeneratio) D 4–
D 6. Hepatopathien D 12. Rheumatische Affektionen D 4–
D 8. Lupus erythematodes D 30. Erythema nodosum
D 12. Orchitis D 4.

Angst, Depression und Kongestion. Folgen von Kummer, Ärger, Enttäuschung und Widerspruch. Bluthoch-
druck.
Verschlimmerung nachts, durch Kälte, Besserung durch
Bewegung.

Aurumsalze

Die Therapie mit Goldsalzen ist auf Paracelsus zurückzu-
führen. In zahlreichen spagyrischen Komplexen werden
die Goldsalze noch reichlich verwendet. Homöopathisch
haben sich zwei Verbindungen bewährt:

Aurum chloratum

Herstellung nach V. 5 a/6. Meist in Tabletten und niederen
Dosen angewandt.

Bei Hals- und Halsdrüsenaffektionen anstelle des Aurum
jodatum, das sehr rasch zerfällt. Bei Ozaena und Atrophie
der Rachen-Mund-Schleimhaut. Auch bei atrophischer Gastritis.

Aurum chloratum natronatum

In der Alltagspraxis sehr beliebte Kombination besonders
bei Plethorikern, Leberzirrhosen. Bei Frauen mit Unter-
leibssenkung und Gewebsschwäche. Bei Endometriosen
nach Spirale, Fluor albus, Zustand nach Beckenvenen-
thrombose und nach schweren Geburten (D 4–D 6).
Verschreibungspflicht bis D 3 einschließlich.

Avena sativa

Hafer
Fam. Gramineae

Frisch blühende Pflanze zur Essenz nach V. 1. A. = $^1/_2$.

Coff., Bad.,
Arn., Gels.,
Hyper.

Wirkungsrichtung: Vegetatives Nervensystem. Bei nervösen Schwächezuständen mit ausgeprägtem Herzklopfen.

Klinische Indikationen:
Symptomatisches Beruhigungsmittel, Schlafmittel bei Nervosität.

Schlaflosigkeit der Manager, Eßlust und Erschöpfung.

Badiaga

Spongilla fluviatilis Getrockneter Schwamm
Fam. Coelenterata

Getrockneter Schwamm zur Tinktur nach V. 4 a mit 60%-
W. – A. $=^1/_{10}$ = D 1.

Wirkungsrichtung: Jodstoffwechsel.

Spong., Jod.,
Lycopus, Ad.
vern., Coff.,
Phos.
Sil., Jod., Calc.
carb., Aur.,
Merc., Sol.

Hyperthyreosen im Sinne des Morbus Basedow mit Sensationen wie Herzklopfen (vor allem bei Rechtsseitenlage), Kopfschmerz, Heißhunger bei geringem Durstgefühl, Sprunghaftigkeit der Gedanken, Lymphdrüsenschwellungen.

Klinische Indikationen:
Kompensierte Hyperthyreosen D 2–D 4.

Zerschlagenheit, Berührungsempfindlichkeit, Kälte und frische Luft verschlimmern. Jodempfindlichkeit. Dysthyreosen.

Baptisia tinctoria

Wilder Indigo
Fam. Papilionaceae

Frische Wurzel mit der Rinde zur Essenz nach V. 3 a. A. = $^1/_3$

Wirkungsrichtung: ZNS.

Ac. hydrochl.
Cupr. Ail., Ac.
nitr., Merc.,
Sulf. Cicut.,
Atrop., Lob.

Akut auftretende typhoide Fieberzustände mit rapid einsetzender Erschöpfung. Dabei faulig penetranter Körpergeruch. Unvermögen feste Speisen zu schlucken bei einem ausgeprägten Konstriktionsgefühl der Speiseröhre.

Klinische Indikationen:
Somnolenz mit vorübergehender Aufhellung des Sensorismus D 4–D 6.
Encephalitis epidemica D 12.

Deliritim, Stupor.
Kopfschmerz mit hitzigem Gesicht.

Barium carbonicum

Bariumcarbonat. BaCO$_3$

Zur Verreibung nach V. 6, Lösung nach V. 8 a.

Wirkungsrichtung: Herz- und Gefäßsystem im Sinne einer Tonisierung. Lymphatismusmittel entsprechend der 2. Ordnungsgruppe des Periodischen Systems.

Personotropie:

Calc. carb.

Retardierte Persönlichkeiten. Kindliche Entwicklungsstörungen. Rachitis.

Psyche:

Calc., Sil., Agar. Aur., Ambr., Ant. er., Con.

Verzögerte Entwicklung, besonders des Gehirns. Kindische Manieren. Mangelhafte Auffassungsgabe. Ängstlich und schüchtern, weinerlich. Vorzeitiges Altern mit Beeinflussung des Intellekts. Geht bis zum Schwachsinn

Leitsymptome:

Carb. an., Merc., Hep., Sulf. Ambr., Con., Stront.

Generalisierte Lymphdrüsenschwellung, Katarrh der Schleimhäute, rezidivierende Anginen, Lymphatismus, allgemeine Gefäßsklerose.

Modalitäten:

Rhus tox., Dulc., Rhod., Calc. phos. Sil., Calc. carb.

Verschlimmerung durch naßkaltes Wetter, Luftzug. Besserung durch Wärme.

Herz- und Kreislauforgane:

Bar. carb., Graph., Natr. carb., Phos., Puls. Ac. ox., Ambr., Ag. nitr., Spong. Arn., Aur., Glon.

Herzklopfen bei linker Seitenlage (und beim Darandenken), Bradykardie des Altersherzens, Widerstandshochdruck bei Gefäßsklerose.

Atmungsorgane:

Chronische Rhinitis und Pharyngitis mit Eiterungsneigung.

Verdauungsorgane:

Sil., Calc. jod. Sulf. jod.

Gaumen und Mandeln geschwollen und entzündet mit eitrigem Belag, kann den Mund nicht öffnen, Hals schmerzhaft beim Schlucken, schlimmer bei leerem Schlucken. Schwellung der submand. Drüsen, der Hals- und Nackendrüsen.

Bewegungsorgane:

Calc., Sil.

Verzögerte körperliche Entwicklung.

**Sulf., Alum.,
Graph., Caust.
Borax**

Haut:
Trocken, juckend (besonders nachts, Altersjucken), trophische Störungen, Gefühl von Spinnweben und von gespannter Kopfhaut.

Klinische Indikationen:
Torpider Lymphatismus des Kindesalters D 12. Cerebralsklerose mit Schwindel D 4–D 12 und Gedächtnisverlust alter Leute D 30. Chronische Blepharoconjunctivitis D 30. Gicht der Kniegelenke D 12. Coronarsklerose und Altersveränderungen am Herzen D 4–D 6.

Lymphatismus, exsudative proliferative-sklerotische Prozesse.
Kinder- u. Greisenmittel,
Bradytrophie, retardiert.

Bariumsalze

Alle Bariumsalze haben Beziehungen zum Zentralnervensystem, zu geistiger Schwäche, Ängstlichkeit bei Kindern und Greisen. Auch die Drüsensysteme, bes. die Halslymphdrüsen gehören zu den Indikationsbereichen. Gefäßsystem, Schleimhäute und Haut, besonders im Zustand der degenerativen Schwäche und Rückbildung im Alter.

Barium chloratum

Herstellung nach V 5 a/6.

Chronischer Rachenkatarrh, Tubenkatarrh und chronische Otitis media, rezidivierende Ohrenkatarrhe mit Knacken und Völlegefühl.
Herzinsuffizienz, Altersherz-Herzklopfen beim Drandenken. Arteriosklerose mit entsprechenden Gefäßprozessen.

Barium jodatum

Herstellung nach V. 5 a/6.

Schleimhautaffektionen der oberen Luftwege. Adenoide Vegetationen bei Kindern. Bewährtes Mittel bei Schilddrüsenvergrößerungen (Euthyreosen) und wirksamer Anteil bei Schilddrüsenkomplexen.

Barium phosphoricum

Herstellung nach V. 8 a/6.

Sehr bewährtes Mittel bei Angst um Angehörige (Kent) mit
Unruhe und Herzklopfen evtl. (Hochpotenz).

Belladonna

Tollkirsche
Fam. Solanaceae

Frische Pflanze zur Essenz nach V. 2 a, Verreibung nach
V. 7. A. = $^1/_2$.
Verschreibungspflicht bis D 3 einschließlich.

Wirkstoff:
Racemisches Gemisch aus l + d-Hyoscyamin.

Wirkungsrichtung: Atropinähnliche Wirkung mit selektiver Lähmung des parasympathischen NS. Erregung des
ZNS mit Sinnestäuschung und Berauschungszuständen.

Personotropie:
Kongestionierter, lebhafter Typ (barockaler Pykniker).

Psyche:

Stram., Agar., Delirien mit heftigen Erregungszuständen und Halluzina-
Mosch.,Hyosc. tionen, dabei große Angst und Schreckhaftigkeit.

Leitsymptome:

Aur., Arn., Kongestion des Kopfes. Rötung und Schwellung des Ge-
Glon. Ac. sichtes (mit Pulsation in die Karotiden), Überempfindlich-
phos., Agar., keit gegenüber allen Reizen (Licht, Geräusch, Berührung).
Cham. Verlangen nach Ruhe und Dunkelheit. Plötzliches Auftre-
ten der Symptome und ebenso schnelles Verschwinden
derselben. Kontraktionen der Pharynx- und Oesophagus-
Atrop., Lach. muskulatur. Trockenheit der Schleimhäute bis zur
Ap., Aran. Schluck- und Sprachbehinderung.

Modalitäten:
Verschlimmerung durch geringste äußere Einflüsse, nach
Mitternacht und um 15 Uhr, Sonnen- und Lichteinwirkung.
Bry. Aur., Ars. Besserung durch Wärme, Ruhe. Angriffsseite rechts.

Herz- und Kreislauforgane:

Aur., Glon., Arn. Phos., Arn. — Blutandrang zum Kopf mit hochrotem Gesicht, kongestiver Kopfschmerz, schlimmer durch Bewegung und Erschütterung. Neigung zu Blutungen (profus, hellrot). Puls voll, frequent.

Atmungsorgane:

Lach., Ap. — Akute Entzündungen mit Trockenheit, Röte und Brennen der Schleimhäute; sekundäre Lymphdrüsenbeteiligung. Schlucken erschwert, krampfartiger, trockener, bellender Husten; Atemnot infolge von Lungenkongestion.

Verdauungsorgane:

Ipec., Ver.alb. Chel, Bry., Chin., Eupat. perf. — Zunge trocken, rot, geschwollen mit hervortretenden Papillen (Erdbeerzunge), ständiger Schluckreiz, trotz Schluckbeschwerden. Erbrechen mit krampfhaftem Würgen (bei kaltem Schweiß); schmerzhafte Leberschwellung, Schmerzen treten in plötzlichen Intervallen auf.

Urogenitalorgane:

Ständiger Harndrang und -zwang mit reichlichem hellen Harn. Regel zu früh, stark und übelriechend.

ZNS:

Bell., Myg. Tarant. — Neuralgien, die periodisch und plötzlich einsetzen und plötzlich aufhören. Krämpfe tonisch und klonisch an glatter und quergestreifter Muskulatur.

Haut:

Sulf. Op. — Heiß, rot, scharlachartig, hochrotes Gesicht bei kalten Extremitäten, heiße Schweiße, besonders an Kopf und Gesicht, die nicht erleichtern.

Klinische Indikationen:

Entzündungen verschiedener Prägung in der Folge von Verkühlung, Sonneneinstrahlung D 4–D 6. Neuralgien nach Luftzug, Migränen D 12. Keuchhusten in Verbindung mit Cuprum D 4–D 30. Anginen und Erysipel, Scharlach D 4 (stdl.).

Kongestion bis zum Delirium, plötzlich, pulsierend, periodisch. Parkinsonismus
Hohlorgane, Sinnesorgane, Sonne, nachts, rechts.
Schweißausbruch nach Fieberattacken.

Bellis perennis

Gänseblümchen
Fam. Compositae

Frische blühende Pflanze zur Essenz nach V. 2 a. A. = 1/2.

Wirkungsrichtung: Kapillarsystem (Saponine).

Arn., Hydr.
can., Mez.
Sepia

Wundheilmittel für Quetschungen, Bluterguß, Erysipel, Furunkulose, Herpes, Tinktur lokal bei Acne juvenilis.

Klinische Indikationen:
Hauteffloreszenzen ∅-D 4.
Schulterrheuma D 12.

»Kleine Arnika« Muskeln, Gelenke, Knochen, Haut.

Berberis vulgaris

Sauerdorn
Fam. Berberidaceae

Getrocknete Wurzelrinde zur Tinktur nach V. 4 a mit 60 %-
W. – A. = $^1/_{10}$ = D 1.

Wirksamer Bestandteil:
Alkaloid Berberin.

Wirkungsrichtung: Harnsaure Diathese – pH Regulation.

Leitsymptome:
Schmerzhafte Empfindungen in der Nieren- und Lenden-
gegend, heftiger Wasserdrang mit Brennen und Schmerzen im Rücken.

Modalitäten;
Verschlimmerung: durch Bewegung, plötzliche Erschütte-
rung,
Besserung: durch Ruhe. Angriffsseite: vorherrschend links.

Verdauungsorgane:

Bry.

Stechende, brennende, drückende Schmerzen in der Gallenblase und Lebergegend, Verstopfung oder Durchfall.

Urogenitalorgane:

Led., Helon.
Canth., Sar-
sap., Tereb.
Cann. sät.,
Merc. Lyc.,
Sep., Sarsap.
Calc. carb.

Stechende oder grabende Schmerzen von der Nierengegend nach allen Richtungen ausstrahlend, besonders längs
der Ureteren. Brennen und Schneiden der Urethra, besonders beim und nach dem Harnlassen. Wechselndes Aussehen des Urins – zuweilen hell oder stark konzentriert mit
gelbem, rotem oder schleimigem Satz.

Bewegungsorgane:

Sarsap.

Gelenkschmerzen, Steifigkeit und Mattigkeit der Glieder,
Kreuzschmerzen (Nierengegend).

Haut:

Rhus tox.,
Staphis., Psor.,
Anac., Sulf.

Jucken, Brennen, Stechen (besonders Kopfhaut), Bläschen
und Quaddeln.

Klinische Indikationen:
Harnsaure Diathese (Steinbildung), Prophylaxe D 12–D 15. Leptospirosen ∅-D 3. Harnsaure Steine D 4–D 6 (zur Abtreibung D 2–D 4 stdl.) Hauterkrankungen bei saurem Stoffwechsel ∅-D 4. Psoriasis vulgaris D 2–D 4 (in Verbindung mit Sarsaparilla D 4 oder Podophyllum D 4).

Harnsaure Diathese, hepato-renale Affektionen. Chronische Cystopyelitis. Psoriasis vulgaris. Harnsediment bis Steinbildung.

Beryllium metallicum

Erdalkali-Element der 2. Ordnungsgruppe des Periodischen Systems.
Beryll (Be$_3$Al$_2$SiO$_{18}$)

Wirkungsbereich:
Konzentriert sich auf Kopf, Nase, Mund, Rachen und Atmungsorgane.

Leitsymptome:
Heiserkeit der Stimme, Kehlkopfreizung.
Schlimmer durch Rückwärtsbeugen, kalte Luft und Tabakrauch.
Umschnürungsgefühl beim Atmen. Betroffen ist die Zone zwischen Rachen, Kehlkopf und Brustbein.
Völlegefühl des Leibes mit Blähungscharakter.

Klinische Indikationen:
Bewährt bei Spätrachitis und altersbedingten Atembeschwerden.

Dosierung: Ab D 6 bis D 12 bewährt. Hochpotenzen nicht geprüft.

Bismutum subnitricum

Bi ONO_3 + H_2O

Zur Verreibung nach V. 6, Lösung nach V. 8 a.

Wirkungsrichtung: Magen-Duodenalschleimhaut.

Arg. nitr., Bell., Cham., Aeth. Tart. em., Ferr., Iris., Ars.

Gastritis mit Magenkrampf und Erbrechen jeweils nach dem Essen, Besserung durch Zurückbeugen. Durst nach kaltem Wasser, das vorübergehend bessert. Weißlich belegte Zunge. Ulcus ventriculi et duodeni.

Magenmittel mit Rückenschmerzen – weiße Zunge. Strecken bessert.

Borax

Natriumtetraborat. $Na_2B_4O_7 + {}_{10}H_2O$.

Zur Lösung 1 T. + 89 T. Wasser + 10 T. W. – A. = $^1/_{100}$= D 2, nach V. 5 a.
Zur Verreibung nach V. 6.

Wirkungsrichtung: Schleimhäute und Haut. Dabei wird das Vegetativum beeinflußt (ähnlich dem Alum.).

Psyche:
Nervosität, Ängstlichkeit.

Leitsymptome:

Phos., Bell., Stram., Aur. Graph., Alum., Ac. nitr. Arg. nitr.

Hyperästhesie aller Sinne, Aphthen im Mund und auf der Zunge, Schmerzen vor und während dem Urinieren.

Modalitäten:
Verschlimmerung: durch jede abwärtsgerichtete Bewegung, durch feuchtes, kaltes Wetter.
Besserung: durch Druck, nach Stuhlentleerung. Angriffsseite: rechts.

Atmungsorgane:

Kal. bichr.

Trockene Nase und Rachenschleimhaut. Krusten in der Nase. Husten mit schleimigem Auswurf und schimmeligem Geschmack des Sputums.

Verdauungsorgane:

Merc. Ac. nitr.

Herpes um den Mund. Entzündung und Geschwulst des Zahnfleisches, Aphthen der Zunge und Mundschleimhaut mit vermehrter Salivation. Übelkeit und Erbrechen mit Singultus und Neigung zu Meteorismus nach -aber auch schon während des Essens.

Urogenitalorgane:

Petros. „Canth., Acon., Alum.

Scharfer, auffallender Geruch des Harns. Der Säugling schreit, ehe der Harn kommt. Fluor albus wie Eiweiß oder Kleister, Gefühl als flösse warmes Wasser herab.

Haut:

Sil., Alum., Graph., Calc. carb., Sulf.

Unheilsam, trocken mit ekzematösen und seborrhoischen Effloreszenzen. Aphthen und Geschwüre an Haut-Schleimhaut.

Klinische Indikationen:
Akute Laryngitis D 4. Stomatitis aphthosa D 12. Psoriasis und seborrhoische Dermatitis D 30.

Abwärtsbewegung verschlechtert, unheilsame Haut, Kälte, Nässe und Wein verschlechtert.

Bovista

Lycoperdon Bovista
Fam. Lycoperdaceae

Sporen des reifen Pilzes zur Tinktur nach V. 4 a durch Mazeration mit 6 o%-W. – A. = $^1/_{10}$ = D 1.

Wirkungsrichtung: Kapillarsystem.

Ust., Harn., Ac. uric., Sec., Carb., Visc., Phos. Aran., Ag. nitr., Bapt., Gels., Paris.

Mittel bei diffusen Blutungen in Haut und Schleimhäute, wie auch in der Muskulatur. (Gefühl des Eisklumpens im Magen.) Vergrößerungsgefühl allgemein.

Menorrhagie mit Vergrößerungsgefühl des Kopfes.

Bromum

Brom. Br_2.

Zur Lösung nach besonderer V. 5 a. A. = *Vwo* = D 2.
(Haltbarkeit beschränkt.)

Wirkungsrichtung: Hypophysenvorderlappen (somato-trope und glandotrope Hormonregulation). ZNS (Hemmung – Erregung). Haut (Talgdrüsen) und obere Schleimhäute.

Psyche:

Borax, Alum., Bar. carb.

Vergeßlichkeit, Herabsetzung aller intellektuellen Funktionen. Gleichgültigkeit. Stumpfsinn. Konzentrationsunfähigkeit. Spinnwebengefühl im Gesicht.

Leitsymptome:

Carb. an., Sil., Lyc., Bar. jod., Merc., Ferr.

Vergrößerung und Verhärtung von Drüsen aller Art, Schwindel beim Anblick von fließendem Wasser.

Modalitäten:
Verschlimmerung: beim Betreten eines warmen Raumes. Besserung: an der See. Angriffsseite: links.

Herz- und Kreislauf organe:

Cact., Crataeg., Ars., Spig., Ver. alb.

Anfallsweise auftretende Bradykardien und Tachykardien. Arrhythmien und pektanginöse Beschwerden.

Atmungsorgane:

Ant. sulf. aur.

Cupr., Bell., Lach., Samb.

Reichliche Schleimabsonderung mit Neigung zur Verkrustung und verstopfter Nase. Heiserkeit, trockener krampfartiger Husten, Erstickungsgefühl (kaltes Wasser bessert).

Verdauungsorgane:

Bell., Acon. Jod., Spong., Lap. alb., Aur. jod. Ac. sulf., Calc. chlor., Hep.

Rachenring dunkelrot und geschwollen. Schwellung der Schilddrüse. Übelkeit und Brechreiz mit Magenkrämpfen, was sich durch Essen bessert.

Klinische Indikationen:
(Besser Verwendung der Bromsalze wie z.B. Kalium brom.). Asthma mit Besserung am Meer D 4–D 6. Lymphdrüsenschwellungen D 4. Akne juv. et glob. D 6–D 12.

Bryonia

Bryonia alba
Weiße Zaunrübe
Fam. Cucurbitaceae

Frische Wurzel zur Essenz nach V. 2 a. A. = $^1/_2$.

Wirksamer Bestandteil:
Bryresin (Harz), Glykosid, Bryonin und Bryonidin, Alkaloid Bryonicin.

Wirkungsrichtung: Entzündungshemmend im akut exsudativen Stadium mit bevorzugter Wirkung auf die serösen Häute.

Personotropie:
Akute entzündliche Veränderungen des rheumatischen Formenkreises aus vorherigem völligem Wohlbefinden.

Psyche:
Anac., Acon., Aur., Cham., Lyc., Nux vom., Staphis.
Reizbarkeit und Ärgerlichkeit. Verträgt keinen Widerspruch. Zornig und weinerlich zugleich, explosiv.

Leitsymptome:
Phos., Ars., Sulf., Ver. alb. Natr. chlor. Calc. carb.
Alle Symptome besser in Ruhe, Trockenheit der Schleimhäute, Lippen rissig und trocken, Stühle hart, starker Durst, Ergüsse in den serösen Häuten mit stechenden Schmerzen, entzündliche Schwellung der Gelenke, Apathie bis zur Stumpfheit.

Modalitäten:
Verschlimmerung: durch Bewegung, durch Wärme.
Besserung: durch Ruhe, durch starken Druck, Liegen auf der schmerzhaften Seite, kalte Getränke und kalte Aufschläge.

Atmungsorgane:
Arn., Phos. Dros., Seneg., Kal. carb., Rum., Ranunc., Eup., Cep., Ar. triph.
Pharyngitis und Laryngitis mit blutig-streifigem Auswurf. Pleuritis mit trockenem Reizhusten, stechende Schmerzen in Brustwand und am Zwerchfell, Verschlimmerung durch Bewegung. Herzstechen.

Verdauungsorgane:

Puls., Chel., Chin., Natr. sulf., Sep., Tarax., Kal. Jod., Graph., Lyc., Magn. chlor., Natr. chlor., Selen., Sil.

Starker Durst auf große Mengen kalten Wassers, dabei trockener Mund mit weiß belegter Zunge und gallig bitterem Geschmack. Nach dem Essen Magendrücken wie von einem Stein. Schmerzen im rechten Hypochondrium, schlimmer beim Tiefatmen, durch jede Bewegung und jede Aufregung. Obstipation mit trockenem und hartem Stuhl.

Bewegungsorgane:

Colch., Ac. benz., Led., Berb., Lith., Bellis

Neigung zu rheumatisch-gichtigen Erkrankungen, schlimmer bei geringster Bewegung oder Berührung und durch Wärme, besser durch kühle Luft. Muskelrheumatismus mit ziehenden und reißenden Schmerzen.

Haut:

Hep., Ac. acet.

Starke Schweißneigung tags und nachts, erleichternd.

Klinische Indikationen:

Alle akuten Erkrankungen der serösen Häute (Pleuritis, Meningitis, Pericarditis, Peritonitis, Pericholecystitis, Synovialentzündungen) D 3–D 4. Akute Schleimhautaffektionen. Pharyngitis, Gastritis, Cholecystitis D 3–D 4. Rheumatische Erkrankungen (Arthritis, Gelenkhydrops, rheumatische Fieber, Purpura rheumatica, Iritis) D 2–D 6. Mastitis in der Puerperalphase D 3–D 4. Bronchitis und Bronchopneumonie mit Pleurabeteiligung D 4. Folgen von akutem Ärger D 15–D 30.

Trockenheit der Schleimhäute.
Stechende Schmerzen.
Bewegung verschlechtert.
Ärgerlich, explosiv, Durst.
Entzündung der oberen Verdauungswege.

Bufo rana

Kröte
Fam. Amphibiae

Das aus der Haut austretende Gift zur Verreibung nach V. 6, Lösung nach V. 8 a.

Wirkungsrichtung: ZNS.

Anwendung bei epileptiformen Krampfzuständen (Erregung mit Krampfneigung und Brechwürgen).

Klinische Indikationen:
Epilepsie (vorwiegend in der Folge sexueller Reizbarkeit) D 6–D 12.

Lymphödem, Gehirnbenommenheit, depressiv, arbeitsscheu. Krämpfe.

Cactus grandiflorus

Cereus grandiflorus
Königin der Nacht
Fam. Cactaceae

Stengel und Blüten zur Essenz nach V. 3 a. A. = $^1/_3$.

Wirkungsrichtung: Querschnittserweiterung der endoarteriellen Strombahn des Herzens. Vermutlich histaminähnliche Wirkung.

Leitsymptome:

Colch., Lach., Lil., Naja Spig. Sang., Arn., Aur.

Trostlosigkeit und Todesangst durch Herzbeklemmung. Konstriktionsgefühl am Herzen, pektanginöse Schmerzen in den linken Arm ausstrahlend, Blutandrang zum Kopf mit heftigem Kopfweh.

Modalitäten:

Lach.

Verschlimmerung: beim Liegen auf der linken Seite, beim Gehen und Treppensteigen.
Besserung: im Freien.

Herz- und Kreislauf Organe:

Naja, Arn., Jod., Aur., Ars., Crataeg.

Stenokardien, Herz wie zusammengeschnürt, schlimmer beim Liegen auf der linken Seite.

Atmungsorgane:
Husten mit zähem Auswurf.

Klinische Indikationen:
Angina pectoris vasomotorica ⌀-D 4.
Bandgefühl an Extremitäten (symptomatisch) D 4.

Herzstiche und Beengung funktioneller Ursache.

Cadmium metallicum

Metallisches Kadmium. Cd.

Zur Verreibung nach V. 6, Lösung nach V. 8 a.

Modalitäten:
Verschlimmerung: durch Bewegung, geistige Anstrengung, morgens nach dem Erwachen. Besserung: durch kaltes Wasser, Essen, durch Vorwärtsbeugen und Ausbruch eines Exanthems.

Atmungsorgane:
Niesen und Husten mit zähem, klarem Schleim.

Verdauungsorgane:
Phos., Ars., Arg. nitr. Verlust des Appetits oder sehr hungrig, durch noch so viel Essen nicht zu befriedigen. Übelkeit mit epigastrischem Schmerz, der sich durch Essen, durch Durst und durch Zusammenkrümmen bessert.

Bewegungsorgane:
Zinc., Ac. sulf., Ac. phos. Zittern der Extremitäten, Schwäche, Rückenschmerzen.

Haut:
Phos., Sulf. Hitze oder Verbrennungsgefühl an kleiner Hautstelle der Extremitäten, Rötung, Ausschlag mit Papeln und Bläschen.

Klinische Indikationen:
Arg. nitr., Mez. Chronische Gastritis D 4–D 8.
Magenkarzinom D 12–D 30. (Cadmiumsulf.)
Pankreasaffektion D 12.

Besserung durch Kälte, Kost, Krümmen und Auftreten von Hautausschlägen. Diabetische Stoffwechselstörung.

Cadmium sulfuricum

Kadmiumsulfat
Herstellung nach V. 8 a/6.

Sehr bewährtes Mittel bei der Ozaena von Alkoholikern.

Magenmittel bei Erbrechen von Blut und Galle, Brennen und Kneifen im Magen. Durst und Diarrhöe. Empfohlen bei Magenkarzinom.

Caladium seguinum

Schweigrohr
das giftige Pfeilkraut
Fam. Araceae

Frischer Wurzelstock, Stengel und Blätter zur Essenz nach V. 3 a. A. = $1/3$.

Wirkungsrichtung: Plexus pelvicus.

Agn. cast., Selen., Nuph., Dam. Staphis., Ac. carbol., Kreos.

Geschwächte Potenz, Ejaculatio praecox, Frigidität, Pruritus vulvae et vaginae. Juckreiz des Skrotum.

Schleimhäute von Nase, Rachen und Kehlkopf. Genitalsphäre.

Calcium carbonicum Hahnemanni

aus den Schalen der Auster, $CaCO_3$

Zur Verreibung nach V. 6, Lösung nach V. 8 a.

Wirkungsrichtung: Im Sinne des Ca.-Stoffwechsels:

1. Regulation des kolloid-osmotischen Druckes.
2. Regulation des endokrinen Systems: bevorzugt: glandulae parathyroideae (Knochenkalkstoffwechsel),Keimdrüsen (Ovar), Funktionskreis des Lymphatismus.
3. Dämpfung der neuromuskulären und zentralnervösen Erregbarkeit.
4. Vagusähnliche Wirkung am Herzen: negativ chronotrop.

Personotropie:

Graph., Ars., Ant. er., Bar., carb., Kal. carb., Seneg.

Pastös, gedunsen mit Neigung zu Fettleibigkeit. Schwerfälligkeit und Mangel an Spannkraft. Schlaffes torpides Gewebe. Herabgesetzte Reaktionslage. Rasche Ermüdbarkeit bei körperlicher und geistiger Arbeit.

Psyche:

Ac. phos., Ac. picr.

Große Schwäche mit rascher Ermüdung. Verschlimmerung durch geistige Arbeit. Mutlosigkeit und Mangel an Initiative. Passivität. Entschlußlosigkeit, ängstlich und sorgenvoll. Pessimistisch.

Leitsymptome:

Sil., Hep. Sep., Sulf., Chin., Aeth., Ant. er., Magn. carb., Puls. Iris, Ac. sulf., Rob., Natr. phos. Rheum., Calc. ac.

Gefühl der Schwäche und Erschöpfung, große Frostigkeit mit Abneigung gegen frische Luft. Unverträglichkeit von Milch, saures Aufstoßen, saure Stühle, morgendlicher Kopfschmerz, Kopfschweiß, Abneigung gegen Fleisch und gekochte Speisen. Neigung zu Eiterungen bei kleinsten Verletzungen.

Modalitäten:

Verschlimmerung: durch Kälte, Feuchtigkeit, bei Vollmond, durch geistige oder körperliche Arbeit. Besserung: durch trockenes Wetter, beim Liegen auf der erkrankten Seite. Vorherrschende Angriffsseite: rechts.

Herz- und Kreislauforgane:

Coff., Arn.

Herzklopfen und Atemnot bei geringer Belastung.

Atmungsorgane:

Bar. carb. Hep.   Schnupfen mit verstopfter Nase (Nasenpolypen), Nase wund und geschwollen, Husten durch Einatmen von kalter Luft mit gelblichschleimigem Auswurf.

Verdauungsorgane:

Ap., Phyt., Bell. Staphis.   Mandeln rot und geschwollen, Schmerzen beim Schlucken mit Stechen bis in die Ohren. Verlangen nach Unverdaulichem und Süßem. Saurer Geschmack im Munde, saures Aufstoßen, Sodbrennen. Leib stark aufgetrieben und gespannt. Stuhl sauer. Chronische Obstipation.

Urogenitalorgane:

Petr., Con., Brom., Equis., Ferr. phos., Bell., Sulf., Sil.   Dunkler Harn mit weißlichem Sediment. Enuresis nocturna, bzw. Harninkontinenz. Regel zu früh, zu lang, zu stark.

ZNS:

Coff., Ambr., Ars., Hyosc., Phos.   Unfähig zu geistiger Arbeit, schwere Träume mit Schreien und Stöhnen, Schlaflosigkeit wegen Gedankenzudrang, Spasmophilie, Tetanie.

Bewegungsorgane:

Rhus tox., Calc. phos., Dulc.   Verzögerte Entwicklung, Knochendeformierungen und -eiterungen, schlechtes Zahnen, Rückenschwäche, rasche Ermüdung beim Gehen, Zucken und Krämpfe der Muskeln, rheumatoide Glieder- und Muskelschmerzen, besonders an Rücken und Schulter und nach Erkältung und Durchnässung.

Haut:

Jod., Ferr.

Sulf., Psor. Sil., Hep., Bufo   Kühl, gedunsen, feucht-kalte Hände und Füße bei oft heißem Kopf, starke Schweißneigung bei geringer Anstrengung und nachts, saure Schweiße, partielle Schweiße (besonders Kopf, Hände und Füße); juckende, brennende Hautausschläge (Nesselsucht, Milchschorf, Akne u. a.), unheilsame Haut, zu Eiterung neigend.

Bar., Bel., Cist. can., Hep., Sil., Rhus tox., Dulc., Caust., Phos., Thuj.

Temp.:
Kälteempfindlichkeit.

Klinische Indikationen:
Kindermittel von der Geburt bis zum 4. Lebensjahr, vor allem bei Skrofulöse, Rachitis, Hautbelastung, Beschwerden beim Zahnen. Chronische Obstipation der Kinder und Jugendlichen. Lymphatismus D 15–D 30. Herzschwäche in der Entwicklung D 4–D 8. Chronische Urticaria D 12. Neigung zu Steinbildung (Niere).

Lymphatismus. Exsudative Diathese, Calciumverwertungsstörung,
obstipiert, bösartig, verschlagen.

Calcium fluoratum

Calciumfluorid. CaF_2.

Zur Verreibung nach V. 6.

Klinische Indikationen:
Drüsenverhärtung. Knochenfistel D 12.
Variköser Symptomenkomplex D 4–D 6.

Calcium phosphoricum

Calciumphosphat. $CaHPO_4 + {}_2H_2O$.

Zur Verreibung nach V. 6.

Außerdem Einfluß auf den Phosphatidstoffwechsel des ZNS im Sinne gesteigerter Erregbarkeit.

Personotropie:
Asthenisch, zartgliedrig, beweglich, lebhaft bis zur Nervosität.

Psyche:
Ängstlichkeit, Schreckhaftigkeit. Vergeßlichkeit, mangelndes Konzentrationsvermögen. Rasche geistige Ermüdbarkeit und Verschlechterung durch geistige Arbeit (Schulkopfschmerz). Angst im Dunkeln.

Herz- und Kreislauf Organe:
Herzschmerzen besonders beim tiefen Atmen.

Atmungsorgane:
Ign. Fließender Katarrh bei Kälte. Stockschnupfen in der Wärme. Unwillkürliches Seufzen.

Verdauungsorgane:
Natr. chlor., Phos., Ver. alb., Arg. nitr. Ign. Verlangen nach Salzigem, Geräuchertem. Übelkeit nach Tabak rauchen und Kaffeegenuß. Durchfall nach kalten Getränken. Viel Durst.

Klinische Indikationen:
Schulkopfschmerz. Scheuermann'sche Erkrankung D 12.

Ängstlich und schwach. Erethische Typen. Wichtiges Mittel vom 7.–14. Lebensjahr. Gotischer Gaumen mit verengter Zahnstellung im Oberkiefer.

Calendula officinalis

Ringelblume
Fam. Compositae

Zur Zeit der Blüte gesammeltes Kraut zur Essenz nach
V. 3 a. A. = $^1/_3$.

Wirkungsrichtung: Granulationsförderung. Entzündungs-
hemmung.

Staphis., Arn.,
Led., Symph.,
Calc. phos.
Carb. an., Sil.,
Kal. bichr.

Schlecht heilende Wunden (Riß- und Quetschwunden) sowie Geschwüre (Ulcus cruris varicosum) mit entzündlicher Reaktion des umgebenden Gewebes und evtl. Beteiligung der Lymphknoten. Dabei schlechte Granulationsten-
denz.

Klinische Indikationen:
Lokal (als Salbe) ⌀. Blutungsstillend und entzündungshemmend wie Arnica.

Äußerlich bei alten Wunden und Geschwüren. Mens
cruris.

Camphora

Aus dem Holze von Cinnamomum Camphora.
Fam Lauraceae

Zur Verreibung und zur Lösung nach V. 5 a mit 6 o%-W. A. = $^1/_{10}$ = D 1.

Wirkungsrichtung:
1. Erregung des Atemzentrums.
2. Senkung der Herzschlagfrequenz und coronarerweiternd.
3. Reizung der Großhirnrinde (besonders motorische Zentren).
4. Lähmung der glatten Muskulatur.

Psyche:

Ars., Bell., Stram.

Erregung und Ruhelosigkeit. Angstvolle Visionen und Delirien.

Leitsymptome:

Carb. veg., Ver. alb., Ac. hydrocy.

Kräfteverfall, Kollapszustand, völliges Erkalten des Körpers.

Modalitäten:

Sil., Hep., Bell., Acon. Ars., Phos., Ver. alb.

Verschlimmerung: durch kalte Luft, durch Bewegung. Besserung: durch Wärme, durch Trinken von kaltem Wasser.

Herz- und Kreislauforgane:
Anfallsweises Auftreten eines Gefühls von Schwäche und innerlicher Kälte. Praecordialangst.

Atmungsorgane:

Acon., Samb.

Schnupfen mit verstopfter Nase. Kurzatmigkeit.

Bov., Colch.,
Elaps., Ver .alb.
Magn. sulf.,
Magn. chlor.
Lyc.
Canth., Bell.,
Acon., Sabal.

Verdauungsorgane:
Kältegefühl im Magen und im Bauch. Durchfälle mit großer Schwäche, kaltem Schweiß und Kollapsneigung. Obstipation von spastischem Typ.

Urogenitalorgane:
Tenesmus der Blase und Strangurie.

Haut:
Kalt und blaß mit kaltem Schweiß.

Temp.:
Kältegefühl, will trotzdem nicht zugedeckt sein (stößt
Decke weg).

Klinische Indikationen:
Akute Fieber (infekt. Initialstadium) ∅-D 2. Choleraähnli-
che Durchfälle, stdl. ∅-D 2–D 4. Akute Prostration mit
Kopfschmerz, Kreislaufschwäche etc. D 4.

Erregung, Krämpfe, Kollaps, Kälte, Schwindel, Schwäche, Schweiße, Schnupfen.

Cantharis

Getrockneter Käfer Lytta vesicatoria.
Spanische Fliege
Fam. Coleoptera

Zur Tinktur nach V. 4 b mit 90 %-W. – A. = $^1/_{10}$ = D 1.
Verschreibungspflicht bis D 3 einschließlich.

Wirkstoff:
Cantharidin.

Wirkungsrichtung:
1. Vesicans.
2. Entzündliche Reizung mit Tenesmen.
   a) Schleimhäute (besonders Verdauungs- und Harn-
      trakt).
   b) Seröse Schleimhäute.
3. Hormonelle Reizung.

Psyche:
Hyosc., Bufo,   Ängstliche Unruhe, Aufregung und Wut. Heftige Erregung
Murex, Plat.   mit sexuellen Vorstellungen. Steigerung bis zu Delirien.
Große Ruhelosigkeit.

Leitsymptome:
Brennende Schmerzen in der Harnblase und Urethra, mit
häufigem Harndrang, Brennen im Mund, Magen, Abdomen; allgemeine Hyperästhesie; Gelbsehen.

Modalitäten:
Verschlimmerung: durch Berührung, Wasserlassen, durch
Trinken von kaltem Wasser.
Besserung: durch Reiben, Wärme und Ruhe.

Atmungsorgane:
Cact.   Heiserkeit und Brennen im Kehlkopf. Trockener krampfartiger Husten. Blutiger Auswurf.

Verdauungsorgane:
Ars., Phos., Ver.   Heftiges Brennen im Mund, Rachen und Kehle, großer
alb., Bell.   Durst, aber heftige Schlingbeschwerden beim Schlucken
von Flüssigkeit.

Copaiv., Sabal,

**Equis. Cubeb.,
Tereb. Cann.
ind.**

Urogenitalorgane:
Schneidende, zusammenziehende Schmerzen von den Ureteren bis herab zum Penis. Schmerzen und Entzündung der Nieren mit Empfindlichkeit gegen leichteste Berührung. Heftige Schmerzen in der Blase mit häufigem Harndrang, unerträglicher Tenesmus. Unwiderstehlicher Harndrang bei schon geringer Blasenfüllung. Harninkontinenz. Eiweißhaltiger, schleimig oder blutiger Harn mit reichlich Zylindern und Epithelien im Sediment. Entzündung der glans penis, schmerzhafter Priapismus. Schleimig bis blutiger Fluor mit Schwellung und Reizung der Vulva. Neigung zu Abort.

**Doryph., Bufo
Euphorb., Rhus
tox.**

Haut:
Brennschmerz, Erythem, Bläschen, Pusteln.

Klinische Indikationen:
Alle Entzündungen des Urogenitaltraktes (Blase, Nieren, Ovarien), dabei aber auch Entzündungen der Meningen, der Pleura und des Pericards, wenn der Brennschmerz, die Heftigkeit und das Akute vorherrschen. Cystitis D 4. Adnexitis D 4–D 6. Laryngitis D 12. Pemphigus oder Pemphigoid D 15–D 30.

Entzündung der Niere und Harnwege, Haut.
Brennschmerz und Blasenbildung.

Capsicum annuum

Spanischer Pfeffer oder Paprika
Fam. Solanaceae

Zur Tinktur nach V. 4a mit 90%-W. – A. = $^{1}/_{10}$= D 1.

Wirkstoffe:
Capsaicin und Nebenalkaloide.

Wirkungsrichtung:
1. Reizung der Nervenenden mit anschließender Erschlaffung der Gefäße.
2. Geschmacksempfindende Nerven im hinteren Drittel der Zunge (pap. circumvallatae).
3. Lymphatismus.
4. Kiemenbogenderivate.

Personotropie:

Bar., Calc. carb., Graph.
Plump, dick, schwache Reaktionsfähigkeit, ohne Ausdauer.

Psyche:

Hyosc., Lyc. Staphis., Natr. chlor., Phos.
Heimweh. Mißtrauisch und eigensinnig. Ist schnell beleidigt und fühlt sich zurückgesetzt. Bei Erregung Wechsel von Röte und Blässe der Wangen.

Leitsymptome:

Chanth.
Brennende, spastische Konstriktion von Kehlkopf, Brust, Blase, Harnröhre und Rektum.

Modalitäten:
Verschlimmerung im Freien, durch leichte Berührung. Besserung während des Essens, durch Wärme.

Atmungsorgane:

Bell., Spong. Kal. brom.
Schnupfen mit verstopfter Nase. Trockener bellender Husten mit Kitzel im Kehlkopf. Stinkender Atem beim Husten.

Verdauungsorgane:

Kal. carb., Lyc., Sulf., Ars.
Brennen im Mund und im Magen mit Kältegefühl. Nach jedem Stuhl Durst und nach jedem Trinken Schaudern. Brennschmerz der Aftergegend.

Bewegungsorgane:
Rheumatoide Muskel- und Gelenkschmerzen und Steifigkeit der Glieder, besser durch Bewegung, schlimmer durch Kälte, nach Ruhe, morgens.

Klinische Indikationen:
Akute Angina mit starker Rötung des Rachens und Brennschmerz auf der Zunge D 4. Eitrige Otitis media. Trigemi-

nusneuralgie D 4–D 12. Herpes zoster im Trigeminusbereich. Dysurie und Strangurie. Atrophische Gastritis D 4.

Reizung des Glossopharyngeus und Trigeminus. Brennschmerz, Schleimhautbelastung bei Schwäche der Kiemenbogenorgane.

Carbo animalis

Durch Verkohlung von Rindsleder.

Zur Verreibung nach V. 6, Lösung nach V. 8 a.

Wirkungsrichtung: Lymphatisches System.

Personotropie:

Laur., Calc. fluor., Arn. Calc. carb., Bar.

Anämische geschwächte Konstitution. Bläulich-livides Aussehen. Reaktionsträgheit.

Herz- und Kreislauforgane:

Camph., Ver. alb., Ac. hydrocy., Ars.

Herzklopfen nach dem Essen, kollapsartige Schwäche mit kalten Händen und Füßen, Stunden bis Tage andauernd.

Atmungsorgane:
Schnupfen, Heiserkeit. Kehlkopf wie zusammengeschnürt. Schleimig eitriger Auswurf.

Verdauungsorgane:

Asa., Graph., Arg. nitr., Lach.

Magendrücken und reichlich Aufstoßen, Übelkeit mit Verschlimmerung durch Fleisch und Fett. Starker Meteorismus mit Abgang von übelriechenden Blähungen.

Haut:

Sil. Kal. bichr.

Kühl; livide Wangen, Lippen, Nase, Extremitäten (infolge schlechter Blutzirkulation); schwerheilende Geschwüre.

Temp.:

Merc., Ac. benz., Ac. phos., Sulf., Calc. carb.

Kalte Extremitäten, Frieren am ganzen Körper, Schweißneigung, auch nachts.

Klinische Indikationen:
Drüsenschwellungen mit drohenden Eiterungen D 8–D 12. Palliativum bei karzinomatösen Prozessen D 12–D 30. Fissura ani D 4–D 6. Acne rosacea D 12.

Drüsenschwellung, starke Schweiße, brennende Schmerzen, reaktionsarme, torpide Geschwüre. Periodischer Kollaps.

Carbo vegetabilis

Aus verkohltem Buchen- oder Birkenholz.

Zur Verreibung nach V. 6, Lösung nach V. 8 a.

Wirkungsrichtung: Überladung des Blutes mit den Zerfallstoffen des Kohlenstoffs durch oxydative Hemmung.

Personotropie:

Calc. carb.,
Bac., Graph.
Schwerfälligkeit. Trägheit. Aufgedunsensein. Geschwächte Blutzirkulation. Kollapsneigung. Physische und psychische Funktionen verlangsamt und träge.

Psyche:
Reizbar und ärgerlich. Verlangsamung des Denkens. Gleichgültigkeit.

Leitsymptome:

Ferr. phos.,
Chinin, ars.
Natr. chlor.
Bedrohliche Herzschwäche mit venöser Blutüberfüllung, Atembeklemmung, Widerwillen gegen fett- und milchhaltige Speisen, Anämie nach schweren, erschöpfenden Krankheiten, epigastrische Flatulenz, starke Blähungsneigung.

Modalitäten:

Chin.
Verschlimmerung: abends, durch fette Speisen, durch feucht-warme Witterung.
Besserung: durch Kälte, Aufstoßen, Zufächeln von Luft.

Herz- und Kreislauforgane:
Herzklopfen, Puls weich und schwach, anfallsweise ohnmachtsartige Schwäche, kalte Schweiße, Herzangst.

Atmungsorgane:

Ar triph., Arn.
Hep., Sil.,
Acon., Bell.,
Calc. carb., Bar.
Amm. carb.
Nux mosch.
Asa., Nux vom.,
Puls., Chin.,
Natr. sulf.
Heiserkeit, Anfälligkeit gegen Erkältung, Atemnot infolge Flatulenz. Rasseln und Pfeifen über der Lunge.

Verdauungsorgane:
Reichlich Aufstoßen mit folgender Besserung. Starker Meteorismus mit Bauchgrimmen und übelriechenden Blähungen, nach deren Abgang Besserung. Abneigung gegen Milch und Fett.

Haut:

Camph., Ars.,
Ver. alb. Calc.
fluor., Arn.,
Caps.
Eiskalt, livide, kalte Schweiße, schlecht heilende Geschwüre, zyanotische Hautaffektionen.

Cimic.

Temp.:
Kalte Hände und Füße bis zu den Knien; Frieren am ganzen Körper, trotzdem Verlangen nach frischer, kühler Luft.

Klinische Indikationen:
Gärungsdyspepsie D 4–D 30. Laryngitis mit nervöser Krampfhaltung, verschleppte Husten nach Grippe D 12–D 30. Chronische Herzinsuffizienz (Altersherz) D 4–D 8. Ulcus cruris D 30. Stomatitis aphthosa in der Folge chronischer Leiden D 12–D 30.

Reizbarkeit, Schwäche, Carbo-nitrogen, Akrozyanose, Wärme verschlechtert, frische Luft bessert.
Venöse Leiden, Tympanie.

Carboneum sulfuratum

Schwefelkohlenstoff. CS_2.

Zur Verreibung nach V. 7, Lösung nach V. 5 a.

Wirkungsrichtung: Lipoidlöslich und damit besondere Wirksamkeit auf das gesamte Nervensystem.

Psyche:

Anac., Ars., Ign. Bell., Hyosc., Stram., Sulf. Croc., Cupr., Lach., Mosch. Nux vom., Bar. carb. Calc. carb., Helleb., Ver. vir.

Rauschartiger Zustand wie nach Alkoholgenuß. Verwirrung mit Schwindel, Delirium mit Visionen. Bewußtseinstrübung. Gewalttätigkeit. Anfangs Ideenreichtum und Gesprächigkeit, später Stumpfsinn, Indolenz. Geistige Erschlaffung.

Leitsymptome:

Verschlimmerung durch Wärme, nachts, nach dem Essen, durch geringste Bewegung und durch Alkoholgenuß. Besserung teils durch Essen, in Ruhe, im Freien.

Nux vom., Led. Cadm. sulf. Anac.

Herz- und Kreislauforgane:

Tachykardie. Kollaps, rezidivierend.

Atmungsorgane:

Bell., Hep. Ar. triph.

Heiserkeit, trockener Husten.

Verdauungsorgane:

Ac. phos., Ars. Ac. carb., Jod., Lach., Lob., Tab., Ar., Calc. carb., Caps., Natr. chlor., Sulf.

Zungenbrennen wie auf Pfeffer, klebriger, süßlich widerlicher Geschmack.

ZNS:

Gedächtnisschwäche, Schwindel, pathologische Reflexe, Lähmungserscheinungen.

Ac. sulf., Bell. Kal. bichr., Lach., Nux vom., Op., Stram.

Sinnesorgane:

Verminderung oder Verlust von Geruch, Geschmack, Gehör, Sehvermögen, Farbensehen, Augenflimmern u. ä.

Bewegungsorgane:

Rasch zunehmende Muskelschwäche.

Haut:

Neuritis, Parästhesien und andere periphere Nervensymptome.

Klinische Indikationen:

Folgen von Alkoholabusus. Polyneuritis alcoholica D 12– D 30. Sensibilitätsstörungen wie Tabes, Ischias, Neuritis.

Hauptmittel der chronischen Säufer.
Erschöpfung, frostig, Sinnesstörungen, Nervenreizung.
Parästhesien der Extremitäten.

Carduus marianus

Silybum marianum
Mariendistel
Fam. Compositae

Die Samen zur Tinktur nach besonderer Vorschrift. Die Potenzierung nach V. 3 a mit 45 %-W. – A. = $^1/_3$.

Wirkungsrichtung: Entstauend auf das Pfortadersystem, Cholereticum.

Leitsymptome:

Chel.

Traurig, reizbar und weinerlich. Trockener Husten. Schmerzen am rechten Schulterblattwinkel zur rechten Brust ausstrahlend.

Verdauungsorgane:

Magn. sulf.,
Lyc., Nux vom.,
Bry., Tarax,
Chin.

Übelkeit, Brechreiz, Erbrechen von grün-gelbem Schleim. Kolikartige Schmerzen. Hellgelber oder trockener, harter Stuhl. Schmerzen an Leber und Galle mit Schwellung der Leber.

Bewegungsorgane:

Rechtsseitige Schulterschmerzen, rheumatoide Gliederschmerzen.

Klinische Indikationen:

Caps., Carb.,
veg.

Pfortaderplethora D 12. Hämorrhoidalbeschwerden bei Leberzirrhose D 30. Cholereticum ∅-D 2.

Pfortaderkreislauf rechtswirkend.
Blähungen, Hämorrhoiden.

Castor equi

Warziger Auswuchs an Pferdebeinen zur Tinktur durch Mazeration nach V. 4 b mit 90 %-W. – A. = $^1/_{10}$ = D 1.

Klinische Indikationen:
Coccygodynie D 4. Brüchige Nägel D 3.
Als Salbe bei wunden Brustwarzen.

Castoreum

Bibergeil
Fam. Glires
(Sekret aus der Bauchdrüse des Bibers)

Substanz zur Tinktur nach V. 4 b durch Mazeration mit 60 %-W. -A. = $^1/_{10}$ = D 1

Wirkungsrichtung: Nervensystem.

Nux mosch.
Anac., Coloc.,
Magn. phos.
Cham., Vib.,
Plat., Caul.

Bauchkrämpfe mit Blähungen. Dysmenorrhoe.

Klinische Indikationen:
Nervöse Erschöpfungszustände D 4–D 12. Schlaflosigkeit, infolge von nervöser Überbelastung. Hysteriforme Beschwerden D 4–D 12.

Caulophyllum

Leontice thalictroides
Frauenwurzel
Fam. Berberidaceae

Frischer Wurzelstock mit Wurzeln zur Essenz nach V. 3 a. A. = $^1/_3$.

Ign., Gels.,
Diosc., Bell.,
Vib., Magn.
phos., Plat.
Cimic.

Wirkungsrichtung: Glatte Muskulatur.

Wehenschwäche, Uterusatome. Dysmenorrhoe. Rheumatismus der kleinen Gelenke – in den Wechseljahren. Rheumatisch-neuralgischer Kopfschmerz D 4–D 12.

Causticum Hahnemanni

Herstellung nach besonderer Vorschrift. Die Potenzierung nach V. 1 mit 45 %-W. – A. = $^1/_2$

Wirkungsrichtung: Bewegungsapparat: Muskeln, Gelenke mit peripherer sensibel-motorischer Nervenversorgung. Schleimhäute der Atmungs- und Verdauungsorgane. Haut und Blase. Lähmungserscheinungen.

Personotropie:

Ars., Carb.

Bell., Ars., Lyc., Psor.

Allgemeine Schwäche mit Ängsten. Zwangsvorstellungen. Angst beim Einschlafen. Ständige Furcht vor einem schrecklichen Ereignis. Zunehmende Hysterie. Starke Empfindlichkeit gegen Geräusche und Berührung. Auffahren im Schlaf. Psychische Symptome nach Unterdrückung von Ausschlägen.

Leitsymptome:

Acon., Zinc., Gels., Rhus tox. Ver. alb., Puls., Kreos.

Große körperliche und geistige Schwäche, Zittrigkeit und Frösteln, lähmungsartige Schwäche insbesondere im Versorgungsgebiet der Hirnnerven, Atonie von Blase und Mastdarm.

Modalitäten:

Barium, Caps.

Verschlimmerung: durch trockene Kälte und morgens nach dem Aufstehen.
Besserung durch feuchtes Wetter.

Atmungsorgane:

Graph., Ar. triph., Selen.

Flüssiger Schnupfen oder verstopfte Nase, Heiserkeit.

Arg., Arn.

Verdauungsorgane:

Trockenheit im Hals mit Gefühl von Rauheit und Schwellung. Reichlich Durst. Gefühl des verdorbenen Magens, Übelkeit und Erbrechen auf Fleisch – kann nur Geräuchertes vertragen. Widerwillen gegen Süßspeisen.

Urogenitalorgane:

Bufo., Artem., Hyosc., Oen. Magn. carb. -(nur nachts)

Relative Harninkontinenz beim Husten und Niesen. Menstruationsblut übelriechend und scharf, fließt nur am Tage.

Gels., Lac. can., Arg. nitr.

ZNS:

Lähmungen.

Bewegungsorgane:

Calc. ars. Calc. phos. Lyc., Natr. chlor.

Schmerzen der Muskeln, Gelenke und peripheren Nerven von brennendem und reißendem Charakter. Verschlimmerung durch Kälte und kalte Luft, Bewegung, nachts und morgens. Besser durch Bettwärme. Lähmungsartige Schwäche. Gefühl, die Glieder seien zu kurz; Bedürfnis sich zu recken. Finger-Mittelgelenke nach Klimax.

Haut:

Calc., Cast. equ., Thuj., Ferr. picr. Ant., Ars., Graph.

Trocken und heiß, besonders nachts. Juckende, brennende, trockene Hautveränderungen (Ekzem, Rhagaden), vesikulöse Veränderungen. Parästhesien.

Klinische Indikationen:
Rheumatisch-gichtige Leiden bei trockener Haut und Feuchtigkeitsbesserung. Parese und Lähmungen (postdiphtherisch, postapoplektisch). Ptosis des Oberlides D 15–0 30. Zoster, Neuralgien und Brennschmerz D 30. Trockenes Ekzem. Ulcera cruris. Vesikulöses Exanthem D 12. Chronische Laryngitis und Tracheitis, Pyrosis des Oesophagus D 4–D 8. Enuresis. Blasenatonie. Chronische Cystitis D 4–D 6.

Trockenheit, Schwäche, Blaseninkontinenz, trockene Hautausschläge, Warzen, Zugluft, Kälte verschlechtert, Feuchtigkeit bessert. Melancholie. Fingergelenksarthrosen.

Ceanothus

Ceanothus americanus
Seckelblume
Fam. Rhamnaceae

Getrocknete Blätter zur Tinktur nach V. 4 a mit 60 %-W. A. = $^1/_{10}$ = D 1.

Wirkungsrichtung: RES.

Zur Blutstillung.

Galeops., Scill., Mang., Chin., Grind.

Bei Milztumoren mit stechenden Schmerzen im linken Hypochondrium wie auch bei Milzschwellung D 4–D 12. Diabetes D 12.

Cedron

Simaruba Cedron
Klapperschlangenbohne
Fam. Simarubaceae

Reife Samen zur Tinktur nach V. 4 a durch Mazeration mit
60 %-W.

Chin., Ars.,
Verbasc.
Lach. Puls.

Wirkungsrichtung: Periphere Nerven.

Periodisch wiederkehrende neuralgiforme Schmerzen,
linksbezogene Kopf- und Augenschmerzen D 3–D 4.

Linker Kopfschmerz, periodisch wiederkehrend, Neuralgien.

Chamomilla

Echte Kamille
Fam. Compositae

Frische blühende Pflanze zur Essenz nach V. 3 a. A. = $^1/_3$.

Wirkstoffe:
Bitterstoffglykosid der Blüten, ätherische Öle, Cumarin, Flavonabkömmlinge.

Coff., Cina, Asar., Phos.

Wirkungsrichtung: Vegetatives Nervensystem mit Affektlabilitäten, sensorisches und sensibles Nervensystem.

Mosch., Ign. Ver. alb., Ferr.

Bry., Nux vom., Acon.

Personotropie und Psyche:
Überempfindlichkeit des Nervensystems, besonders starke Schmerzempfindlichkeit. Große Reizbarkeit. Auslösen nervöser Symptome wie Konvulsionen durch Kränkung, Verdruß, Weinen. Jämmerliches Stöhnen mit Besserung durch passive Bewegung. Launenhaftigkeit und große Unruhe. Eigensinnigkeit. Verschlimmerung der Beschwerden durch Widerspruch und Ärger.

Ars., Rhus tox. Staphis.

Leitsymptome:
Überempfindlichkeit, Reizbarkeit, Unruhe. Blutandrang zum Kopf und Rötung einer Wange. Schmerzen unerträglich und mit Taubheitsgefühl verbunden.

Puls.

Modalitäten:
Verschlimmerung: durch Wärme und nachts.

Atmungsorgane:
Überempfindlichkeit gegen Gerüche, krampfartiger Husten, besonders nachts.

Verdauungsorgane:

Bell., Cina Podoph., Kal. brom. Kal. mur. Acon., Ferr. Podoph. Gamb.

Anfallsweise Zahnschmerzen mit Verschlechterung durch warme Speisen und Getränke, besser durch kalte Getränke. Geschwollene Mandeln mit stark schmerzhafter Ohrbeteiligung, Besserung durch Wärme. Stühle wäßrig, schleimig, grün, mit Geruch nach faulen Eiern. Durchfälle nachts mit Kolikschmerzen.

Plat., Vib., Sab.

Urogenitalorgane:
Heftige kolikartige Schmerzen in der Gebärmutter mit Abgang dunklen, klumpigen Blutes.

Rhus., Calc.
phos., Puls.

Acon., Euphras.
Cep.

Bewegungsorgane:
Rheumatoide und neuralgische Schmerzen.

Haut:
Empfindlich gegen Kälte und Zugluft bei starker Schweißneigung, leicht wund und unheilsam (an Hautfalten).

Klinische Indikationen:
Kinder und alte Menschen. Zahnbeschwerden bei Kindern
D 4. Akute Conjunctivitis und Katarrhe der Kinder und
Neugeborenen D 4. Blähungskolik und Koliken um den Na-
bel mit Diarrhoeneigung D 4–D 12. Pankreasdystonie und
gastritischbiliöse Beschwerden mit Fieber D 12–D 30.

Folgen und Zeichen von Ärger.
Nächtlicher Höhepunkt der Beschwerden.
Besserung in Anwesenheit anderer Personen.
Darm, Dyspepsie.
Adenoide Vegetationen. Regelkrämpfe.

Chelidonium majus

Schöllkraut
Fam. Papaveraceae

Frische Wurzel zur Essenz nach V. 3 a. A. = $1/3$.

Wirkstoff:
Chelidonin.

Bry., Sang.,
Card. mar., Lyc.

Wirkungsrichtung: Leber-Gallenblasensystem mit choleretischer Wirkung. Erschlaffung und Ruhigstellung der glatten Muskulatur (Bronchien, Magen-Darm). (Vaguswirkung).

Personotropie und Psyche:

Iris., Arg. nitr.,
Sil.

Traurigkeit und Angst, die nicht zur Ruhe kommen läßt. Abneigung gegen geistige Tätigkeit. Trägheit. Psychogene Symptome in Verbindung mit Leber-Symptomen.

Leitsymptome:

Iris., Jugl.,
Magn. chlor.
Tarax., Cean.
Bry., Merc.

Organotrope Beziehung zur Leber, Schmerz unter dem rechten Schulterblattwinkel bei Lebererkrankungen, Angriffsseite rechts.

Modalitäten:
Verschlechterung: durch Bewegung,
Besserung: durch Ruhe und warme Getränke.

Atmungsorgane:

Lyc., Sang.,
Merc., Kal.
carb., Bry.,
Elaps

Stock- und Fließschnupfen, Angstgefühl, Heiserkeit, krampfartiger Husten, stechende Schmerzen unter beiden Schulterblättern. (Phrenicus!)

Verdauungsorgane:

Bry., Yucca,
Merc., Magn.
chlor. Podoph.

Pappiger oder bitterer Geschmack, Aufstoßen und Übelkeit, drückende, stechende, schneidende Schmerzen in der Magengegend. Kolikartige Schmerzen in der Lebergegend. Schmerzen unter dem rechten Schulterblatt. Verlangen nach sauren Speisen. Entfärbter Stuhl.

Urogenitalorgane:
Harn bräunlich oder grünlich verfärbt.

Bewegungsorgane:
Rheumatoide und neuralgische Schmerzen.

Carb., Led.,
Agar.

Haut:
Farbe fahl, grau-gelblich; Leberflecken, unreine Haut.
Kupfernase.

Klinische Indikationen:
Rechtsseitige Beschwerden, die in Verbindung mit Leber-
und Gallenleiden auftreten (Kopfschmerz, Schulter-
schmerz, Varizen) D 30. Biliäre Darmbeschwerden mit
Wechsel von Durchfällen und spastischer Obstipation D 4–
D 12.

Rechtsseitig.
Leberbeschwerden mit Ausstrahlung in die rechte
Schulter und Leiste,
Entfärbter dyspeptischer Stuhl.

Chimaphila

Chimaphila umbellata
Winterlieb
Fam. Pirolaceae

Frische blühende Pflanzen zur Essenz nach V. 3 a. A. = $^1/_3$.

Ac. benz., Ac.
nitr. Caps.
Pareir. Solid.

Wirkungsrichtung: Epithel der ableitenden Harnwege.

Chronische Blasen- und Nierenbeckenentzündungen mit
massivem Sedimentbefund D 4–D 6.

Blasen- und Nierenbeckenerkrankung.
Steinleiden,
Dysurie und Nykturie.

China

Chinabaum, Fieberrindenbaum
Fam. Rubiaceae

Getrocknete Zweigrinde zur Tinktur nach V. 4 a mit 60 %-W. – A. = $^1/_{10}$ = D 1.

Wirkstoffe:
Chinin, Chinidin, Cinchonin, Chinchonidin.

Wirkungsrichtung:
1. Protoplasmagift (Hemmung der Zellatmung und des Eiweißstoffwechsels).
2. Gefäßschädigung (Blutungsdiathese).
3. Herznarkotikum (Hemmung der Reizbildung, Reizleitung, Erregbarkeit und Kontraktilität des Herzmuskels).
4. Tonusänderung von Magen-Darmkanal und Uterus.

Personotropie und Psyche:

Ars., Ac. phos.
Castor., Sulf.
Sil., Ac. picr.

Geschwächte Konstitution. Anämisch, schwach und abgemagert. Nervöse Reizbarkeit mit Empfindlichkeit gegenüber Gerüchen von Blumen, Speisen und Tabak mit Appetitverlust. Unfähigkeit zum Denken. Denkfaulheit. Apathie; arbeitsscheu. Schlaflosigkeit.

Leitsymptome:

Ars.

Allgemeine Kraftlosigkeit mit nervösem Erethismus. Verschlechterung durch unphysiologischen Säfteverlust (Blutverlust, Polyurie, Eiterung, Schweiß).

Modalitäten:

Coff., Cham.
Phos., Ars.,
Acon

Überempfindlichkeit der Sinne, Empfindlichkeit gegen Zugluft und geringste Berührung.

Herz- und Kreislauforgane:

Acon., Ars.
Jod., Magn.
chlor.

Herzklopfen, Atemnot und Blutandrang zum Kopf bei geringster Belastung. Kollapsneigung. Kalte und feuchte Hände und Füße.

Atmungsorgane:
Wäßriger Schnupfen, Herpes labialis. Atemnot mit Schleimrasseln und Luftschnappen. Krampfhafter, erstickender Husten durch Kälte.

Verdauungsorgane:

Chel., Tarax, Bry. Lyc., Carb.

Ferr., Ars., Croc.,Ac.phos. Oleand. Lyc. Natr. carb. Aloe

Bitterer Mundgeschmack, Verlangen nach Leckereien, Kinder sind naschhaft und gefräßig. Druckgefühl und Völle im Magen nach dem Essen. Blähsucht und Aufstoßen ohne Erleichterung. Blähende Speisen und Milch werden nicht vertragen. Durchfälle, unverdaut, nach dem Essen, nachts, mit viel Blähungen, besonders nach Obstgenuß und Saurem.

Sinnesorgane:

Phos., Coff., Cham.

Überempfindlichkeit gegenüber allen äußeren Reizen.

Bewegungsorgane:

Dulc. Thuj. Rhus tox. Sars.

Gelenk-, Muskel- und Nervenschmerzen, akut und chronisch, schlimmer bei nassem Wetter, Kälte, Luftzug, Berührung; besser durch Druck.

Klinische Indikationen:

Intermittierende Fieber, die periodisch auftreten (Folgen von Malaria) in Verbindung mit Durchfällen und Darmleiden. Atonie der Därme mit hochgradiger Tympanie D 12. Mesenterialthrombosen (Pfortader und Milzvenenthrombose) D 12. Folgen von Blutungen im Darmlumen. Folgen von Darmkrankheiten mit Schwäche und Erschöpfung, perniziöse Anämie zur Unterstützung D 4. Symptomatisch bei Pankreas-Ca., meist in Verbindung mit Arsen.

Schwäche, Fieber, Kongestion.
Periodizität der Beschwerden.
Meteorismus, Aufstoßen, Durchfall nach dem Essen.

Chininum arsenicosum

Chininarsenit. 3 $(C_{20}H_{24}N_2O_2) \cdot H_3AsO_3 + 4H_2O$.

Zur Verreibung nach V. 6. Zur Lösung nach V. 5 a mit 90 %-W. 1:100. A. = $^1/100$ = D 2.
Verschreibungspflicht bis D 3 einschließlich.

Ferr., Abrot.

Das arseniksaure Chinin wird klinisch als Kräftigungsmittel, als Fiebermittel vor allem in Verbindung mit Darmaffektionen meist in D 4 gebraucht. Es dient oft zur Einleitung einer Behandlung bei fieberhaften Infekten. Festständiges Mittel.

Chininum sulfuricum

Chininsulfat $(C_{20}H_{24}N_2O_2)2 \cdot H_2SO_4 + 2H_2O$.

Zur Verreibung nach V. 6. Zur Lösung nach V. 5 a mit 90 %-W. 1:100. A. = $^1/100$ = D 2.

Aran. Ac.
sal.,Caust.
Cimic.

Das schwefelsaure Chinin ist in Bezug auf die Symptomatologie dem China ähnlich, bewährt sich bei Menièreschem Symptomenkomplex und bei Gehörsensationen D 4–D 12.

Ohrenklingen, Menière. Tinnitus.
Nächtliche Waadenkrämpfe,
HWS-Syndrom-Neuralgien, Druck bessert.
(4.-7. HWK, 1.-3. BWK).

Chionanthus virginica

Fransenbaum
Fam. Oleaceae

Frische Wurzelrinde zur Essenz nach V. 3 a. A. = $^1/_3$. Saponinähnliche Wirkung.

Wirkungsrichtung: Organotrope Beziehung zu Leber, Gallenblase und Pankreas.

Modalitäten:
Verschlechterung durch Bewegung,
Besserung im Liegen und durch Essen.

Herz- und Kreislauforgane:
Puls verlangsamt oder beschleunigt. Beklemmungsgefühl in der Brust, Atmung erschwert.

Verdauungsorgane:
Völliger Verlust des Appetits, saures und bitteres Aufstoßen. Erbrechen von dunkelgrüner, zäher Galle, unter Ausbruch von kaltem Schweiß. Stuhl wäßrig, dunkelbraun oder teerartig, sehr übelriechend.

Urogenitalorgane:
Harn fast schwarz, dick, sirupartig.

Klinische Indikationen:
Postcholezystektomiesyndrom. Choleretikum D 4–D 12. Harnsaure Diathese. Arthritis des Daumengrundgelenks.

Leber-Gallenbeziehung,
Appetitverlust,
trockener Mund,
Bauchlage bessert,
harnsaure Diathese.

Chin., Chel.
Tarax., Card.
mar.

Anac.,
Mandrag.

Bry., Chel.,
Puls.

Ver. alb., Lept.

Helleb.

Cholesterinum

Cholesterin. $C_{27}H_{45}OH$.
Substanz zur Verreibung nach V. 6, zur Lösung nach V. 5 a
mit 99 %-W. – A. = $^1/_{100}$ = D 2.

Natr. chol.

Wirkungsrichtung: Fettstoffwechsel.

Gallensteinleiden, Hypercholesterinämie als Symptomatikum D 12–D 30 (muß öfters wiederholt werden).

Leberverfettung,
Gallensteine.
Seborrhöe bei Darmleiden.

Cicuta virosa

Wasserschierling
Fam. Umbelliferae

Frischer Wurzelstock mit Wurzeln zur Essenz nach V. 2 a. A. = ¹/₂.

Wirkstoffe:
Cicutoxin und Cicutoxinin.

Wirkungsrichtung: Erregung der motorischen Zentren des Großhirns, Medulla oblongata (Atem- und Vasomotorenzentrum).

Personotropie:

Strychn. Ac. ox. Ignatia Zinc. met.

Erregte bzw. erhöhte Reizbarkeit des gesamten NS mit Auslösen von Konvulsionen. Erregung des Sensoriums. Katalepsie. Ansprechbarkeit, aber ohne Erinnerungsvermögen. Desorientierung bezüglich Zeit, Ort und Personen. Außerhalb dieses Zustandes menschenscheu, mißtrauisch, pessimistisch mit Selbstüberschätzung.

Leitsymptome:

Tarant. cub. Cann. ind. Agaricus Asterias

Nervöse »Anfälle« mit krampfartigen Zuckungen und tonischen Krämpfen. Hauterkrankungen mit harten, honiggelben Krusten.

Modalitäten:
Verschlimmerung: durch Berührung.
Besserung: durch Essen.

Verdauungsorgane:

Oen., Hyper. Ac. hydrocy.

Kiefersperre, Schlundkrampf, kann nicht schlucken, häufiger und lauter Singultus.

ZNS:

Ac. hydrocy. Stram., Plat.

Tonische Krämpfe, Nacken und Rücken nach hinten gestreckt, schlimmer bei Berührung und Erschütterung.

Haut:

Brom. Hepar. sulf.

Pustelausschlag um den Mund.

Klinische Indikationen:
Schwindel mit Lichtempfindlichkeit D 4–D 12. Krampfanfälle nach Berührung und Erschütterung (Epilepsie, Katalepsie) D 12. Gesichtsausschlag, Bartflechte mit eitrigen Sekreten D 6–D 12.

Krampfmittel, Epilepsie und Absencen,
Akne.
Meteorismus-Kältegefühl.

Cimicifuga racemosa

Wanzenkraut
Fam. Ranunculaceae

Frischer Wurzelstock mit Wurzeln zur Essenz nach V. 3 a.
A. = ¹/3.

Wirkstoffe:
Cimicifugin (Resinoid). Cystisin (Alkaloid).

Caul, Puls.

Wirkungsrichtung: Ovarielles System durch hypophysäre Steuerung.

Personotropie:
Fettleibigkeit, ebenso auch hypophysäre Magersucht.

Psyche:

Puls., Natr. chlor., Croc., Ign. Ambr., Calc. carb. Zinc., Gels., Arn. Lach., Spig.

Traurigkeit. Schwermut, wechselnde Launen. Ruhelosigkeit mit Bewegungsdrang. Angst und Besorgnis. Schwäche und Zittern. Nervosität, Hysterie, Geschwätzigkeit. Häufiger Wechsel der Beschwerden, sowohl der psychischen wie der körperlichen.

Leitsymptome:

Gels., Sil. Lach., Op., Calc. carb. Cann. ind., Stram., Sep., Lil, Gels.

Klimakterischer Symptomenkomplex: Insbesondere Arthralgien, Myalgien und Neuralgien im Beckenbereich. Allgemeine Schwäche, überreiztes Nervensystem, Angst, Besorgnis, Unruhe, endokrin bedingte Kopfschmerzen und Herzneurosen. Kappenartiger Kopfschmerz.

Modalitäten:
Verschlimmerung: durch Erregung und Kälte,
Besserung: durch lokale Wärmeanwendung.

Herz- und Kreislauforgane:

Ac. hydrochl., Kai. carb., Ac. nitr., Kalm.

Anfälle von Herzklopfen, Puls verlangsamt oder beschleunigt, pektanginöse Beschwerden.

Atmungsorgane:
Große Empfindlichkeit gegen Kälte. Flüssiger oder grünlicher Schnupfen bei wundem Hals. Heiserkeit, trockener harter Husten. Asthma im Wechsel mit Rheuma (Klimakterium).

Chin.

Verdauungsorgane:
Periodische Kolikschmerzen mit dem Gefühl sich vorwärts bewegen zu müssen.

Urogenitalorgane:

Sep., Plat., Stann., Ferr. jod. Lach., Coloc., Ap. Puls. Cham.

Herabdrängende Schmerzen, hin- und herziehende Schmerzen im Rücken und den Hüften während der Regel. Beim Eintreten der Regel zwar Besserung der allgemeinen Schmerzen im Körper, jedoch Verschlimmerung der Gebärmutterkrämpfe. Regel zu stark, zu früh, Blut dunkel und geronnen; oder Regel selten, spärlich, aussetzend, dafür nervöse Störungen oder rheumatischneuralgische Beschwerden und Kopfschmerz (Kappenschmerz).

Bewegungsorgane:

Caul. Eup. perf., Rhus tox., Ac. benz., Chin.

Gelenk- und Muskelrheuma aufgrund endokriner Störungen; Druckempfindlichkeit und Schmerzhaftigkeit der oberen Brustwirbel- und Cervikalwirbeldornfortsätze. Kreuzschwäche und -schmerz.

Klinische Indikationen:
Frauenmittel bei neuralgisch-rheumatisch-klimakterischen Beschwerden D 4–D 30. Rheumatismus der kleinen Gelenke D 12. Kopfschmerz (Bewegungsverschlimmerung) D 4–D 12. Nervöse Schlaflosigkeit D 12–D 15. Dysmenorrhoe D 4. Schwangerschaftsmittel D 4. Linksseitige Neuralgien und Rheumatismus D 4–D 12.

Innersekretorische Störung mit Neuralgie, Rheuma, Nervosität, Depression, Schwäche, Zittern, Kälteempfindlichkeit, Kopfschmerz (kappenartig)

Cina

Artemisia Cina
Wurm- oder Zitwersamen
Fam. Compositae

Getrocknete, vor dem Aufblühen gesammelte Blütenköpf-
chen zur Tinktur nach V. 4 a durch Mazeration mit 90 %-W.-
A. = $^1/10$ = D 1.

Wirkstoff:
Santonin

Wirkungsrichtung: ZNS: Netzhaut, Augenmuskelkerne,
Hirnhaut, zentral nervöse Erregbarkeit des neuromuskulären Systems.

Personotropie:
Neuropathische Personen mit Neigung zu Spasmen.

Psyche:

Cham., Nux
vom.,Staphis.,
Ant. cr.

Eigensinnig und launisch, störrisch, Weinerlichkeit, Ängstlichkeit.

Leitsymptome:

Ipec., Bry.
Artem., Spig.,
Calad., Merc.
Cyprip.

Symptome des Wurmbefalls: Stark wechselndes Allge-
meinbefinden, bleiches Gesicht, halonierte Augen, Juckreiz
in Nase und After, Heißhunger, Schmerz in der Nabelgegend, starker Harndrang.

Modalitäten:
Verschlechterung: nachts, durch Sonne.

Atmungsorgane:
Hustenreiz durch tiefes Atmen. Anfallsweiser krampfartiger Husten, besonders morgens.

Verdauungsorgane:

Merc.

Beil., Cupr.,
Caust.

Heißhunger bald nach der Mahlzeit, Speichelfluß, Übelkeit
und Erbrechen, danach Gefühl von Leere und Hunger. Unvermögen, Flüssigkeit zu schlucken infolge eines spastischen Zustandes der Schlundmuskulatur.

Urogenitalorgane:
Harn trübt sich beim Stehenlassen.

Bewegungsorgane:

Bell.

Tonisch-klonische Krämpfe an allen Gliedern.

Ipec., Bry.
Artem., Spig.

Haut:
Blaß, fahl, blaue Ringe um die Augen, Nasenjucken.

Klinische Indikationen:
Wurmbeschwerden und Folgen von Wurmbefall, Krampf-
bereitschaft bei neuropathischen Kindern D 30. Spasmophilie mit Zähneknirschen im Schlaf D 30. Dyspepsie bei
Kindern D 12.

Krämpfe bei *Kindern,*
Folgen von Schreck und Aufregung, Berührung.
Heißhunger.

Cistus canadensis

Felsrose oder Frostkraut
Fam. Cistaceae

Frische blühende Pflanze zur Essenz nach V. 3 a. A. = $^1/_3$.

Wirkungsrichtung: Lymphatismus mit skrofulösen Drüsenschwellungen. Parodontose.

Psyche:
Verschlimmerung aller Leiden durch geistige Anstrengung, ebenso durch psychische Erregung.

Leitsymptome:
Kältegefühl im Bereich der oberen Luftwege sowie im Magen-Darmbereich.

Modalitäten:
Phos., Kal. carb., Bar.
Kälte und Zugluft unerträglich, Verschlechterung durch Ärger und Aufregung, besser durch Essen und Trinken.

Atmungsorgane:
Stechen im Hals mit Husten, Atem übelriechend. Vollheitsgefühl in der Brust.

Verdauungsorgane:
Calc. carb., Carb. an., Sil., Jod.
Gingivitis, Stomatitis. Kältegefühl im Magen vor und nach dem Essen, »kaltes Aufstoßen«.

KlinischeIndikationen:
Chronische Pharyngitis. Gingivitis D 4.

Trockenheit in Mund und Hals.
Zahnfleischaffektionen.
Besserung durch Essen.
Anfälligkeit der Mund- und Rachenschleimhaut.

Clematis recta

Aufrechte Waldrebe
Fam. Ranunculaceae

Stengel mit Blättern und Blüten zur Essenz nach V. 3 a. A. = $^1/_3$.

Wirkungsrichtung: Antiphlogistisch auf Haut- und Schleimhäute, organotrope Beziehungen zu Harn- und Geschlechtsorganen. Lymphatismus.

Psyche:
Furcht vor dem Alleinsein; aber gleichzeitig auch vor Gesellschaft. Melancholisch. Große Müdigkeit, auch nach dem Schlaf. Erhöhte geistige Aktivität mit anschließender Erschöpfung. Gereiztheit und Depression.

Leitsymptome:
Organotrope Beziehung zu den männlichen Genitalorganen, insbesonders bei entzündlichen Erkrankungen des Hodens und Nebenhodens mit Lymphdrüsenbeteili-gung. Entzündliche, juckende Hauteruptionen, Verschlechterung bei Wasseranwendung.

Dulc, Sulf.

Modalitäten:
Verschlimmerung: durch Waschen, Kälte und Bewegung. Besserung: durch Schweiß.

Sulf.,Rhustox.

Atmungsorgane:
Trockenheit und Brennen in der Luftröhre. Heftiger und bellender Husten mit Brennen unter dem Brustbein, Kurzatmigkeit bei geringer Belastung.

Spong., Hep.

Verdauungsorgane:
Zahnschmerz mit Besserung durch Kälte, Schwellung der Submandibulardrüsen, vermehrte Speichelabsonderung im Mund mit Blut vermischt.

Coff. Merc.

Urogenitalorgane:
Harnlassen in »faulem«, unterbrochenem Strahl. Hodenschmerz mit Schwellung und Empfindlichkeit in den Samensträngen. Regel stärker als normal, jedoch nur 2 Tage dauernd.

Harn, virg., Puls., Jod., Aur., Rhod.

Bewegungsorgane:
Rheumatische und neuralgische Schmerzen überall, Gichtknoten an den Fingern.

Thuj., Medorrh. Puls., Kai. jod.

113

Rhus tox.,
Mez., Thuj.
Merc., Jod.

Haut:
Vesikulöse und pustulöse Ausschläge mit heftigem Juckreiz, unheilsame Geschwüre, Lymphdrüsenschwellungen und -eiterungen.

Klinische Indikationen:
Chronische Blepharitis D 4. Orchitis und Samenstrangneuralgie D 4–D 6. Pustulöse, vesikulöse Hauteffloreszenzen mit Neigung zu Ulzerationen D 12. Hydrocele D 3.

Haut, Schleimhaut, Lymphdrüsen, Hoden.
Kälte verschlechtert,
Bewegung verschlechtert,
Bettwärme verschlechtert,
Luft, Schweiß bessert.
Bläschen, Pusteln.

Cobaltum nitricum

Kobaltnitrat $Co(NO_3)_2$.

Lösung nach V. 5 a mit 45 %-W. – A. = $^1/_{10}$ = D 1.

Wirkungsrichtung: Aktivierung des RES: Hämatopoese.

Leitsymptome:

Ars.   Frostgefühl mit heißem Kopf und kalten Füßen.

Modalitäten:

Lach., Zinc.   Verschlimmerung: durch Schlaf, Weingenuß, morgens. Besserung: durch Essen, Bewegung, Blähungsabgang, Aufstoßen.

Herz- und Kreislauforgane:

Lach.   Anfallsweises Herzklopfen mit Angstgefühl.

Atmungsorgane:

Aur., Cep. Kal. bichr.   Wäßriger Schnupfen mit häufigem Niesen, Trockenheit der Nasenschleimhäute.

Verdauungsorgane:

Ac. hydrochl. Bism. nitr., Anac,   Nächtliches Erwachen wegen Trockenheit des Mundes und der Lippen, unwiderstehlicher Durst. Nagende Magenschmerzen mit vorübergehender Besserung durch Essen.

Bewegungsorgane:

Zinc. Rhus tox. Ac. sacrolact. Aur.   Schweregefühl und zittriges Gefühl in den Gliedern, Gelenk- und Muskelschmerzen, schlimmer durch Sitzen, besser durch Umhergehen.

Haut:

Cina, Artem.   Heftiges Jucken, besonders der Nasenspitze, livide Hautefloreszenzen am ganzen Körper.

Klinische Indikationen:
Polycythaemie D 4.

Geistige Trägheit, Tagesmüdigkeit.
Kopfkongestion mit Schmerz.
Wetterabhängige Depression.

Cocculus

Anamirta cocculus
Kockelskörner
Fam. Menispermaceae

Reife getrocknete Früchte zur Tinktur nach V. 4 a durch
Mazeration mit 90 %-W. – A. = $1/10$ = D 1.

Wirkstoff:
Pikrotoxin.

Wirkungsrichtung: Erregung des ZNS, Medulla oblongata,
Rückenmark.

Personotropie und Psyche:

Kal. carb., Ac.
sulf., Zinc.
Gels.

Verlangsamung aller Lebenstätigkeiten. Zittrig, müde, erregbar. Zustand nach Überarbeitung und Mangel an Schlaf.
Lokomotorische Ataxie. Schwindel in Verbindung mit psychischen Symptomen. Hypochondrie, Mutlosigkeit, verzweifelte Stimmung.

Leitsymptome:

Tab., Petr.,
Kreos.

Schwindel, Migräne beim Fahren und Reisen.

Modalitäten:
Verschlimmerung: durch jedes Fahren.
Besserung: im Sitzen oder Liegen.

Atmungsorgane:

Kal. bichr., Nux
vom. Phos.,
Hyosc., Spong.

Schnupfen mit verstopfter Nase. Reizhusten mit Brustbeklemmung, besonders nachts.

Verdauungsorgane:

Cycl., Carb.
veg., Nux
mosch. Lyc.
Mez. Colch.

Widerwillen gegen jede Speise, besonders gegen Saures.
Blähsucht, Aufstoßen bessert. Übelkeit schon beim Geruch
von Speisen und beim bloßen Gedanken ans Essen. Auftreten von Übelkeit beim Fahren. Afterkrampf nach dem
Stuhl.

Bewegungsorgane:

Sarsap., Paris.
Aesc., Sil.

Schwäche der Nackenmuskulatur mit Hinterkopfschmerz,
Kreuz- und Gliederschwäche mit Zittern der Glieder.

Haut:

See., Hyper.,
Thuj. Arg. nitr.

Gefühl von Eingeschlafensein und Taubheit an Händen
und Füßen mit Seitenwechsel, ebenso sind die Hände alternierend warm oder kalt.

Klinische Indikationen:
Folgen von Schlaflosigkeit und Schlafverlust D 12. Fahrschwindel, Fahrkrankheiten. Nausea D 4. Encephalomyelopathien. Ataxie D 12.

Folgen von Schlaflosigkeit.
Schwäche, Schwindel. Zittern. HWS-Syndrom.
Fahren verschlechtert, Hohlgefühl.
Reisekrankheit.

Coccus cacti

Cochenillelaus
Fam. Hemiptera

Weibliche Exemplare zur Tinktur nach V. 4 b durch Mazeration mit 90 %-W. – A. = $^1/_{10}$ = D 1.

Wirkungsrichtung: Schleimsezernierendes Epithel.

Kalium bichrom. Tereb., Blatta or., Cann. ind. Sarsap., Berb., Lyc., Canth., Petros. Ipecac.

Bronchialkatarrhe und alle Husten mit zäher, fadenziehender Sekretion, vor allem auch bei Bronchialasthma. Entzündungen der ableitenden Harnwege (Nierenbecken-, Blasenentzündung, Urethritis).

Klinische Indikationen:
Schleimhautentzündung der Blase und des Nierenbeckens. Entzündungen der Trachea mit fadenziehender Schleimbildung auch bei Asthma, Keuchhusten und chronischer Bronchitis D 4.

Schleimhautmitttel mit zähem Sekret.
Topographie: Blase und Tracheobronchien.
Steiß- und Kreuzschmerzen (in Verbindung mit Castor equi, D 4)

Coffea

Ungeröstete Kaffeebohne
Fam. Rubiaceae

Getrocknete ungeröstete Samen zur Tinktur nach V. 4 a mit
60%-W. – A. = $^1/_{10}$ = D 1.

Wirkungsrichtung: Analeptisch.

Nux vom.,
Bad., Beil.,
Glon., Acon.
Cham. Hyosc.
Solidago

Bei Folgen von Kaffeemißbrauch (Kaffeerausch) Herzklopfen, Migränekopfschmerz, Polyurie.

Klinische Indikationen:
Nervosität mit Gedankenzudrang und Schlaflosigkeit D 4.
Zahnbeschwerden (Besserung durch Kälte) D 4. Antidotische Wirkung bei Kamille, Alkohol und Tabakmißbrauch.
Herzklopfen mit Kongestion zum Kopf. Pulsbeschleunigung D 4. Meteorismus mit Hämorrhoiden und Hypochondrie D 3–D 6.

Sympathikusreizung, bei Schlaflosigkeit und veg. Unruhe.

Colchicum autumnale

Herbstzeitlose
Fam. Liliaceae

Frische Knollen zur Essenz nach V. 2 a. A. = $^1/_2$.
Verschreibungspflicht bis D 3 einschließlich.

Wirksamer Bestandteil:
Alkaloid Colchicin.

Wirkungsrichtung:
1. Kapillargift (Lähmung der Kapillaren Hyperämie mit Blutaustritten).
2. Akute Vergiftung der Schleimhäute des Magen-Darmtraktes mit Geschwürbildung, einschließlich entzündlicher Reizung der Niere.
3. Akute Entzündung aller serösen Häute.
4. Harnsaure Diathese.
5. Zytostatische Wirkung.

Psyche:

Bry. Coff., Cham., Phos., Asar. Ac. phos., Sep., Lyc.

Furcht vor Bewegung. Angst vor Erschöpfung. Schmerzempfindlichkeit, die psychische Symptome auslöst. Zerstreutheit, Begriffsstutzigkeit. Überempfindlichkeit gegen Gerüche. Abneigung gegen den Anblick und Geruch von Speisen.

Leitsymptome:

Ac. benz., Kalm., Caust., Ferr. Chin. ars. Cham., Ver. alb.

Schmerzhafte Schwellung der Gelenke verbunden mit lähmungsartiger Schwäche. Allgemeiner Kräfteverfall mit Kollapsneigung und kalten Schweißen. Brennen oder Kältegefühl im Magen, dysenterieähnliche Durchfälle mit pseudomembranösem Schleim.

Modalitäten:

Bry., Lith.

Verschlechterung: durch Berührung, durch Kälte und Nässe und nachts.
Besserung: durch Wärme und Ruhe.

Herz- und Kreislauforgane:

Kalm., Spig. Ars., Cact., Lach.

Bradykardie oder Tachykardie mit schwachem kaum fühlbarem Puls. Stenokardische Beschwerden, kollapsartige Zustände, stechende pleuritische und perikarditische Beschwerden.

Nux mosch., Bry. Seneg., Ars.,Ver.,Bry., Sep.	*Verdauungsorgane:* Trotz reichlichem Speichelfluß viel Durst mit Brennen und Trockenheit in Mund und Hals. Übelkeit und Ekel beim Geruch oder Anblick von Speisen, auf die selbst Appetit besteht.

Verdauungsorgane:
Trotz reichlichem Speichelfluß viel Durst mit Brennen und Trockenheit in Mund und Hals. Übelkeit und Ekel beim Geruch oder Anblick von Speisen, auf die selbst Appetit besteht.

Urogenitalorgane:
Harnmenge vermindert, dunkel, auch blutig.

Bewegungsorgane:
Rheuma und Gicht besonders der kleinen Gelenke; empfindlich gegen Berührung, besser durch Ruhe und Wärme.

Klinische Indikationen:
Enteritis nach Ruhr oder Typhus D 4–D 12. Rheumatisch-gichtige Leiden mit Kälteverschlimmerung D 12. Iridozyklitis D 3. Viscerale Gicht wie Pericarditis, Pleuritis D 3–D 6.

Harnsaure Diathese, Enteritis und deren Folgen.
Abneigung und Ekel vor Speisen,

Collinsonia canadensis
Grießwurzel
Fam. Labiatae

Wurzelstock zur Essenz nach V. 3 a. A. = $^1/_3$.

Wirkungsrichtung: Stauungen im venösen Bereich.

Beckenplethora,
Hämorrhoiden,
Obstipation bei stärkerem Blutandrang im kleinen Becken.

Klinische Indikationen:
Uterus- und Analprolaps bei Fehlhaltung der WS D 4–D 12. Chronische venöse Stauungen der unteren Extremitäten in Verbindung mit WS-Beschwerden D 4.

Blutende Hämorrhoiden, Kreuzbeinschmerzen in der Folge von Blutstauung.

Colocynthis

Koloquinte
Fam. Cucurbitaceae

Früchte zur Tinktur nach V. 4a mit 90%-W.
A. = $^1/_{10}$ = D 1.
Verschreibungspflicht bis D 3 einschließlich.

Wirkstoff:
Glykosidischer Bitterstoff Colocynthin.

Wirkungsrichtung: Spasmophilie aller Hohlorgane des Abdomens. Neuralgien.

Personotropie und Psyche:

Ign., Coff., Nux vom; Acon., Ver., Arg. nitr. Cham., Staphis., Op.

Schmerzen, oft kolikartig, verursacht durch Ärger und Empörung, Verdruß, die meist jahrelang bestanden. Bei hochmütigen, leicht beleidigten Menschen. Große Schwäche trotz Ruhelosigkeit. (Auslösende Ursachen und bisherige Lebensbedingungen wichtiger als Schmerzcharakter.)

Leitsymptome:

Magn. phos. Plumb. Podoph., Ver., Colch., Ars. Rhod., Gedr., Chin., Magn. chlor. Spig., Cimic., Lach.

Heftige, krampfartige Leibschmerzen, besser durch Zusammenkrümmen und durch Druck gegen den Leib. Ruhrartige, schleimig-wässrige Durchfälle, beginnen immer wieder bei der geringsten Nahrungsaufnahme. Periodisch auftretende neuralgische Schmerzen, besonders im Trigeminus und Ischiasbereich, oft verbunden mit schmerzhaften Muskelspasmen und Taubheitsgefühl, linke Seite vor allem.

Modalitäten:

Amm. chlor. Nux vom. Bry.

Verschlimmerung: nach den Mahlzeiten, durch Bewegung und Erschütterung, durch Ärger. Besserung: durch Liegen auf der befallenen Seite, durch Coffein und Nikotin, durch Zusammenkrümmen.

Verdauungsorgane:

Carb. veg., Iris., Lyc. Magn. phos., Plumb.

Ars., Colch.

Krampfartige Bauchschmerzen mit starkem Meteorismusbild. Hochgradige Empfindlichkeit des Bauches, schon bei Kleiderdruck, jedoch Erleichterung bei kräftigem Druck auf den Leib und Zusammenkrümmen. Heftige, kolikartige Schmerzen mit dünnen, zuweilen auch blutigen Stühlen. Durchfall bald nach dem Essen und Trinken.

Bewegungsorgane:
Krampfartige, plötzlich einsetzende Nerven- und Muskelschmerzen, besonders Ischialgie mit Taubheitsgefühl und Hüftschmerzen, links, mit dem Gefühl, das Bein sei verkürzt, schlimmer durch Bewegung und nachts, besser durch Ruhe, Wärme, Liegen auf der kranken Seite.

Kal. bichr., Jod., Amm. chlor. Caust.

Klinische Indikationen:
Hohlorgankrämpfe (Gallenkoliken) D 3–D 4. Ischialgie D 4–D 12. Neuralgie links D 3–D 4. Enterocolitis D 4. Gicht D 4–D 12.

Hohlorganspastik mit Druck und Krümmungsbesserung.
Folgen von Ärger und Verdruß.
Diarrhöe unmittelbar nach dem Essen.
Anfallsartige, periodische Kopfschmerzen.

Comocladia dentata

Guao
Fam. Anacardiaceae

Frische Rinde zur Essenz nach V. 3 a. A. = $^1/_3$.

Anac. Euphorb. Canth., Rhus tox., Mez.

Wirkungsrichtung: Rheumatoide Muskelschmerzen mit Besserung durch Bewegung. Heftig juckende Dermatitiden, schmerzhaftes Brennen der Haut, besonders im Bereich der Arme und des Gesichtes. Nässende Dermatitis D 4.

Akute, nässende und pustulöse vesikuläre Dermatitiden.

Condurango

Fam. Asclepiadaceae

Getrocknete Rinde zur Tinktur nach V. 4 a mit 60 %-W. – A. = $^1/_{10}$.

Wirkungsrichtung: Säureproduzierende Schleimhaut.

Ac. fluor., Hydr., Con., Kai. bichr.

Subacidität des Magens, besonders gut einzusetzen, wenn Mundwinkelrhagaden nachweisbar sind D 3–D 4. Karzinom des Magens (palliativ) D 4. Teleangiektasien D 4.

Untersäuerung des Magens.
Schleimhautrhagaden.

Conium maculatum

Schierling
Fam. Apiaceae

Frisches, blühendes Kraut zur Essenz nach V. 23.
A. = $^1/_2$.
Verschreibungspflicht bis D 3 einschließlich.

Wirksamer Bestandteil:
Alkaloid Coniin.

Wirkungsrichtung:

Alum.
Bariumsalze

1. Lymphatismus mit Drüsenverhärtungen und Schwäche der Schleimhäute.
2. Innersekretorisches System mit Bevorzugung der Geschlechtsorgane.

Agaricus

3. ZNS und Rückenmark.

Personotropie und Psyche:

Caust. Ac. picr.
Staphis.

Alum. Ambr.,
Bar. Zinc.,
Gels., Phyt.

Nervenschwäche. Körperliche und geistige Erschöpfung. Hypochondrie. Unverträglichkeit von geistiger Anstrengung. Symptome nach plötzlicher Unterbrechung sexueller Beziehungen (Witwer). Allmählich, fast schleichend sich entwickelnde Trägheit des Geistes und Gedächtnisschwäche, bis zu Interesselosigkeit und Apathie. Imbezillität und Gehirnaffektionen bei allmählich fortschreitenden Erkrankungen.

Leitsymptome:

Rhus., Bar.,
Cocc., Alum.,
Arg. nitr. Phyt.,
Rhod. Merc.,
Ac. sulf., Natr.
chlor.

Schwindel besonders bei Lagewechsel im Bett, bei Bewegung der Augäpfel, des Kopfes. Drüsenverhärtungen besonders an Brust und Hoden, häufige Miktionen, Schweiße bei Tag und Nacht, Verlangen nach Salz, Abneigung gegen Milch.

Modalitäten:
Verschlimmerung: nachts, bei tiefliegendem Kopf.
Besserung: durch Bewegung, Wärme.

Herz- und Kreislauforgane:

Stram., Bar. Ac.
hydrocy.

Heftiges Herzklopfen, beschleunigter oder ungewöhnlich langsamer Puls, ohnmachtsartige Schwäche.

Atmungsorgane:

Ap., Cep., Ar.,
Ars., Cod.,
Rum., Hyosc.

Schleimhautkatarrhe, Emphysem. Krampfartiger Kitzelhusten.

124

Natr. chlor. Sep.	*Verdauungsorgane:* Verlangen nach Salz oder salzigen Speisen.
Phos., Ac. picr., Sabal Carb., Chim. Cist. can.	*Urogenitalorgane:* Mehrmalige Nykturie, sexuelle Erregung bei geschwächter Potenz des Mannes. Schmerzhafte und gespannte Mammae.
Bar. Ambr.	*ZNS:* Koordinationsstörungen, Veränderungen von Geist und Gemüt (Arteriosklerose); Altersschwindel (bei Drehen des Kopfes, bei Lageänderung – bei Umdrehen im Bett).
Zinc., Ac. sulf.	*Bewegungsorgane:* Muskelschwäche, Tremor, klonische Krämpfe.
Magn. carb., Jod. Caust.	*Haut:* Gelblich, juckend. Schweißneigung bei Tag und Nacht, beim Einschlafen oder Augenschließen. Kalter Schweiß an den Handflächen. Trockene Haut mit Verhornungstendenz.

Klinische Indikationen:
Drüsengeschwülste D 3–D 6. Folgen von Unterdrückung des Geschlechtstriebes mit Nervosität, Hysterie, Hypochondrie D 12–D 30. Paraesthesien der Beine auf vaskulärer oder neuralgiformer Grundlage D 12. Keratitis, Conjunctivitis mit Lichtscheu D 4.

Schwindel im Liegen.
Drüsenatrophie mit sklerosierender Tendenz.
Degeneration des ZNS und peripheren Nervensystems.
Warzenbildung (Salbe)

Convallaria majalis

Maiglöckchen
Fam. Liliaceae

Frische blühende Pflanze zur Essenz nach V. 3 a.
A. = $^1/_3$.

Wirkungsrichtung: Herz-Kreislauf.

Ad. vern.
Apoc., Ars. Lil.
tigr. Lycopus

Präinsuffizienz des Herzens mit den dafür typischen Symptomen der Müdigkeit und Schläfrigkeit am Tage und Ruhelosigkeit mit häufigerem Miktionszwang nachts. Vorwiegend nervös bedingte Herzsensationen (Gefühl eines Flatterns am Herzen oder momentanes Gefühl des Aussetzens des Herzschlages). Sehstörungen im Sinne der Mouches volantes ∅-D 2.

Sinusknotensyndrom mit konsekutiven Kreislaufschwächen.
Nervöse Palpitation bei hormonellen Störungen.
Meist in Verbindung mit Crataegus.

Copaiva

aus Copaifera officinalis
Fam. Leguminosae

Zur Lösung nach V. 5 a mit absolutem W.
- A. = $^1/_{10}$ = D 1.

Wirkstoffe:
Terpenverbindungen und Harzsäuren.

Ac. nitr., Ac.
benz. Tereb.,
Bals. peruv.

Wirkungsrichtung: Reizung der Haut und Schleimhäute mit Bevorzugung der Harn- und Geschlechtsorgane und der oberen Luftwege.

Atmungsorgane:

Bry., Phell., Fix,
Ac. nitr. Bals.
peruv. Sang.

Fließ- oder Stockschnupfen, Wundheitsgefühl im Kehlkopf mit Heiserkeit und Husten, reichlich weißlicher bis grünlicher Auswurf, fauler Atemgeruch am Morgen.

Urogenitalorgane:

Canth., Cann.
ind., Cubeb.

Häufiger vergeblicher Harndrang. Entzündung und Schwellung der Harnröhre mit Schleimabgang. Milchiger, scharfer, ätzender Ausfluß.

Haut:
Vesikulöse und bullöse Ausschläge, häufig gehen maculopapulöse Erytheme voraus, besonders an den Streckseiten der Gelenke.

Klinische Indikationen:
Bronchiektasen und foetide Bronchitis D 4.
Desquamative Cystitis D 3.

Urethritis-Syndrom.
Desquamative Schleimhautaffektion der Bronchien und Blase. Hautreizung.

Corallium rubrum

Edelkoralle

Fam. Corallinae, Unterordnung Gorgoniaceae, Klasse Anthozoa.

Zur Verreibung nach V. 6, Lösung nach V. 8 a.

Wirkungsrichtung: Schleimhautreizung von Nasen-Rachenraum und Luftröhre.

Rum., Kai.
carb.Calc.carb.
Lith. carb.
Meph., Magn.
phos. Sticta
pulm.

Atmungsorgane:
Starke Schleimbildung mit ständigem Räuspern und krampfartigen Hustenanfällen. Heftiger Fließschnupfen. Schmerzen gegen Augen, Stirnhöhlen und Schläfen ausstrahlend.

Haut:
Purpurrote, später kupferrote Flecken an Händen und Füßen. Geschwürig-eitrige Veränderungen an Eichel und Vorhaut.

Klinische Indikationen:
Nasenmuschelhypertrophie D 3. Adenoide Vegetationen D 4. Chronischer Schnupfen bei Adenoiden D 3–D 4.

Starke Schleimsekretion von Nase und Rachen mit Choanenschwellung und Reizhusten.
Lymphatismus.

Corydalis cava

Hohler Lerchensporn
Fam. Papaveraceae

Wirkungsrichtung: Alkaloide der Aporphin-, Protopin- und Corydalingruppe.

Wirkungsbereich:
Katarrhalisch entzündliche Prozesse der Schleimhaut.
Heißhunger mit Verlangen nach Saurem.
Durchfälle, besonders nach dem Essen.
Anfallsartiges Herzklopfen mit Angst und Atemnot.
Rheumatische Beschwerden in Muskeln und Gelenken, besonders Finger- und Handgelenk.

Symptome:
Stimmungslabile Psyche, abgestumpftes Gefühlsleben.
Schwindel beim Schließen der Augen.
Entzündliche Reizung aller Schleimhäute, Ptosis und Verklebung der Augenlider.
Herzklopfen beim Linksliegen, besonders morgens um 3 Uhr Angst und Herzsensationen.
Verlangen nach sauren Speisen, Abneigung gegen Wein.
Magen-Darmbeschwerden besser durch Strecken.
Durchfallartiger Stuhl mit dem Gefühl, nicht fertig zu sein.
Rheumatische Schmerzen in Armen und Beinen, besonders im Finger- und Handgelenk. Schlimmer durch Bewegung, besser durch Wärme.
Juckreiz der Haut mit Erythem, Akne und Furunkel.

Dosierung: D 2–D 6. Keine Hochpotenz

Crataegus oxyacantha

Weißdorn
Fam. Rosaceae

Herstellung nach V. 2 a/7.

Herzmittel mit mehr phytotherapeutischen Möglichkeiten

Kalm. Cactus,
Spig. Ars. Conv.
Scilla

Puls beschleunigt, schwach, unregelmäßig, Atemnot, Herzoppression, Stimmung niedergeschlagen. Neigung zu Blutdruckkrisen, Stenokardien, Orthostatisches Syndrom, trockener Husten, bes. nach Niederlegen.

Crocus sativus

Safran
Fam. Iridaceae

Getrocknete Narben zur Tinktur nach V. 4 a mit 90 %-W. – A. = $1/10$ = D 1.

Wirkungsrichtung: Carotinoide – ovarielles Hormonsystem.

Natr. nitr., Sil.
Fern, Ust.,
Ham.

Dysmenorrhoe und atonische Blutungen post partum. Vikariierende Blutungen (insbesondere Nasenbluten vor Einsetzen der Periode).

Klinische Indikationen:
Metrorrhagie D 4. Neigung zu Abort D 4. Vikariierende Blutungen anstelle der Menstruation D 4.

Neigung zu Blutungen, Vikariationsblutung,
Krämpfe der glatten Muskulatur.
Kongestion mit emotionalen Reaktionen.

Crotalus horridus

Klapperschlange
Fam. Crotalidae

Herstellung nach S.V.
Zur Verreibung nach V. 6.

Wirkstoffe:
Proteinasen (trypsinähnliche Wirkung, Auflösung der Zellmembranen). Phospholipasen.
1. Lyophatide (hämolytisch-cytolytisch).

Lach., Carb.
2. Zerstörung der Thrombokinase (Förderung der Blutungsneigung).

Wirkungsrichtung: (entspricht allen Schlangengiften)
1. Hämolytisch-cytolytisch.
2. Gerinnungsfordernd besonders in der endovasculären Strombahn.
3. Verstärkung der Blutungsneigung.

Psyche:

Ac. nitr., Arn.
Phos., Lach.
Nervosität mit Zittern und Schwäche. Ermüdung bei geringster Anstrengung. Plötzliche Abnahme der Lebenskräfte. Schleichende Form von Delirium. Wortstolpern. Dumpfer, passiver Zustand wie von Trunkensein. Melancholie mit Ängstlichkeit. Schwere Schlafsymptome mit Aufschrecken, schläft sich in die Verschlimmerung hinein.

Leitsymptome:

Ac. nitr. Elaps,
Ars.
Toxische Hämolyse: Diffuse Blutungen. Ekchymosen, hämolytischer oder cholangitischer Ikterus. Atrophische Lackzunge.

Verdauungsorgane:

Lach., Ap.
Gefühl des Zusammenschnürens im Hals. Kann den Kleiderdruck nicht ertragen.

ZNS:

Ac. nitr. Paris.,
Arn.
Schlafsucht, schreckliche Träume, Schwächeanfälle mit Zittern, nervöser Kollaps, Sprachstörungen, Lähmungen.

Haut:

Ars., Lach., Sec.
Gelb oder livid, Karbunkel, Geschwüre mit blau-schwarzer Verfärbung, Gangrän. Blutungen.

Klinische Indikationen:
Metrorrhagie in der Klimax, Neigung zu Sepsis und Gangrän (ähnlich wie bei allen anderen Schlangengiften).

Postthrombotische Herzschwäche. Cholangitis und Cho-
langiolitis D 8–D 12. Hydrops der Gallenblase mit septischen Temperaturen, Leberabszeß D 6–D 8. Thrombose
der Arteria retinae D 12–D 30. Herzinsuffizienz auf dem
Boden septischer Beschwerden D 8. Ulcus cruris.

Herz- und Kreislaufschwäche,
postapoplektisch und –thrombotisch.
Blutungs-Hämorrhagietendenz, Sepsis und Gangrän,
Re-Wirkung, im Gegensatz zu Lachesis.

Croton tiglium

Purgierbaum
Fam. Euphorbiaceae

Reife, geschrotete Samen zur Tinktur nach V. 4 a durch Mazeration mit 90%-W. – A. = $^1/_{10}$ = D 1.
Verschreibungspflicht bis D 3 einschließlich.

Wirkungsrichtung:
1. Vesicans.
2. Schleimhautreizung des Magen-Darmtraktes.

Psyche:
Mürrische unzufriedene Stimmung.

Leitsymptome:

Podoph. Clem. Plötzliche wäßrige Stühle (in einem Guß) mit starkem Dranggefühl. Stark juckendes schmerzhaftes, brennendes Ekzem, besonders Gesicht (Herpes) und Skrotum.

Modalitäten:
Verschlimmerung: bei geringster flüssiger und fester Nahrungsaufnahme, durch Berührung.

Herz- und Kreislauforgane:

Ac hydrocy. Absinken von Blutdruck und Herzfrequenz, allgemeine Schwäche.

Atmungsorgane:

Elaps. Blutiger Auswurf beim Husten, Nasenbluten.

Verdauungsorgane:

Elat., Podoph. Wäßrige, gelblich-grüne, reichliche Durchfälle, Hydran-
Ver., Apoc. tenstühle.

Haut:

Mez., Rhus Juckende, brennende, stechende Bläschen auf rotem
tox., Lach. Bry. Grund. Überempfindlichkeit gegen Berührung, Lokali-sa-
Rhod., Clem. tion besonders im Gesicht und am Scrotum.

Klinische Indikationen:
Blepharo-Conjunctivitis D 4. Herpes simplex D 4. Keratitis pustulosa D 4. Diarrhöe im Sinne einer Proktitis und Colitis D 6. Eccema scroti D 12.

Durchfall, Bläschenausschlag, Genitaldermatosen.

Cuprum metallicum – Cuprum aceticum

Cu $\quad$ Cu(CH$_3$COO)$_2$ + H$_2$O
Cuprum arsenicum
Spurenelement

Zur Verreibung nach V. 6, zur Lösung nach V. 8 a.

Wirkungsrichtung:
1. Katalysator für die Enzyme des Zellstoffwechsels, Pigmentstoffwechsels. Katalysator für die Oxydationsfermente.
2. Spastik des ZNS und vegetatives Nervensystem mit Reizung der willkürlichen und unwillkürlichen Muskulatur einschließlich aller Hohlorgane.
3. Vagusreizung.

Personotropie und Psyche:

Magn. phos., Ver., Cina

Konvulsionen. Neigung zu Krämpfen mit Delirien. Hysterische Krampfneigung, Nervenanspannung, Ruhelosigkeit, Impulsivität.

Leitsymptome:

Arg. nitr. Gels. Lach.

Krämpfe von Fingern und Zehen ausgehend, anfallsweise Übelkeit mit Druck- und Krampfgefühl im Magen, Nystagmus, Gefühl, es werde kaltes Wasser über den Kopf geschüttet, Beschwerden oft links beginnend.

Modalitäten:

Phos. Caust.

Verschlimmerung: durch Berührung, Druck, kalte Luft, Unterdrückung eines Exanthems.
Besserung: durch kaltes Trinken, Schwitzen.

Herz- und Kreislauforgane:

Arn., Ars., Crataeg.

Angina pectoris – ähnliche Krämpfe. Endangitische periphere Durchblutungsstörungen.

Atmungsorgane:

Caust., Hep., Sulf., Stram., Ipec., Tart. em., Beil., Dros.

Heiserkeit, anfallsweise trockener, krampfartiger Husten. Schleimrasseln und zäher, schleimiger Auswurf.

Verdauungsorgane:

Ipec., Ars. Ver. vir. Cham., Merc., Jatr., Ver. alb., Camph.

Heftiges Würgen ohne Erbrechen mit Besserung durch Trinken von kaltem Wasser. Heftige kolikartige Leibschmerzen in Zeitabständen auftretend. Heftige, grünlich blutige Durchfälle mit Tenesmen und Erschöpfung.

134

Bewegungsorgane:
Krämpfe und Zuckungen der quergestreiften Muskulatur,
meist in der Peripherie beginnend.

Klinische Indikationen:
Gastroenteritis und Enterocolitis mit tetanoiden Krämpfen D 4–D 6. Glottiskrämpfe D 4. Stickhusten und Krampfhusten mit Atemnot, Besserung durch Trinken D 6–
D 8. Zahnkrämpfe der Kinder. Krampf nach Unterdrückung
von Hautausschlägen D 30. Zur Abszeß- und Eiterreifung
04. Alte therapieresistente Hautausschläge (durch Cortison unterdrückt) D 12–D 30. Dysmenorrhoe D 6–D 8.

Krampfmittel.
Kalttrinken bessert.
Verschlimmerung durch Schreck, Hitze, Berührung,
Krämpfe nach Suppression.

Cyclamen europaeum

Alpenveilchen
Fam. Primulaceae

Frischer Wurzelstock mit Wurzeln zur Essenz nach V. 2 a.
A. = $^1/_2$.

Wirkstoff:
Saponin Cyclamin.

Wirkungsrichtung:
1. Hämolytisch.
2. Gastrointestinale Schleimhautreizung.
3. Weibliche Geschlechtsorgane.

Puls.

Psyche:
Ausgesprochene Benommenheit der Sinne. Großer Gedankenzudrang wechselt mit schwachem Gedächtnis, gute Laune mit Verdrießlichkeit. Ängstlichkeit und geistige Verwirrung mit Schwindel und Blutandrang zum Kopf.

Alum., Cina,
Beil., Iris., Kal.
bichr.
Puls.

Leitsymptome:
Migräne, Doppeltsehen, Augenschwäche, Regelanomalien.

Modalitäten:
Besserung: durch Bewegung und Wärme.

Puls., Natr.
chlor., Sang.,
Sulf.
Sep.

Atmungsorgane:
Fließschnupfen mit vermindertem Geruchsempfinden.

Verdauungsorgane:
Reichlich Speichelfluß von salzigem Geschmack.

Cham., Sep.

Urogenitalorgane:
Regel zu früh und zu stark mit heftigen Leibschmerzen, klumpig. Regel auch verspätet. Fluor albus.

Bewegungsorgane:
Rheumatoide Muskel- und Gelenkschmerzen (besonders Knie), besser bei Beugung, Fersenschmerz. Halswirbel-Schulterschmerzen.

Klinische Indikationen:
Migräne D 4. Dysmenorrhoe mit Kopfschmerzen D 6– D 12. Tubenkatarrh mit Verstopfungsgefühl der Ohren D 3.

Ovarielle Insuffizienz,
Migräne, hormonelle Rheumabeschwerden.
Wärmebesserung,
Sehstörungen.

Cypripedium pubescens
Frauenschuh
Fam. Orchidaceae

Frischer Wurzelstock zur Essenz nach V. 3 a. A. = $^1/_3$.

Wirkungsrichtung: Vegetatives Nervensystem.

Cann. ind.,
Coff., Val.
Cham., Cina

Schlaflosigkeit, besonders bei Frauen, auch bei reizbaren Kindern nach geistiger Überanstrengung. Nächtliche Ruhelosigkeit mit Zucken der Glieder.

Klinische Indikationen:
Symptomatisches Schlafmittel D 3–D 4.

Nervöse Reizbarkeit, nächtliche Unruhe und Schlaflosigkeit.

Cytisus
Goldregen
Fam. Papilionaceae

Gleiche Teile frischer Blätter und Blüten zur Essenz nach V. 33. A. = $^1/_2$.

Bellad., Nux
vom.
Tab., Ver.alb.

Wirkungsrichtung: ZNS (zentrale Vaguswirkung).

Nervös-depressive Zustände bei Magen-Darmerkrankungen. Schleimhautblutungen.

Klinische Indikationen:
Funktionelle Vaguskrisen (Dumping-Syndrom) D 4.

Autonomes NS mit Krampfneigung, Hochdruck und Neuralgie.

Digitalis purpurea

Roter Fingerhut
Fam. Scrophulariaceae
Vor der Blüte gesammelte frische Blätter zur Essenz nach
V. 2 a. A. = $^1/_2$.
Verschreibungspflicht bis D 3 einschließlich.

Wirkstoffe:
Glykoside Digitoxin, Gitoxin, Gitalin.

Wirkungsrichtung:
1. Vagotrope Wirkung auf Herz- und Kreislaufsystem.
2. Gefäßerweiternd in der Peripherie.
3. Spasmolytisch auf das Gefäßsystem der Nieren- und Geschlechtsorgane.

Psyche:

Arn., Ars., Brom.

Angst und Unruhe. Verzweiflung. Entschlußlosigkeit. Übelkeit mit tödlichem Vernichtungsgefühl. Angstträume. Träumt zu fallen.

Leitsymptome:

Bell., Laur. Ac. hydrocy. Bell., Cyprip. Gels. Colch., Lyc.

Verlangsamter Puls (auch unregelmäßig), Lippencyanose, Aufschrecken in der Nacht mit Angst und Atemnot, Nykturie, Gefühl des plötzlichen Herzstillstandes. Übelkeit, besonders nach dem Essen, Speisegeruch verschlimmert. Leberschwellung.

Modalitäten:
Jede Bewegung, selbst das Aufrichten verschlimmert.
Verschlimmerung: nach den Mahlzeiten.
Besserung: durch Liegen, durch frische Luft.

Herz- und Kreislauforgane:

Cact., Gels.

Abnahme der Pulsfrequenz, Schwindel und Ohnmachtsanwandlung. Herzangst, besonders morgens. Aufschrecken aus dem Schlaf mit Angst, Pulsus bigeminus.

Atmungsorgane:

Puls., Bry., Ipec.

Heiserkeit und Husten mit blutigem Auswurf, Nasenbluten.

Ver. alb. Carb.
veg., Nux vom.
Lyc.

Verdauungsorgane:
Speichelfluß, reichlich Durst, Elendigkeitsgefühl, Sterbensübelkeit, anfallsweise auftretendes Schwächegefühl mit Ohnmachtsanwandlung, Erbrechen von Speisen, Schleim und Galle. Übelkeit schon bei der geringsten Nahrungsaufnahme oder beim Anblick und Geruch von Speisen. Großes Bedürfnis zu liegen mit Verschlimmerung beim Aufrichten. Jede Aufregung schlägt sich auf den Magen.

Nux vom.

Urogenitalorgane:
Häufiger Harndrang mit stark vermehrter Harnmenge, aber erschwertes Harnlassen. Nykturie.

ZNS:
Schwindel bei Aufsitzen, »Fahrstuhlschwindel« (Vagusreizung); Schlaflosigkeit, Fallträume.

Klinische Indikationen:
Leberstauung mit langsamem Puls, Schwäche und Schläfrigkeit D 4. Bronchitiden und Bronchopneumonie alter Leute D 3–D 4. Digitalisüberdosierung mit langsamem Puls D 4. Vagusschwindel bei Cholecy-stopathie und Gelbsucht D 4. Akuter und chronischer Reizzustand der Blase D 4–D 6. Conjunctivitis mit Phlyctänen D 3. Postcommotionelle Beschwerden mit Erbrechen D 4. Fahrstuhlschwindel D 4. Xanthopsien D 4. Asthma cardiale D 3–D 4.

Alle Vagus-Symptome, Schwäche und Kraftlosigkeit.
Bradykarde Herzrhythmusstörungen.
Bewegung und Lagewechsel verschlechtert.
Störung der Diurese.

Dioscorea villosa
Yamswurzel
Fam. Dioscoreaceae

Frischer, im September gesammelter Wurzelstock zur Essenz nach V. 3 a. A. = $^1/_3$.

Wirkungsrichtung: Vegetatives NS mit Tonussteigerung aller Hohlorgane und Gefäßsystem.

Caul., Eupat.
perf., Puls.,
Kalm. lat.

Leitsymptome:
Krampfartige Schmerzen, mit verschiedener Lokalisation und ubiquitärer Ausstrahlung.

Modalitäten:
Besserung: durch Druck, Rückwärtsbeugen, Bewegung und in Orthostase.

Bism., Arg. nitr.
Cham., Atrop.

Verdauungsorgane:
Ständige, dumpfe Schmerzen im epigastrischen Winkel und periumbilical. Besserung durch Aufrechtstehen oder Rückwärtsneigen.

Cham., Cimic.,
Caul.

Bewegungsorgane:
Muskel- und Nervenschmerzen, krampfartig, oft die Stelle wechselnd.

Klinische Indikationen:
Magen- und Darmkoliken D 4. Darmkoliken, die sich mit Absetzen des Stuhles nicht bessern.

Blähungsneigung.
Krämpfe multilokulär.
Rückwärtsbeugen bessert, Druck bessert,
Neuralgien und rheumatoide Beschwerden.

Dolichos pruriens
Juckbohne
Fam. Papilionaceae

Ac. fluor., Psor.,
Anac. Rhus,
Comocl.,
Hydrocot.

Haare der Fruchthülse zur Tinktur nach V. 4 a mit 90 %-W. – A. = $^1/_{10}$ = D 1.

Wirkungsrichtung: Sensible Nerven der Haut.

Symptomatisch bei Juckreiz der Haut D 3–D 4.

Juckreiz. Duodenalmittel.

Drosera rotundifolia
Sonnentau
Fam. Droseraceae

Frische, zu Beginn der Blüte gesammelte Pflanze zur Essenz nach V. 2 a. A. = $^1/_2$.

Wirkungsrichtung: Schleimhaut der oberen Luftwege.

Bell., Magn.
phos. Bry.,
Caust.

Krampfartige Hustenanfälle mit Erschütterungsschmerz im Thoraxbereich. Rauhe, trockene Kehle. Sputum spärlich, zäh-schleimig-gelb.

Klinische Indikationen:

Beryl.

Symptomatisches Hustenmittel mit nächtlicher Verschlimmerung D 4. Chronische Heiserkeit D 3–D 4. Stickhusten und Reizhusten D 4.

Krampfhusten mit Verschlechterung im Liegen.
Brustschmerz bei Erschütterung.

Dulcamara von Solanum Dulcamara

Bittersüß
Fam. Solanaceae

Vor der Blütezeit gesammelte junge Schößlinge mit Blättern zur Essenz nach V. 2 a. A. = $^1/_2$.

Wirkstoffe:
Sapogenin Solanin, Gemische von Glykosiden.

Wirkungsrichtung:
1. Arthralgisch-neuralgisch.
2. Nieren- und Blasensystem.
3. Haut.

Leitsymptome:

Rhus tox., Thuj. Kai. carb., Bar. carb.

Erkältungsfolgen nach Durchnässung, plötzlichem Wechsel von Wärme und Kälte.

Modalitäten:

Calc. phos. Aral., Sil. Form. ruf.

Verschlimmerung der Beschwerden in Kälte.
Besserung durch Wärme und Bewegung.

Atmungsorgane:
Anfallsweiser Husten mit Auswurf zähen Schleims, besonders bei kühler, feuchter Witterung.

Verdauungsorgane:

Calc. ac., Magn. carb. Rheum., Hep.

Katarrhalische Erscheinungen an Magen und Darm bei naßkalter Witterung.

Urogenitalorgane:

Lyc., Ac. nitr., Ac. benz.

Schmerzen in der Harnröhre beim Harnlassen, Strangurie.

Bewegungsorgane:

Solanin, Stram. Dig., Sulf.

Rheumatoide und neuralgische Schmerzen als Folge von Erkältung, besser durch Bewegung und Wärme; Vikariation mit Asthma, Hautausschlägen und Schleimhautaffektionen (Durchfall, Schnupfen).

Haut:

Ap., Ars., Tereb., Urt. ur., Puls.

Jucken, Brennen, Stechen; Quaddeln, Bläschen, Pusteln mit Feuchtigkeitsverschlimmerung. Fingerekzem.

Klinische Indikationen:
Erkältungskrankheiten in der Folge von Durchnässung im Bereich aller Schleimhäute D 3–D 4. Unterdrückung von Absonderung in der Folge von Erkältungen D 4. Asthma bei

Feuchtigkeitsverschlimmerung   D 4. Hauterkrankungen jeglicher Art, die auf Nässe und feuchte Kälte verschlimmern (Kälteurticaria, dysseborrhoisches Ekzem) D 4. Paralysen nach Erkältungen D 12. Rheumatisch-gichtische Diathese D 4.
Hydrogenoide Konstitution.

Folgen von Nässe und Feuchtigkeit.
Bewegungsbesserung
Warme bessert.
Nächtliche Verschlimmerung.
Auch lokal in Salbenform anwendbar.

Echinacea angustifolia

Schmalblättrige Kegelblume
Fam. Compositae

Frische blühende Pflanze zur Essenz nach V. 3 a. A. = $1/2$.

Wirkungsrichtung:
1. Wundheilmittel.
2. Steigerung der Abwehrleistung des Mesenchyms (vermehrte Ausschüttung von Leukozyten).

Leitsymptome:

Acon., Bell.
Ap., Ars.
Chinin, ars.
Rhus tox., Lach.

Typhoide, Karbunkel, Furunkel, Septikämie, bösartiges Erysipel, Neigung zu Gangrän, allgemein alle Prozesse, bei denen eine Erhöhung der Abwehr des Mesenchyms erzielt werden soll.

Modalitäten:
Verschlimmerung nach dem Essen, abends, nach körperlicher und geistiger Anstrengung.
Besserung im Liegen und in Ruhe.

Klinische Indikationen:
Latente Infektionen oder chronische Infektionen zur Umstimmung und Reiztherapie ∅-D 4.

Entzündung und Infektion. Essen verschlechtert.
Abends schlechter. Körperliche und geistige Anstrengung verschlechtert.

Elaps corallinus

Korallenschlange
Fam, der Elapiden

Das Gift aus den Giftdrüsen zur Verreibung nach V. 6, zur Lösung nach S.V.

Wirkungsrichtung:
1. Hämolytisch-nekrotisierend.
2. Verstärkung der Blutungsneigung.

Personotropie:
Praeapoplektiker mit Kopfkongestion.

Leitsymptome:

Sang., Lyc., Chel., Bry.

Hyperästhesie, Parese oder Paralyse der rechten Körperseite, Kopfschmerz schlimmer beim Rückwärtsbeugen des Kopfes, Kältegefühl in Brust und Magen nach Trinken, Einschnürungsgefühl in Kehlkopf- und Speiseröhrenbereich, dunkle Blutungen aus Lunge und Uterus.

Modalitäten:
Ausgeprägte Rechtsseitigkeit des Mittels, wobei der Kopfschmerz sich beim Vornüberbeugen bessert, beim Rückwärtsbeugen verschlimmert.

Herz- und Kreislauforgane:

Lach., Crot.

Heftiges Herzklopfen mit Angst, Umschnürungsgefühl am Hals.

Atmungsorgane:

Cadm., Aur. Kal. bichr.

Schnupfen mit verstopfter Nase, Nasenbluten. Anfallsweise heftiger Husten mit Auswurf von schwarzem klumpigem Blut. Schmerzen und Engegefühl in der Brust.

Verdauungsorgane:

Laur., Ac. hydrocy. Cup r. Bapt.

Speiseröhrenkrampf, Verlangen nach Saurem, Heißhunger und Kopfweh, Durchfall mit blutigem schaumigem Stuhl. Anschwellen der Leistendrüsen.

Urogenitalorgane:

Lach.

Metrorrhagie und Menorrhagie mit schwarzem Blut.

Bewegungsorgane:

Rhus, Dulc., Bar.

Rheumatoide Schmerzen in allen Gliedern, Rückenschmerzen. Rechtsseitige Lähmung, Blutstauung in der rechten Hand.

Lach., Mez.
Thuj.

Haut:
Bläschen, Furunkel, Schwellung und Cyanose an Händen und Füßen mit roten Flecken.

Temp.:
Starke Kälteempfindlichkeit, Wechsel zwischen Frieren und Hitzewallungen.

Klinische Indikationen:
Abscedierende Pneumonien mit schlechtem Allgemeinzustand D 4–D 12. Zustand nach Lungenembolie D 8–D 12.

Blutungsneigung, partielle Kälte verschlechtert.
Morgens schlechter.
Angst, Hohlorganspastik.

Elaterium

(Ecballium elaterium)
Springgurke
Fam. Cucurbitaceae

Noch nicht ganz reife Früchte zur Essenz nach V. 2 a. A. = $1/2$.
Wirkungsrichtung: Galle – Leber

Ipec, Podoph.
Coloc., Eu-
phorb., Crot.,
Aloe. Bryon.

Reichlich flüssiger Stuhl im Strahl mit Verschlimmerung des Zustandsbildes durch feuchtes Wetter.

Chologene Durchfälle. Feuchtigkeit verschlimmert

146

Equisetum hiemale

Winterschachtelhalm
Fam. Equisetaceae

Frische oberirdische Teile zur Essenz nach V. 2 a. A. = $^1/_2$.

Wirkungsrichtung: Kieselsäurestoffwechsel. Nieren-Blasensystem.

Urogenitalorgane:

Cubeb., Chim.
Pareir., Puls.
Canth. Berb.,
Helleb., Sarsap.

Wundheitsgefühl an beiden Nieren. Heftige, krampfartige Schmerzen im Hypogastrium, die sich beim Wasserlassen bessern. Blase wie wund und übervoll. Harn dunkel, schleimhaltig.

Klinische Indikationen:
Akute und chronische Cystitis und Cystopyelitis D 2–D 4. Enuresis nocturna D 6–D 8. Zur Unterstützung bei Prostataaffektionen D 6.

Blasen-Nierenaffektion.
Ständiger Harndrang.
Spasmolytikum.

E

Erigeron canadensis

Kanadisches Berufskraut
Fam. Compositae

Frische blühende Pflanze zur Essenz nach V. 3 a. A. = $^1/_3$.

Wirkungsrichtung: Ionisierung der Muskulatur aller Hohlorgane bis zur Hypermotilität und Spastik mit besonderer Beziehung zum Gefäßsystem; Leber-Gallenblase, Geschlechtsorgane.

Leitsymptome:

Ipec., Millef. Trill., Harn., Cinnam. Ruta Phos. Arnica Calend. Bellis per.

Mittel bei hellroten profusen Blutungen (kongestiv) ohne Bevorzugung einer Lokalisation. Mittel beim Prae-apoplex. Es wurden auch Besserungen von Leberbefunden chronischer Hepatitiden unter Anwendung von Erigeron beschrieben.

Atmungsorgane:
Fließschnupfen und Conjunctivitis. Rauher Hals mit Schmerzen beim Schlucken.

Verdauungsorgane:

Cist. can. Trill., Ars., Eup. perf. Ant. er. Puls., Carb. veg. Chel. Ign., Anac.

Zahnfleischblutungen, pappiger, übler Mundgeschmack, Zungenbrennen. Verlangen nach Fleisch, Wurst und Saurem. Ekel vor Fett und Süßspeisen: Magenkrämpfe nach z. B. süßem Kuchen, Gallenkoliken mit Erbrechen und Verstopfung, durch fette Mahlzeit ausgelöst. Abneigung und Unverträglichkeit von Hülsenfrüchten und Kohl. Muß eine Stunde nach der Mahlzeit schon wieder essen. Heftige »Gallenschmerzen« wie von einer glühenden Kugel mit starker Druckempfindlichkeit in der Gallenblasengegend.

Urogenitalorgane:

Ac. nitr., Helleb.

Nieren- und Blasenblutungen. Regelblutung ist hell und gußweise mit Spasmen am Blasenhals und schmerzhaftem Entleerungszwang.

Klinische Indikationen:
Blutungen und Neigung zu Blutungen, bei Bewegung verschlimmert D 3–D 4. Metrorrhagie und Hämoptoe. Magen-Darmblutungen D 2–D 4.

Blutungen aus allen Organen,
Kapillarmittel.
Morgens schlechter,
Bewegung bessert, Folgen von Verletzungen.

Eucalyptus globulus

Fieberbaum
Fam. Myrtaceae

Getrocknete Blätter der älteren Bäume zur Tinktur nach
V. 4 a mit 90 %-W. – A. = $^1/_{10}$ = D 1.

Aur., Bar. Bry.,
Gels., Guaj.

Katarrhe der oberen Luftwege. Stiegele empfiehlt das Mittel bei Nierenbeckenentzündung.

Klinische Indikationen:
Foetide Bronchitis D 2–D 4. Chronische Cystitis (eitrig)
D 3–D 4-

Nieren-Blasenschleimhaut, Bronchialschleimhautaffektionen.

Eupatorium perfoliatum

Wasserhanf
Fam. Compositae

Frische, zu Beginn der Blüte gesammelte Pflanze zur Essenz nach V. 3 a. A. = $1/3$.

Wirkungsrichtung: Mesenchymanregend.

Personotropie:
Kälteempfindlicher Gichtiker und Alkoholiker.

Leitsymptome:

Ap., Colch., Bry., Phos., Ars.

Fieber mit Zerschlagenheitsgefühl und Schmerzempfindlichkeit des ganzen Körpers, Gefühl als seien die Knochen verrenkt.

Atmungsorgane:

Ar., Sabad., Cep., Cycl., Paris., Caust., Ac. nitr. Caps., Gels. Helon., Phyt, Arn.

Schnupfen und Niesen, Heiserkeit und wunder Hals. Heftige Schmerzen in Kopf und Brust beim Husten.

Bewegungsorgane:
Rücken- und Gliederschmerzen, tiefsitzend, Zerschlagenheitsgefühl.

Klinische Indikationen:
Fieber mit typischen Gliederschmerzen, grippale Infekte D 4. Biliöse Fieber. Beginnende Hepatitis und Cholezystitis D 3–D 4. Rechtsseitige Migräne D 6–D 8. Beginnende Bronchopneumonie im rechten Lungenbereich, Basalbronchitis D 4.

Zerschlagenheit, Knochenschmerzen.
Biliäre Affektion,
Folgen von feuchter Kälte.

Euphrasia officinalis

Augentrost
Fam. Scrophulariaceae

Frische blühende Pflanze zur Essenz nach V. 3 a. A. = $^1/_3$.

Ars., Rhus, Bell.
Merc.

Husten mit zähem Auswurf mit Kopfschmerz im Stirnbereich. Schnupfen mit reichlicher Absonderung. Katarrhalische Erkrankungen am Auge – Konjunktivitis, Blepharitis. Günstige Beeinflussung bei Gastroenteritis und Prostataadenom werden beschrieben.
Scharfe Tränen bei milder Nasensekretion (Allium cepa umgekehrt).

Klinische Indikationen:
Katarrhalische Erkrankungen der Augen in Verbindung mit Schnupfen D 4.

Morgens Verschlimmerung, Augenkatarrhe und NNH.
Besserung durch Bewegung und Kälte.

Fagopyrum esculentum

Buchweizen
Fam. Polygonaceae

Herstellung nach V. 3 a/7.

Wirkungsrichtung sind Haut und Schleimhäute.

Besserung durch Bewegung im Freien und durch kaltes Wasser.
Verschlimmerung nachmittags und abends sowie durch Sonneneinstrahlung.

Apis, Hamamelis Dolichos, Rhus t., Medusa Dioscorea	Jucken und Ausschlag, bes. am Kopf und dem Haarboden. Juckreiz wird durch kaltes Wasser gebessert, durch Sonne verschlimmert. Rheumatische Affektionen der Glieder durch Strecken gebessert.
Mercur., Mezereum Nux v.	Übler Mundgeschmack, entzündliche Halsaffektionen, Drüsenschwellungen. Dyspepsie mit Stuhldrang. Dosierung: D 4–D 12

Bewährtes Mittel bei chronischen Hautaffektionen auf dem Boden venöser Stauungen.
Ulcus cruris, variköses Ekzem.

Ferrum metallicum

Reduziertes Eisen – Fe

Zur Verreibung nach V. 6, Lösung nach V. 8 a.

Wirkungsrichtung: Eisenstoffwechsel.

Personotropie:

Chin., Ars., Ac. phos., Abrot. Anämische Menschen mit kongestiven Wallungen (Erethismus).

Leitsymptome:
Wechsel zwischen Heißhunger und Appetitlosigkeit, nächtliches Aufstoßen oder Erbrechen unverdauter Speisen, Unverträglichkeit von Eiern, Kältegefühl über den ganzen Körper, circumscripte Hyperästhesie mit Brennschmerz.

Modalitäten:
Verschlimmerung nachts, im Sitzen, während eines Schweißausbruches, im Winter.
Besserung bei langsamem Gehen, im Sommer, nach dem Aufstehen.

Herz- und Kreislauf Organe:

Amm. carb. Bov., Zinc., Magn. carb. Herzklopfen mit vollem, beschleunigtem Puls und Blutandrang zum Kopf. Schwindel beim Abwärtssehen.

Atmungsorgane:
Wäßriger Schnupfen, Heiserkeit und Husten mit schleimigem, blutigem Auswurf. Enge- und Angstgefühl in der Brust mit Erschwerung der Atmung.

Verdauungsorgane:

Sulf., Anac., Lyc., Jod.

Chin., Ars. Kal. carb. Heißhunger, ohne Sättigungsgefühl, Widerwillen gegen Eier und Verschlimmerung nach deren Genuß. Erbrechen der Speisen, gleich oder einige Stunden nach der Einnahme. Wäßriger Durchfall mit starken Blähungen, Verschlimmerung nach dem Essen und Trinken.

Urogenitalorgane:

Puls., Natr. chlor. Croc., Borax Calc. carb. Reizblase mit vermehrtem Harndrang und unwillkürlichem Harnabgang. Regel verfrüht, blaßrot, verstärkt, länger. Neigung zu Fehlgeburten, vikariierenden Blutungen (Nasenbluten, Hämoptysen) oder milchiger, wäßriger, wundmachender Fluor.

<table>
<tr><td>

Nux mosch.
Ferr. ac., Sang.
Magn. carb.,
Cham., Rhod.,
Rhus

</td><td>

Bewegungsorgane:
Rheumatoide Schmerzen in Muskeln und Gelenken, linke Schulter besonders betroffen, schlimmer in Ruhe, nachts, muß nachts umhergehen.

Temp.:
Kalte Extremitäten. Hitzewallungen besonders zum Kopf mit Rötung des Gesichtes.

</td></tr>
</table>

Klinische Indikationen:
Schulter-Armsyndrom, (links) D 3–D 6 (auch verschiedene Salze). Chronische Verdauungsstörungen als Ursache von Anämien D 4–D 8. Unspezifische Fieber mit Durst, Erethismus (Ferr. phos.) D 4. Subfebriler Zustand nach akuten Erkrankungen D 4. Schwäche nach Blutungen D 4–D 6. Anämie in der Folge von Blut-, Kreislauf- und Nierenerkrankungen D 8.
Colitis ulc. D 4–D 6.

Kongestiv-erethische Hautreaktionen mit Schwindel und Gefäßlabilität.
Dyspepsie mit Durchfallneigung.
Langsame Bewegung bessert, Ruhe verschlimmert.
Rheumatoide Gelenkaffektionen.

Ferrum-Salze

Die Eisensalze enthalten die Grundfunktionen des metallischen Eisens im Sinne von Anämie und Kongestionen. Sie zeichnen sich durch ihre Wirkung auf die Rekonvaleszenz aus. Die meisten Eisensalze sind nach V. 8 a in der Lösung, nach V. 6 in der Verreibung dargestellt. Sie werden meist in der 1.-3. Verreibung oder in der 4.-6. Verdünnung gebraucht.

Ferrum aceticum

Essigsaures Eisen

Rekonvaleszenzmittel, besonders für Kinder. Bei blassen Typen, die rasch wachsen und sich nach Infekten wenig erholen. Bei Nasenbluten und Menorrhagien.

Typisch ist der Rheumatismus des re. Deltamuskels. (Vergleichsmittel: Calc. phos., Guajacum, Crocus, Hamamelis, Millefolium und Sanguinaria)

Ferrum carbonicum

Eisenkarbonat
Anämie und Bleichsucht mit Magenbeschwerden wie Aufstoßen, Sodbrennen, Krämpfe und Erbrechen.

Ferrum citricum

Zitronensaures Eisen

Paralytische Zustände, Muskelschwächen bei Anämie. Bei Chorea bewährt.

Ferrum jodatum

Eisenjodat

Skrofulose-Schwäche der Kinder, verhärtete Drüsen, Leber- und Milztumor (Morbus Gaucher). Wundheitsgefühl im Unterleib mit Herabdrängen, Prolaps uteri.

Ferrum phosphoricum

Phosphorsaures Eisen

Wichtigstes Salz bei Fieberzuständen, wenn die akute Phase abgeklungen ist und der Infekt mit subfebrilen Temperaturen weiterschwelt. Auch bei Quetschungen, Hämatomen und Blutungen bewährt.

Bei allgemeinen und lokalen Entzündungen (Auge, Kopf, Rachenentzündung) und bei Pneumonien in der Lösungsphase bewährt.

Bei Angina, Otitis media, Laryngitis, aber auch Gastritis, Appendicitis und Enteritiden bewährt, Schwäche nach einem durchgemachten Darminfekt, ebenso nach Entzündung der Blase.

Ferrum picricum

Pikrinsaures Eisen

Bei nervöser Erschöpfung und geistiger Überanstrengung (Streß). Bewährt bei Prostatahypertrophie, Warzen und sexuellen Krisen.

Ferrum sulfuricum

Schwefelsaures Eisen

Blutwallungen und Pulsationen. Bei klimakterischen Beschwerden und bei M. Basedow bewährt.

Formica rufa

Rote Waldameise
Fam. Formicaria

Herstellung der Lösung nach V. 4 b/7.

Rhus t., Dulcam.	Außerordentliche Empfindlichkeit gegenüber Nässe und Durchfeuchtung.
Ledum, Kalmia, Bry.	Die Beschwerden wandern von links nach rechts. Bessernd durch Druck, Stimmung wechselnd.
Cocc. Ferrum, Ipec. Anac. Lyc.	Kopfeingenommenheit mit Schwindel, vergeßlich, antriebsverarmt.
Iris, Ipec. Veratr.	Übelkeit, Aufstoßen, Erbrechen, Durst, Koliken und Diarrhöe.
Apis, Cantharis Terebinthina	Nieren und Blasenentzündung, Blutharnen, Harndrang.
Rhus, Clem. Ferr. Veratrum	Rheuma nach Durchnässung, plötzlich auftretende Gelenk- und Muskelschmerzen, Verlangen nach Bewegung. Muskelkrämpfe. Rheumatische Augen- und Ohrleiden.

Als Umstimmungsmittel bei rheumatischen und allergischen Prozessen. Auch in Verbindung mit Eigenblut und anderen Imunstimulantien.

Fucus vesiculosus

Blasentang
Fam. Phaeophyceae

Getrockneter, gereinigter Blasentang zur Tinktur nach V. 4 a mit 90%-W. – A. = $^1/_{10}$ = D 1.

Calc. carb., Jod.,Ad.vern., Ant. cr. Brom., Spong.	*Wirkungsrichtung:* Jodstoffwechsel.
	Mittel bei Drüsenschwellungen und Adipositas sowie zur Behandlung der Hyperthyreose D 4–D 6. (Vorsicht mit niederen Dosen bei Jodempfindlichkeit).

Adipositas, Arteriosklerose, Dysthyreose.

Gelsemium sempervirens

Gelber Jasmin
Fam. Loganiaceae

Frische Wurzeln zur Essenz nach V. 3 a. A = $^1/_3$.
Verschreibungspflicht bis D 3 einschließlich.

Wirkungsrichtung:
1. ZNS (Lähmung der willkürlichen und unwillkürlichen Muskulatur, besonders der Augenmuskulatur, Extremitätenmuskulatur und der Sphinkteren).
2. Sinusknoten bei Rhythmusstörungen des Herzens.

Personotropie:

Ac. mur. Bapt. Arn., Eupat. perf.,Op.,Ver. alb.

Nervosität, Sensibilität, Reizbarkeit infolge cerebromedullärer Übererregbarkeit, Gehirnkongestionen mit erschwertem Denken und Sprechen. Schläfrigkeit.

Leitsymptome:

Zinc., Ac. sulf. Caust., Sep. Acon., Rhus Convall., Dig.

Zittern meist mit allgemeiner Erschöpfung, Erschlaffung der Muskulatur mit partieller oder völliger Lähmung, Erwachen mit dem Gefühl als bliebe das Herz stehen, wenn der Patient sich nicht bewege, der Puls ist langsam und weich.

Modalitäten:

Arg. nitr., Op. Ver. alb., Puls.

Verschlimmerung durch Aufregung, Abwärtsbewegung, durch Sonne, gegen 9 bis 10 Uhr, durch Nikotin. Besserung in frischer Luft, nach Harnabgang, durch Stimulantien.

Herz- und Kreislauforgane:

Arg. nitr., Ferr. phos. Convall., Dig.

Unregelmäßiger Herzschlag von wechselnder Intensität, Gefühl, als würde das Herz aufhören zu schlagen.

Atmungsorgane:

Cep., Ar. triph., Con.

Trockener, rauher Hals mit Heiserkeit und Husten, oft verbunden mit starken Kopfschmerzen.

Verdauungsorgane:

Arg. nitr., Op., Ver., Puls.

Unfähigkeit zu sprechen, wegen Lähmung der Zungen.

Urogenitalorgane:

Phos., Agn. cast., Calc. carb., Nux vom.

Lähmung der Blase mit unwillkürlichem Harnabgang. Krampfartige Schmerzen der Gebärmutter, in Rücken und Hüften ausstrahlend.

Chin., Coloc. Thuj.	**ZNS:** *ZNS:* Nervöse Erschöpfung, Somnolenz, trotzdem schlechter Schlaf; Schwindel mit Sehstörungen.

Sinnesorgane:

Bry. Bulbusschmerz, schlimmer bei Bewegung der Augen, Mydriasis, Augenmuskellähmung und Akkomodationsschwäche mit entsprechenden Sehstörungen; Schweregefühl und Ptosis der Oberlider; Gesichtsverlust bis zur Erblindung.

Bewegungsorgane:

Eupat. perf.
Spig., Magn.
Zinc., Ac. sulf.,
Caust.

Muskelschmerzen mit Zerschlagenheitsgefühl und plötzlich einschießende, neuralgische Schmerzen; lähmungsartige Schwäche und Zittern.

Klinische Indikationen:
Virusgrippe D 4–D 6. Postgrippale Kreislaufinsuffizienz D 6–D 12. Herzrhythmusstörungen mit Störung im aV-Block bzw. Bereich D 4–D 12. Ophthalmische Migräne D 12–D 15. Zustand nach Apoplexie D 12–D 30. Lähmungsfolgen D 30. Augenmuskellähmung D 12. Blasenlähmung D 12–D 15.

Schwäche, Parese, Tremor. Folgen von Angst und Erregung.
Bedürfnis zur Bewegung.
Auge-Herz-Blase.

Gentiana lutea

Gelber Enzian
Fam. Gentianaceae

Frische Wurzeln zur Essenz nach V. 3 a. A = $^1/_3$.

Wirkungsrichtung: Sekretionsanregung der Magen-Darmschleimhaut.

Mittel zur Appetitanregung bei bestehendem Magendruck mit Völlegefühl und Übelkeit ∅-D 4.

Kopfschmerz, Essensbesserung, Magendruck, Dyspepsie, Diarrhöe.

Geranium maculatum

Storchschnabel
Fam. Geraniaceae

Frischer Wurzelstock zur Essenz nach V. 3 a. A = $^1/_3$.

Wirkungsrichtung: Blutungsmittel.

Blutungen aus inneren Organen, nach Stiegele besonders wirksam bei Magenblutung D 3.

Blutungen aus inneren Organen. Mundtrockenheit, Zungenbrennen.

Ginkgo biloba

Ginkgobaum

Herstellung: Urtinktur und Verdünnungen nach V. 3 a.
Meist als Phytotherapeutikum angewandt.

Glonoinum

Nitroglycerin. $C_3H_5(NO_3)_3$.
Trinitrat des Glycerins.

Zur Lösung nach V. 5 a mit 90 %-W. – A. = $^1/_{100}$ = D 2. Höhere Potenzen mit 45 % -W.
Verschreibungspflicht bis D 3 einschließlich.

Wirkungsrichtung: Arterielles Gefäßsystem besonders im Kopf und Herzbereich.

Personotropie:

Op., Bapt. Beil., Sang. Amyl. nitr.

Plethoriker mit Blutandrang zum Kopf und zum Herzen, Pulsationen im ganzen Körper.

Psyche:

Acon., Ars., Lach., Op.

Ängstlichkeit, Furcht, Unruhe.

Leitsymptome:

Melil., Beil., Cocc., Lach.

Verträgt keinen Hut, hält den Kopf gerade und meidet jede Erschütterung, die zur Steigerung der Beschwerden beiträgt. Brennender Schmerz zwischen den Schultern, Gefühl von Pulsieren am ganzen Körper.

Modalitäten:

Lach., Ap., Natr. chlor.

Verschlimmerung in der Sonne, beim Bücken und Liegen. Besserung im Freien und beim Ruhighalten des Kopfes.

Herz- und Kreislauforgane:

Bell., Amyl. nitr. Arn., Phos.

Heftiges Herzklopfen, Klopfen der Karotiden. Pektanginöse Beschwerden mit Umklammerungs- und Angstgefühl.

Haut:
Schlecht heilende Geschwüre, alte Narben brechen wieder auf.

Klinische Indikationen:
Blutkongestionen zum Kopf und Herzen D 2–D 4. Migräne und Cephalgie D 4–D 6. Angina pectoris vasomot. D 3–D 4.

Plethoriker mit Pulsationen der Gefäße.
Linke Seite.
Hitze, Bewegung, Alkohol verschlimmern.
Besserung im Freien.

Gnaphalium polycephalum

Ruhrkraut
Fam. Compositae

Frische blühende Pflanze zur Essenz nach V. 3 a. A. = $^1/_3$.

Wirkungsrichtung: Nerv.ischiadicus.

Bell., Ap.,
Canth., Led.,
Tart. em.,
Rhus, Nux.
vom.

Ischiasschmerzen bei Neuritis lumbosacralis und damit verbundene Sensationen im Bereich der Organe des Bekkens (Blasendrang, Prostata) D 12–D 30. Colitis ulcerosa D 12.

LWS-Syndrom. Beinausstrahlung.
Prostataleiden.
Durchfall mit Kolik und Erschöpfung.

Graphites

Reißblei
Carbo mineralis

Zur Verreibung nach V. 6.

Wirkungsrichtung:
Kohlenstoff Wirkung (Carbo, Petroleum!)
1. Haut und Anhangsgebilde.
2. Schleimhaut besonders von Magen und Dickdarm.
3. Schilddrüse-Keimdrüsen.

Personotropie:

Calc. carb.
Caps., Ant. cr.

Fettleibigkeit, Blässe, Obstipation, Kälteempfindlichkeit.
Neigung zu trocken-rissigen, nässenden Hautausschlägen.

Psyche:

Carb. veg.

Starke Empfänglichkeit gegenüber allen Eindrücken: Ängstlichkeit, Traurigkeit und Besorgnis, Zerstreutheit, melancholisch-phlegmatisch.

Leitsymptome:

Ac. nitr., Sulf.
Ant. er., Arn.
Cep.

Kälteempfindlichkeit, mißgebildete, rissige Nägel, Fissuren an Mundwinkeln, an den Akren und am Anus.

Modalitäten:
Verschlimmerung während der Menstruation.
Besserung durch warmes Einhüllen, linksseitige Wirkung.

Atmungsorgane:

Ar., Calc. carb.,
Ant. er. Ac.
nitr.

Flüssiger Schnupfen mit Wundheit der Nase. Rhagaden am Naseneingang.

Verdauungsorgane:

Ac. nitr., Natr.
chlor. Alum.,
Nux mosch.,
Lyc. Anac.,
Mandragora
Carb. veg.,
Petr., Ac. nitr.
Lac., Hydr.,
Merc., Nux
vom.

Aufgesprungene, wunde Lippen. Heißhunger und gieriger Appetit, Abneigung gegen Fleisch, Gesalzenes und gekochte warme Speisen und Übelkeit bei übermäßigem Genuß von Süßem. Krampfartige Magenschmerzen bessern sich durch Essen. Meteorismus mit reichlichen, übelriechenden Winden. Jucken und Wundheitsgefühl am After, brennende und blutende Hämorrhoiden. Stuhl knotig, hart, von unerträglichem Geruch, mit weißem Schleim bedeckt. Stuhldrang bleibt aus.

Urogenitalorgane:

Puls., Lach.,
Ap.

Regel verspätet, abgeschwächt und kurz, Blutung wäßrig.
Reichlich flüssiger, scharfer und wundmachender Ausfluß.

Haut:

Natr. chlor.,
Ant.cr., Alum.,
Nux mosch.
Lyc. Calc. carb.,
Petr., Bar.
carb., Sil.

Trocken, rissig, schuppend, Rhagaden und Schrunden besonders an Übergangsstellen von Haut zu Schleimhaut, leicht blutend. Trockene oder nässende Ekzeme besonders an Gelenkbeugen, an Augenlidern, hinter den Ohren. Haare trocken, Haarausfall. Nägel rissig, spröde, verkrümmt.

Klinische Indikationen:
Amenorrhoe D 15. Fluor albus (bei entsprechendem Habitus) D 12. Gärungs- und Fäulnisdyspepsie D 4–D 12. Arthritis urica D 4–D 8. Ulcera cruris D 12. Blepharitis und Keratitis D 4–D 6. Rezidivierende Hordeola und Chalazion D 12. Skrofulöse Nasen- und Ohrenleiden D 12. Chronische, trockene, rhagadige und nässende Ekzeme D 12–D 30. Narbenkeloid (über längere Zeit) D 12.

Hautaffektionen mit Rissen und Rhagaden.
Trockene Haut, Heißhunger.
Besserung durch Essen.
Blähsucht, üble Ausdünstung.

Gratiola officinalis

Gottesgnadenkraut
Fam. Scrophulariaceae

Frisches, vor der Blüte gesammeltes Kraut zur Essenz nach V. 2 a. A. = $^1/_2$.

Wirkstoff:
Glykosid Gratiotoxin.

Wirkungsrichtung: Vasomotorenregulation.

Psyche:
Unruhe, stark wechselnde Stimmung, Gereiztheit oder Apathie, Abneigung gegen geistige Arbeit.

Leitsymptome:
Dig.   Erkrankungen der Verdauungsorgane, Schwindel mit Gemütsverstimmung.

Modalitäten:
Verschlimmerung nach dem Essen, durch Bewegung. Besserung in der frischen Luft. (Gelegentlich verschlimmert sich Kopfweh und Schwindel im Freien.)

Verdauungsorgane:

Dulc., Bry., Apoc., Crot., Aloe., Cham. Podoph., Ipec.

Heftiges Aufstoßen und Druck im Magen mit starker Übelkeit und Kältegefühl. Sehr starker Meteorismus, so daß die Kleider geöffnet werden müssen. Wäßriger, schaumiger, gußartig sich entleerender Durchfall.

Urogenitalorgane:

Staphis., Con., Helon. Kreos.

Scharfer, rötlicher Harn mit Eintrübung beim Stehen. Regel zu früh und länger als sonst, Nymphomanie.

Klinische Indikationen:
Sommerdurchfälle D 4–D 6.

Durchfälle mit Magendruck, Meteorismus, gußartige Stuhlentleerung.
Essen, Bewegung verschlechtert.
Frische Luft bessert.

Grindelia robusta

Grindelienkraut
Fam. Compositae

Herstellung nach V. 4 a/7.

Bewährtes Arzneimittel beim Bronchialasthma, wobei typisch die Atemnot beim Niederlegen ist. Aussetzen der Atmung beim Einschlafen. Schmerzen in der Milz und Lebergegend. Hauteruptionen mit Bläschen und Pusteln (als Gegenmittel bei Rhus-Vergiftung bekannt.)

Bei asthmatischen Beschwerden haben sich auch höhere Potenzen bewährt.

Guajacum officinale

Pockenholzbaum
Fam. Zygophyllaceae

Das Harz zur Tinktur nach V. 4 a durch Mazeration mit 6 o%-W. – A. = $^1/_{10}$ = D 1.

Wirkungsrichtung:
1. Lymphatischer Rachenring.
2. Rheumatischer Formenkreis.

Leitsypptome:

Hydrocot., Ac. sulf., Ac. acet.

Chronische rheumatische Muskel- und Gelenkleiden. Starke Schweiße.

Atmungsorgane:

Ac. nitr., Ap. Aesc., Harn, virg. Eucal., Bry.

Brennen in der Luftröhre und im Kehlkopf mit Rötung und Schwellung, übelriechende Sputa. Stechen in der Brust besonders beim Einatmen, Herzklopfen und Erstickungsangst. Anfallsweise Husten.

Bewegungsorgane:

Kreos., Merc. Plant.

Rheumatoide Muskel- und Gelenkschmerzen, Spannungs- und Verkürzungsgefühl in der Muskulatur.

Klinische Indikationen:
Chronische Bronchitis und Bronchiektasen D 3–D 4.
Chronische Anginen D 4–D 6.
Gichtische Dermatosen D 12. Gonarthritis D 6–D 12.

Chronisch rheumatische Prozesse.
Sehnen- und Muskelverkürzung.
Üble Ausdünstung, Schweiße.
Durch Wärme Verschlimmerung.

Hamamelis virginica

Virginische Zaubernuß
Fam. Hamamelidaceae

Frische Rinde der Zweige und Wurzeln zur Tinktur nach
V. 3 a. – A. = $^1/_3$.

Puls., Arn.,
Calc. fluor.
Aloe., Sulfur
Bellis per.
Melilotus

Wirkungsrichtung: Venöses System, Hämostypticum, besonders bei venösen Stasen mit Stauungsdruck.

Klinische Indikationen:
Venen- und Varizenblutungen D 4–D 12. Phlebitis (lokale
Anwendung). Hämorrhoidalblutungen. Genitalblutungen
bei venöser Plethora. Augenblutungen bei Netzhautablösung.

Allgemeines Zerschlagenheitsgefühl.
Schlimmer bei feuchter Witterung.
Hämorrhagien jeder Art.

Hedera helix

Efeu
Fam. Araliaceae

Blühende Zweige nach V. 3 a. A. = $^1/_3$.

Wirkstoffe:
Jod, Glykoside, Inosit, Chlorogensäure, Saponine, Hede-ra-gerbsäure, Ameisensäure, Apfelsäure, Zink, Kupfer, Mangan, arsenige Säure, Lithium, Aluminium.

Wirkungsrichtung:

Spong., Brom. Lyc., Jod.

1. Schilddrüse.
2. Mesenchymales Gewebe (Haut, Schleimhäute, Gelenke).

Leitsymptome:
Erschöpfung, Kälteempfindlichkeit, Erkältungsneigung, Abmagerung.

Modalitäten:
Verschlimmerung im Frühjahr und Herbst, morgens.
Besserung der Erkältungszeichen in der frischen Luft, kaltes Wasser, durch Essen, abends, Bewegung und Massieren.

Herz- und Kreislauforgane:

Glon., Beil., Acon, Cact., Sang.

Plötzlich auftretende, pektanginöse Beschwerden. Herzklopfen und Pulsieren in Brust und Hals.

Atmungsorgane:

Cep., Euphras.

Schnupfen fließend, Rachen- und Bronchialkatarrh.

Verdauungsorgane:

Lyc., Jod. Ipec., Tart. em., Jod., Anac.

Völlige Appetitlosigkeit wie auch ungewöhnliche Anregung des Appetits. Übelkeit, Erbrechen, Magendrücken, krampfartige Magenschmerzen, wenn der Magen leer ist, mit Besserung durch Essen.

Urogenitalorgane:

Solidago, Calc. carb.

Pollakisurie, scharfer wundmachender Fluor vor der Regel.

Bewegungsorgane:

Ferr.

Rheumatoide Muskel- und Gelenkschmerzen, schlimmer nachts und morgens.

Klinische Indikationen:
Cholezystopathie   D 6. Hyperthyreosen   D 4–D 6. Asthma
bronchiale D 2–D 4. Hals-Schultersyndrom D 6.

Müdigkeit mit Besserung in der frischen Luft.
Neigung zu Katarrhen und Herzklopfen.
3 Uhr morgens Verschlechterung.
Frühjahr und Herbst.

Hekla lava

Lava vom Hekla-Vulkan auf Island.

Verreibungen ab D 1 nach V. 6. A. = $^1/_{10}$.

Wirkungsrichtung: Skelettsystem, besonders Kieferkno-
chen.

Klinische Indikationen:
Acid.
hydrofluor.
Stront-c.

Versuchsweise bei Exostosen D 3–D 6. Osteoporose D 12.
Spondylarthrosen D 4–D 12.

Symptomatik bei osteophytären Reaktionen.

Helleborus niger

Christrose
Fam. Ranunculaceae

Getrockneter Wurzelstock mit Wurzeln zur Tinktur nach
V. 4 a mit 90 %-W. – A. = $^1/_{10}$ = D 1.

Wirkstoffe:
Glykosid Helleborin (Saponin). Glykosid Helleborein (digitalisähnlich wirkender Stoff).

Ars., Zinc. Glon., Bell. Ver. alb.	*Wirkungsrichtung:* 1. ZNS 2. Herz-Kreislauf 3. Schleimhautreizung des Magen-Darmtraktes.
Veratr. alb.	*Psyche:* Melancholie, Apathie, Schuldkomplexe, Nachlassen der geistigen Fähigkeiten mit verlangsamten Reaktionen.
Ap., Hep. Tereb., Ars.	*Leitsymptome:* Ausdruckslose, leere Augen, auf Licht unempfindlich, mangelhafte Urinausscheidung.
Camph.	*Modalitäten:* Verschlimmerung abends und durch Abdecken.
Camph., Ver. alb.	*Herz- und Kreislauforgane:* Kollapssymptome mit allgemeiner Kälte und kalten Schweißen.
Cep., Ac. phos.	*Atmungsorgane:* Schnupfen, Atemnot und Erstickungsgefühl.
Ac. nitr., Kal. bichr.	*Verdauungsorgane:* Zunge trocken, rissig, Würgen, Erbrechen mit Magenschmerzen.
Ac. nitr., Tereb., Ap., Ars.	*Urogenitalorgane:* Wasserheller oder stark gesättigter Harn, Hämaturie mit kaffeesatzähnlichem Niederschlag.
Op., Ac. phos. Arn., Bapt. Laur., Cupr.	*ZNS:* Hirndruckerscheinungen, Kopf wird hin und her geworfen und in das Kissen gebohrt, Zupfen an Lippen und Nase, Stirnrunzeln, Kaubewegungen.

H

Klinische Indikationen:
Melancholie mit stupurösem Ausdruck D 30. Typhöser Zustand bei Urämie und chronischer Herzinsuffizienz D 3–D 4. Folgen von Meningo-Enzephalitis D 12.

Stupor, Delier und Schlummersucht. Mangelndes Interesse an der Umgebung.
Vagotone Kreislaufkrisen mit Krämpfen.
Nierenreizung. Besserung durch Diurese.
Harnsaure Diathese.

Heloderma

Heloderma horridum – Echsenart
Fam. Helodermidae

Herstellung nach S.V.
Gift

Wirkungsrichtung: Kreislauf und ZNS.

Lähmungsartige Erscheinungen mit Eiseskälte, Atasie.
Parästhesien, Tremor, Kollaps.
Morgens Verschlechterung.

Helonias dioica

Falsche Einhornwurzel
Fam. Liliaceae

Frische Wurzeln zur Urtinktur nach V. 3 a. A. = $1/3$.

Zinc., Kai. carb., Cimic., Con., Hydr. Staphis. Sepia

Wirkungsrichtung: Vegetatives Nervensystem, Bekenbindegewebe.

Klinische Indikationen:
Schwächezustände des Unterleibs D 4–D 6. Fluor vag. D 4. Endometritis D 6. Senkungsbeschwerden D 12. Parametropathia spast. D 4.

Folgen von Erschöpfung, Überarbeitung und Überreizung bei Schwäche des Genitalsystems.

Hepar sulfuris

Kalkschwefelleber = kristallinisches Gemisch von Calciumpolysulfiden. Nach V. 8 a bereitet, zur Verreibung nach V. 6.

Wirkungsrichtung:
1. Lymphatismus mit exsudativer Diathese.
2. Eitrige Haut-, Schleimhaut- und Drüsenprozesse.

Personotropie:

Sil, Calc. carb., Merc.

Vorwiegend lymphatische Konstitution, Frostigkeit, Erkältlichkeit, Neigung zu purulenten Entzündungen.

Psyche:

Coff., Asar., Cham. Ambr., Ac. nitr.

Überempfindlich gegen äußere Eindrücke, ärgerlich, reizbar, niedergedrückt, »verträgt nicht den leichtesten Schmerz«.

Leitsymptome:

Sep., Merc., Sil.

Empfindlichkeit gegen Berührung und kalte Luft, Eiterung selbst kleinster Verletzungen, profuse Schweißausbrüche ohne Linderung, käseartiger Geruch der Sekrete, Darm- und Blasenschwäche bis zur Atonie, Verlangen nach sauren und gewürzten Speisen.

Modalitäten:

Cham., Coff., Acon.

Verschlimmerung durch Berührung, Kälte. Besserung durch Wärme und vor allem durch Feuchtigkeit.

Atmungsorgane:

Calc. fluor., Sil., Staphis., Puls. Kal. carb.

Schnupfen bei wunder Nase und Schmerzen im Bereich von Stirn und Nase. Anfallsweise schmerzhafter Husten. Hustenanfälle zeitweise bis zum Erbrechen. Starke Empfindlichkeit gegen Kälte.

Verdauungsorgane:

Merc., Sil., Kreos. Bell., Ac. nitr. Anac., Staphis.

Geschwollene, aufgesprungene Lippen, heftiger Zahnschmerz, besonders bei kalten Speisen und beim öffnen des Mundes. Grätengefühl im Hals. Verlangen nach sauren, scharf gewürzten Speisen.

Urogenitalorgane:

Nux vom., Sabal Tuberc.

Muß lange warten, bis der Harn kommt, Gefühl des Zurückbleibens von Harn in der Harnblase nach dem Wasserlassen. Jucken und Stechen am Penis, schankerähnliche Geschwüre der Vorhaut, Wundheit an den Labien und zwi-

H

schen den Beinen. Fluor albus mit Schrunden an den Labien.

Haut:

Sil., Thuj. Calc. Unrein, gelblich, unheilsam, eitrige Hautveränderungen,
carb., Merc. Ekzeme, Haarausfall. Überempfindlichkeit gegen Schmerz,
Lyc., Lach., Ac. Kälte und Berührung.
nitr.

Klinische Indikationen:
Lymphatische Entzündungen der oberen Luftwege (eitrige
Sekrete) D 4–D 12. Blepharitis D 4–D 6. Otitis media und
externa D 12–D 15. Absteigende Katarrhe -Tracheitis, La-
ryngitis, Bronchitis, Pneumonie D 4–D 12. Eiternde Haut-
prozesse (Akne) D 30. Allergische Erkrankungen in der
Folge von bakteriellen Infektionen D 30. Ulcus duodeni
D 12.

Mittel der mesenchymalen Reaktion nach Entzündung,
Infekt und Vergiftung.
Kälte, Luftzug, Berührung, Schmerz verschlechtern.
Feuchtigkeit, Wärme, sauer, Alkohol verbessern.
Jähzornig, Berührungs- und Schmerzempfindlichkeit.

Hydrastis canadensis

Kanadische Gelbwurz
Fam. Ranunculaceae

Getrockneter Wurzelstock mit Wurzeln zur Tinktur nach
V. 4 a mit 60 %-W. – A. = $^1/_{10}$ = D 1.
Verschreibungspflicht bis D 3 einschließlich.

Wirkstoffe:
Alkaloid Hydrastin, Berberin, Canadin.

Wirkungsrichtung:

Kal. bichr.
Cinnab., Gels.,
Aesc.

1. Anregung der Schleimhautsekretion.
2. Spasmolytisch.

Personotropie:
Konstitutionelle Minderwertigkeit der Schleimhäute mit
Neigung zu chronischen Katarrhen und zur Geschwürbil-
dung.

Leitsymptome:

Kal. bichr. Bry.,
Alum. Ign.,
Carb. an., Sep.,
Staphis.

Zähe, klebrige Sekretionen aus dem Nasen-Rachenraum.
Weißlicher Zungenbelag mit gelblichen Streifen, konstan-
ter Magenschmerz, Ekel vor Speisen jeder Art, bitterer Geschmack.

Modalitäten:
Verschlimmerung durch Bewegung, in Wärme und nachts.
Besserung durch Ruhe und Druck auf den Magen.

Atmungsorgane:

Kal. bichr.,
Calc. jod., Dig.

Rauher, trockener Hals mit Husten. Bronchialkatarrh.

Verdauungsorgane:

Sep., Bell., Ign.
Carb. an.

Schwächegefühl im Magen mit Senkungsgefühl.

Klinische Indikationen:
Schleimhautulzerationen im Nasen-Rachenraum und Rec-
tum D 3–D 4. Abführmittelabusus D 4.

Schleimhautmittel.
Senkungsgefühl.
Kälteverschlimmerung.

Hydrocotyle asiatica

Wassernabel
Fam. Umbelliferae

Getrocknete Pflanze zur Tinktur nach V. 4 a mit 60 % -W. A.
= $^1/10$ = D 1.

Psor., Ac. fluor.,
Arg. Comocl.,
Mez., Anac.,
Sulfur,
Graphites

Wirkungsrichtung: Haut, Uterus, Blase.

Klinische Indikationen:
Versuchsweise bei psoriatiformen Exanthemen D 4.

Allgemeine Müdigkeit,
Entzündliche und schuppende Hauteffloreszenzen.

Hyoscyamus niger

Bilsenkraut
Fam. Solanaceae

Frische blühende Pflanze zur Essenz nach V. 2 a. A. = $^1/_2$.
Verschreibungspflicht bis D 3 einschließlich.

Wirkstoffe:
Alkaloide l-Hyoscyamin, d-Hyoscyamin, 1-Scopolamin, Atroscin.

Wirkungsrichtung:
1. Starke Erregung des ZNS.
2. Tonuserhöhend der glatten Muskulatur von Oeso-phagus, Kehlkopf und Bronchien.

Bell.

Psyche:

Calc. carb., Cyprip., Kal. brom., Glon., Bell., Ap., Lach., Ign., Chaps., Lyc.

Schlaflosigkeit, Gespanntheit, Gereiztheit, Angst, Artikulationsstörungen, überreizte Phantasie, Halluzinationen, Hydrophobie, erotische Manie, Eifersucht.

Lach., Ver. alb., Ign., Caps., Lyc. Cupr., Zinc, Tart. em.

Leitsymptome:
Zentrale Erregung mit Delirien und Halluzinationen, Schwatzhaftigkeit, obszöne Reden, Krämpfe der willkürlichen und unwillkürlichen Muskeln. Krampfartiger Husten nachts, unwillkürlicher Stuhl- und Harnabgang.

Aral., Mang, ac.

Modalitäten:
Verschlimmerung nachts, liegend, nach Trinken, durch Kälte.
Besserung durch Vorbeugen des Kopfes, Wärme.

Dros., Bell., Cupr. Aral., Ar. triph., Stict., Con., Ap., Cep. Ver., Ars., Ign. Stram.

Atmungsorgane:
Heiserkeit, rauher, trockener Hals mit Engegefühl, krampfartiger Husten, besonders bei Wärme und im Liegen.

Verdauungsorgane:
Krämpfe und Koliken im Bauch. Singultus.

Urogenitalorgane:
Lähmung der Blase mit absoluter Inkontinenz.

ZNS:
Hochgradige Erregung, Verwirrung, Schwatzhaftigkeit, Halluzinationen, Argwohn (weist Arznei zurück), Fluchtversuche, springt aus dem Bett, Krämpfe, Zuckungen; Hirnlähmung mit Somnolenz, Sopor.

Klinische Indikationen:
Typhöse Zustände (Ansprechen möglich, Patient schläft aber gleich weiter) D 12–D 30. Hysterische oder auch epileptische Krämpfe D 4–D 12. Delirium tremens D 12–D 30. Nymphomanie und Eifersüchteleien D 30. Blasenlähmung D 4.

Delir und Halluzinationen, motorische Unruhe.
Typhöse Fieberzustände. Krämpfe der unwillkürlichen Muskulatur.
Nachts Verschlechterung.
Eifersucht und erotische Erregungszustände.

Hypericum perforatum

Johanniskraut
Fam. Hypericaceae

Frische blühende Pflanze zur Essenz nach V. 3 a. A. = $^1/_3$.

Wirkungsrichtung:
1. ZNS, besonders nach vorangegangenem Trauma.
2. Peripheres NS.

Leitsymptome:

Sec., Glon.
Bell., Arn.

Nervenschmerzen nach Operationen, Stumpfschmerzen, Kongestion zum Kopf mit Reizung der Gehirnnerven.

Atmungsorgane:

Puls.

Husten und Räuspern mit Auswurf von blutigem Schleim. Verstärkte Geruchswahrnehmung.

ZNS:

Arn., Op. Glon.

Folgen von Gehirn- und Rückenmarkerschütterungen, reaktive Depressionen, besonders nach Commotio.

Bewegungsorgane:
Neuritische und neuralgische Schmerzen nach Verletzung.

Klinische Indikationen:
Posttraumatische Beschwerden vor allem nach Schuß- und Stichverletzungen (Nervenoperationen) D 12– D 30. Haarausfall nach Hauterkrankung D 12.

Angst, Gedrücktheit, Verwirrung. Depression.
Folgen von Nervenverletzung und Gehirntrauma.

Iberis amara

Schleifenblume
Fam. Cruciferae

Reife getrocknete Samen zur Tinktur nach V. 4 a mit 60%-
W.-A. = $^1/_{10}$ = D 1.

Kal. nitr., Jod.,
Kalm. lat.,
Spig.

Rhus, Cimic.

Wirkungsrichtung: Herzmuskel.

Präinsuffizienz des Herzens mit Druckgefühl bis zum
dumpfen Schmerz im Herzbereich, Zunahme der Beschwerden beim Linksliegen; unruhiger Schlaf. Dyskar-
dien mit Neigung zu Extrasystolien D 2–D 4. Roemheld'scher Symptomenkomplex D 4.
Hypotone Herz-Kreislaufstörungen.

Herzoppression beim Linksliegen.
Roemheld'scher Symptomenkomplex.
Herzrhythmusstörung.

Ignatia

Strychnos ignatii (= Ignatia amara)
Ignazbohne
Fam. Loganiaceae

Getrocknete Samen zur Tinktur nach V. 4 a mit 60 %-W. A. =
$^1/_{10}$ = D 1.
Verschreibungspflicht bis D 3 einschließlich.

Wirkstoffe:
Alkaloide Strychnin und Brucin.

Wirkungsrichtung:
1. ZNS (Überempfindlichkeit aller Sinne).
2. Tonussteigerung der willkürlichen und unwillkürlichen Muskulatur.

Personotropie:
Empfindsamkeit, Nervosität, Weinerlichkeit; hysterische Symptome.

Psyche:
Ac. phos. Natr. mur. Hyosc., Nux vom. Croc., Mosch.
Kummer durch Verlust des Partners, oder nach unerwiderten Neigungen. Nervöse Erregungszustände, hysterische Ohnmachtsanfälle. Labiles seelisches Gleichgewicht. Mangelndes Konzentrationsvermögen. Unberechenbarkeit, unüberlegtes Handeln.

Leitsymptome:
Puls. Asa., Lach., Val., Nux vom., Arg. nitr.
Neigung zu Melancholie, trägt Erlebnisse lange mit sich herum, ohne darüber hinwegzukommen, spontaner Stimmungswechsel, Zornausbruch durch Widerspruch, Krämpfe bei seelischer Erregung, Weinkrämpfe bei psychischer Erregung, Globusgefühl im Hals, Unverträglichkeit von Kaffee und Tabak.

Modalitäten:
Verschlimmerung durch Kummer, Aufregung, Kaffee, Nikotin, Kälte, Berührung, morgens.
Besserung: Wärme, Druck, langsame Bewegung.

Atmungsorgane:
Hyosc., Ars. Aral., Con., Ac. phos.
Trockener, krampfhafter Husten mit Kitzel im Hals, besonders abends und nachts. Unwillkürliches Seufzen.

181

Verdauungsorgane:

Graph., Anac.,
Petr. Chel.

Patient beißt sich beim Reden leicht auf den Zungenrand oder in die Innenbacke. Klumpen- oder Pflockgefühl im Hals. Abneigung gegen das gewohnte Tabakrauchen mit Appetitverlust und Übelkeit. Krampfhaftes Gähnen. Analprolaps bei schwerem Stuhlgang.

Nux vom.
Podoph., Nux vom.

ZNS:
Krampfneigung bei neuropathischer Anlage.

Temp.:
Kälteempfindlich aber rasche Erwärmung durch äußere Wärme. Durst bei Frösteln, bei Hitze durstlos.

Klinische Indikationen:
Allgemeine psychische und physische Überempfindlichkeit D 30. Ulcus duodeni (vorwiegend bei Frauen) D 4–D 30. Spastische Beschwerden bei Hysterie, Nervenleiden. Migräne, Ischialgie D 12–D 30.

Charakteristischer Stimmungswechsel, Unbeständigkeit bei sensiblen, melancholischen Personen. Folgen von Schreck, Kummer, Ärger. Globusgefühl. Kränkung. Essensbesserung. Widerspruch verschlechtert. Gemütsverstimmung.

Ipecacuanha

Cephaelis ipecacuanha
Brechwurzel
Fam. Rubiaceae

Vorsichtig getrocknete Wurzel zur Tinktur nach V. 4 a mit
60 %-W. – A. = $^1/_{10}$ = D 1.
Verschreibungspflicht bis D 3 einschließlich.

Wirkstoffe:
Alkaloide Emetin, Cephalin, Saponine.

Wirkungsrichtung:
1. Anregung der Schleimhaut- und Drüsensekretion der
   Atmungs- und Verdauungsorgane.
2. Tonuserhöhung der glatten Muskulatur. Ruhelosigkeit
   mit anfallsweiser Schwäche und Erbrechen.

Bell., Atrop.
Bry.

Leitsymptome:
Ständige Übelkeit mit Erbrechen, auch bei leerem Magen,
Erbrechen bringt keinerlei Erleichterung, Neigung zu
reichlichen und hellroten Blutungen.

Ars., Puls.

Erig., Millef.,
Sab.

Modalitäten:
Verschlimmerung durch Bewegung, abends, Wärme und
Kälte.
Besserung nur in Ruhe.

Atmungsorgane:
Niesen und reichlich wäßriger Schnupfen. Erstickender
Husten mit Übelkeit und Erbrechen. Grobblasige RG's über
den Bronchien. Häufig blutiger Auswurf.

Natr. chlor.,
Selen., Lach.,
Sang., Croc.,
Sil.

Verdauungsorgane:
Erbrechen bessert die Übelkeit nicht, (kein Zungenbelag)
besonders nach Genuß von Fettem, Obst, Eis und Durcheinanderessen. Durchfälle gelb, wäßrig, schaumig, zuweilen blutig.

Tart. em. Puls.,
Carb. veg., Ant.
er., Bell., Ars.
Merc, Aloe.

Klinische Indikationen:
Bronchitis – Bronchopneumonien, asthmoide Bronchitis
mit zähem Schleim bzw. Sekret D 4–D 6. Magenkatarrhe
mit Brechneigung (Folgen von Durcheinanderessen und
Eisgenuß) D 4. Gastrische Fieber mit wenig Durst D 4. Blutungen aus Magen, Darm, Lunge, Niere, Uterus mit Ohnmacht, Übelkeit, Konvulsionen (unabhängig von der äthio-
logischen Behandlung als Palliativmaßnahme) D 3–D 4.

Übelkeit, Erbrechen bei reiner Zunge.
Blutungsneigung.
Husten mit Schleimrasseln und Erbrechen.
Ruhr und Menorrhagien.
Hautjucken.

Iris versicolor

Schwertlilie
Fam. Iridaceae

Frischer Wurzelstock zur Essenz nach V. 3 a. A. = $^1/_3$.

Gels., Kal.
bichr., Caust.,
Natr. chlor.,
Psor., Sil.

Wirkungsrichtung: Vagus.

Facialisneuralgie.

Migränemittel nach Streßsituationen in Verbindung mit Magenbeschwerden. (Sodbrennen, Erbrechen) D 4 und Sehstörungen.

Magenkatarrh mit Sodbrennen. Migräne mit Erbrechen und Durchfall. Sonntagsmigräne.

Jaborandi

Fam. Rutaceae

Getrocknete Blätter zur Tinktur nach V. 4 a mit 60 %-W. A. =
$^1/10$ = D 1.

Wirkungsrichtung: Parasympathicus.

Salvia.,
Sambucus,
Sang. Ac. sulf.

Schweißausbrüche mit Hitzewallungen (vorwiegend in der Menopause). Symptomatisches Mittel bei Hyperhydrose jeglicher Ätiologie D 3–D 6. Glaukom D 4.

Schweiß- u. Speichelsekretion vermehrt.
Hypterthyreose.

Jodum

Jod. J.

Zur Lösung nach V. 5 a mit 90 %-W. – A. = $^1/_{10}$ = D 1.
Verschreibungspflicht bis D 3 einschließlich.

Wirkungsrichtung: Jodstoffwechsel (oxygenoider Stoffwechsel).

Personotropie:

Sulf., Petr., Lyc. — Innere Unruhe, Bewegungsdrang, Hitzegefühl. Abmagerung trotz Hunger. Drüsenhypertrophie.

Psyche:

Ars., Aur., Kal. brom. — Angstgefühl, Tätigkeitsdrang, Zwang zur Gewalttätigkeit, Vergeßlichkeit, geistige und körperliche Erschöpfung.

Leitsymptome:

Arg. nitr., Nux vom. Magn. carb. — Rasche Abmagerung trotz guten Appetits, viel Durst, überreiztes Nervensystem mit großer Unruhe und Angst, ständiges Frösteln bei kalter Haut (Froschhände), kalte Schweiße an Händen, in der Achselhöhle, Atrophie der Brüste und der Hoden, Schilddrüsenhypertrophie.

Modalitäten:

Lach., Acon. — Verschlimmerung durch Wärme, in Ruhe, nüchtern. Besserung in Kälte, beim Gehen, während des Essens.

Herz- und Kreislauforgane:

Bell., Op., Acon., Sang. — Heftiges Herzklopfen, pektanginöse Beschwerden mit Präcordialangst. Hitzegefühl und Schweißausbruch am ganzen Körper.

Atmungsorgane:

Ac. nitr., Aur., Hyosc., Gels. Phos., Ver. vir. — Wäßriger Schnupfen bei wunder Nase. Heiserkeit mit schmerzhaftem Räuspern und rauhem Husten. Beengungsgefühl im Hals und auf der Brust.

Verdauungsorgane:

Calc. carb., Bar. Lyc., Phos., Iris., Merc. — Angeschwollene Schilddrüse und Beengungsgefühl, heftiger Heißhunger und reichlich Durst mit Schwächegefühl. Patient muß ständig essen, sonst wird er ängstlich, kraftlos und zittrig. Obstipation mit trockenen Stühlen.

Urogenitalorgane:
Reichlich scharfer und wundmachender Fluor.

	ZNS:
Acon., Coff.,	Hochgradige Erregung, innere Unruhe und Angst mit
Ap., Cupr.,	Schlaflosigkeit.
Rhus tox.	

Haut:

Blaßgelb mit rotem, heißem Gesicht, Schweiß bei geringster Anstrengung, Abmagerung oder Schwellung der Haut, besonders der Unterschenkel und Unterarme.

Klinische Indikationen:
Zur Behandlung von Hyperthyreosen und Thyreotoxikosen nicht unter D 8. Ulcus duodeni D 6–D 12. Hektische auch fiebrige Zustände bei erhöhtem Sympatikotonus D 12–D 15. Ozaena D 4–D 6. Rhinitis vasomotori-ca D 6–D 8. Bei allen Indikationen sollte das Gesamtbild angesprochen werden.

Abmagerung bei gutem Appetit. Hitzegefühl und Unruhe, auch Frieren und Frösteln mit naßkalten Extremitäten.
Schweißneigung, Drüsenschwellung.
Besserung durch Bewegung, Essen und frische Luft.

Juglans regia
Walnuß
Fam. Juglandaceae

Frische grüne Fruchtschalen und Blätter zu gleichen Teilen zur Essenz nach V. 3 a. A. = $^1/_3$.

Viol. tric.,	*Wirkungsrichtung:* Haut.
Vinc., Oleand.,	
Merc., Graph.,	Nässende Hautausschläge, Furunkulose, Acne vulgaris
Petr.	(symptomatisch) D 4 über längere Zeit. Otitis externa D 4. Zahnwurzeleiterung D 4.

Nässende Effloreszenzen bei exsudativer Diathese und Seborrhöe. Gesicht, Nacken, Achselhöhlen.

Kalium bichromicum

$K_2Cr_2O_7$

Zur Verreibung nach V. 6. Zur Lösung nach V. 5 a. A. = $^1/_{100}$ = D 2.
Verschreibungspflicht bis D 3 einschließlich.

Wirkungsrichtung:
1. Schleimhaut von Nasen-Rachenraum und oberen Luftwegen.
2. Schleimhäute von Bronchien und Magen.

Cocc. cact.

Sil, Kal. carb.
Calad., Phos.,
Bar.
Hep.

Leitsymptome:
Zähe, fasrige, teils gelbliche Absonderungen, Pseudomembranen, Haut- und Schleimhautgeschwüre wie ausgestanzt, Kälteempfindlichkeit. Mangel an Lebenswärme.

Modalitäten:
Verschlimmerung morgens, durch kaltes Wasser, durch Kaffee.
Besserung tagsüber, durch feuchtwarmes Wetter.

Stann. jod.
Aur., Asa., Ac.
nitr., Kai. jod.,
Graph.

Atmungsorgane:
Schleimig-eitriger, fadenziehender Schnupfen. Kopfschmerzen und schmerzhafter Druck über der Nasenwurzel. Verlust des Geruchs. Heiserkeit und rauher Husten mit zähem, schwerlöslichem Auswurf.

Bry., Tarax.,
Natr. phos.

Verdauungsorgane:
Gefühl eines Haares im Rachen oder auf der Zunge, sehr trockener Mund. Besserung der Magenbeschwerden, des Kopfwehs und der Gemütsverstimmung durch Essen.

Canth., Ars.,
Thuj.

Urogenitalorgane:
Brennen beim Wasserlassen und lange danach.

Led., Tart. em.
Caust., Puls.
Kalm. lat. Lith.,
Sulf.

Bewegungsorgane:
Muskel- und Gelenkrheumatismus mit wandernden und plötzlich kommenden und langsam gehenden Schmerzen, häufig im Wechsel mit Verdauungsbeschwerden, Gelenke knacken hörbar, schlimmer durch Kälte, besser durch Bewegung.

Haut:
Papeln, Bläschen, Pusteln, Geschwüre wie ausgestanzt.

Klinische Indikationen:
Skrofulöse Augenerkrankungen wie Conjunctivitis, Ble-

pharitis, Keratitis mit zähen, fadenziehenden Schleimabsonderungen (Sjögren-Syndrom) D 4–D 12. Chronische Tonsillitis, Naso-Pharyngitis sicca D 12. Chronische Gastritis der Säufer (Biertrinker) D 4–D 6. Ulcus ventriculi (luetische Ätiologie) D 12. Chronische Bronchitis und Bronchiektasen D 12–D 30. Rheumatische Affektion in der Folge von Fokaltoxikosen und Infektion; Erythema nodosum D 6–D 12.

Schleimhautmittel mit zähen Sekreten und torpiden Ulzerationen.
Kälteempfindlichkeit mit Besserung durch Bewegung in frischer Luft.
Erschöpfung, Schwäche.
Lymphdrüsenschwellung des Halses.

K

Kalium carbonicum

Kaliumkarbonat. K_2CO_3.

Zur Verreibung nach V. 6, 1+99 = D 2. Zur Lösung nach V. 5 a. A. = $1/10$ = D 1.

Wirkungsrichtung: Elektrolythaushalt, (Vagotrope-kolloidquellende Wirkung).

Personotropie:

Bar., Sil.   Schwächliche, adynamische Menschen mit Schweißneigung und Überempfindlichkeit gegenüber physischen und psychischen Einflüssen.

Psyche:

Ac. phos., Calc. hypophos.   Exzentrisch, ärgerlich reizbar im höchsten Grade, zänkisch. Will nicht allein sein, furchtsam.

Leitsymptome:

Ac. ox., Xanthox. Graph., Ant. er., Calc. carb. Caps.   Stechende Schmerzen, Rücken- und Nierenschmerzen, Auftreibung des Leibes unmittelbar nach dem Essesen, Oberlidödeme, Überempfindlichkeit der Fußsohlen, Schwäche und Schweißneigung.

Modalitäten:

Ferr., Lach. Sil.   Verschlimmerung morgens (3 Uhr), durch Kälte. Besserung durch Wärme und Vornüberbeugen.

Herz- und Kreislauforgane:

Natr. chlor. Ac. hydrochl. Phos., Ferr. Cact., Spig. Acon.   Adynamie des Herzmuskels bei entsprechenden Störungen des Elektrolythaushaltes (besonders Hypokaliämie), vorwiegend Tachykardie, Herzstechen mit Ausstrahlung zum Rücken, Angst, Atemnot.

Atmungsorgane:

Krampfhafter, trockener Husten mit stechenden Schmerzen im Thoraxbereich, Würg- und Brechreiz bei den Hustenanfällen.

Verdauungorgane:

Graph., Carb. veg., Caps., Lyc., Chin. Puls. Merc.   Rauher Hals mit morgendlichem, schleimigem, schwerlöslichem Auswurf. Allgemeine gastroenteritische Beschwerden mit Meteorismus. Schmerzhafte Stuhlentleerung.

Urogenitalorgane:

Caust., Natr. chlor., Scill.   Relative Inkontinenz. Dysmenorrhöen.

Cimic., Natr. chlor.

ZNS:
Schwerfälliges Denken, Schlaflosigkeit durch nervliche Erschöpfung, Rückenmarkschwäche.

Ac. phos. Ferr.

Bewegungsorgane:
Schwäche und Schmerzen in allen Gliedern und besonders im Rücken mit Bedürfnis sich anzulehnen oder hinzulegen.

Klinische Indikationen:
Subakute oder chronische Bronchitis D 4–D 8. Chronische Herzschwäche, chronische Herzinsuffizienz in der Folge von abgelaufener Endo- und Pericarditis D 3–D 4. Hydropische Herzinsuffizienz D 4–D 6. Spinalirritation in Verbindung mit BWS-Veränderungen D 12. Adynamie und Schwäche in Folge von Anämie D 12–D 15. Hyperkaliämie D 12–D 15. Hypokaliämie D 3–D 4. Sphinkterinsuffizienz der Blase bei alten Menschen D 4–D 6.

Schwäche, Schweiße, stechende Schmerzen (Rücken). Verschlimmerung 3–5 Uhr durch Niederlegen, Kälte und Luftzug.
Besserung durch Wärme, Umhergehen, Aufrichten.

Kalium bromatum

Kaliumbromid. KBr.

Zur Verreibung nach V. 6. Zur Lösung nach V. 5 a: 10 Teile in 80 Teilen Wasser und 10 Teilen 9 o%-W. A. = $^1/_{10}$ = D 1.

Aven., Coff. Ferr. phos. Jod., Brom.

Klinische Indikationen:
Gedächtnisschwund D 4–D 8. Nervöses Asthma D 12. Akne im Kinn-Mund-Dreieck D 12.

Gedächtnisschwäche, Umhergehen bessert. Wärme verschlechtert. Seborrhoische Ekzeme.

Kalium chloratum

Kaliumchlorid. KCl.

Zur Verreibung nach V. 6. Zur Lösung nach V. 5 a: 1 Teil in 89 Teilen Wasser und 10 Teilen 90%-W. A. = $^1/_{100}$ = D 2.

Klinische Indikationen:

Kal. bichr.

Keratitis ulcerosa D 3. Katarrhe der Nase, des Nasen-Rachenraumes, vor allem der Tuba Eustachii D 4. Stomatitis aphtosa (nach Quecksilber) D 3.

Schleimhautaffektion im Nasen-Rachenraum.

Kalium jodatum

Kaliumjodid. KJ.
Zur Verreibung nach V. 6 und zur Lösung nach V. 5 a mit 45%-W. – A. = $^1/_{10}$ = D 1.

Klinische Indikationen:

Ac. nitr. Stann.
jod.

Skrofulöse Augenleiden D 4. Acne rosacea D 4–D 12.
Akute Laryngitis D 3–D 4.
Kniegelenkshydrops (einseitig) D 3–D 4.

Rheumatoide Beschwerden an Muskeln, Sehnen, Periost.
Resorptionsmittel.

Kalium nitricum

Kaliumnitrat = KNO_3

Herstellung zur Verreibung nach V. 6, zur Lösung nach V. 5 a.

Klinische Indikationen:

Natr. sulf.
Thuja Antimon.

Asthmatische Beschwerden mit Herzschwäche. Verschlimmerung durch Feuchtigkeit. Neigung zu generalisiertem Odem.

Hydrogenoide Konstitution

Kalium phosphoricum

Kaliumphosphat. KH_2PO_4.

Zur Verreibung nach V. 6, 1 + 99 = D 2.
Zur Lösung nach V. 5 a. A = $^1/10$ = D i.

Acid. phos.
Lyc., Anac.
Acid. picr.

Klinische Indikationen:
Gedächtnis- und Nervenschwäche D 4–D 12.

Symptomatisches Nervenmittel.

Kalium sulfuricum

Kaliumsulfat = K_2SO_4

Herstellung wie oben

Klinische Indikationen:
Entzündung der Schleimhäute mit gelben Absonderungen. (Sog. mineralisches Pulsatilla, dem es wirkungsgemäß sehr ähnelt)

Nase, Augen, Ohrenaffektionen im Sinne chronischer Affektionen

K

Kalmia latifolia

Berglorbeer
Fam. Ericaceae

Frische Blätter zur Essenz nach V. 3 a. A. = $^1/_3$.

Wirkungsrichtung: Andromedotoxin-Glykosid, ZNS und herzwirksam.

Leitsymptome:
Blitzartiger Nervenschmerz von oben abwärts ziehend, Kopfschmerz bei Licht, Schwindel bei geringster Bewegung.

Modalitäten:
Verschlimmerung durch Bewegung, durch Sonne.
Besserung in Ruhe und Liegen auf dem Rücken.

Herz- und Kreislauforgane:

Colch., Ac. benz., Cact., Spig., Apoc. Spong., Naj., Ars., Phos., Ver.

Myokardschaden bei vorwiegend entzündlichen Erkrankungen des Herzens oder toxischer Schädigung, Herzbeschwerden bzw. Herzbeklemmung, Stenokardien, Angst, Schwächegefühl.

ZNS:

Prunus spin.

Schwindel bei geringster Bewegung, Neuralgien, besonders rechtsseitig; Supraorbitalneuralgie.

Bewegungsorgane:
Rheumatoide Gelenk- und Muskelschmerzen.

Klinische Indikationen:
Herzleiden in Folge von rheumatischen Affektionen, gichtische Diathese bei Herzleiden D 12.
Bradykardie nach Infekten D 12.

Rheumatische Affektionen mit Herzbeteiligung.
Multilokuläre Gelenkschmerzen von. oben nach unten.

Kreosotum

Buchenholzteerdestillat

Zur Verreibung und zur Lösung nach V. 5 a mit 90 %-W. – A.
= $^1/_{10}$ = D 1.
Verschreibungspflicht bis D 3 einschließlich.

Wirkungsrichtung: Zellreizung.

Psyche:
Immer wieder neue Wünsche, kann durch nichts befriedigt werden, weinerlich, rührselig. Nach Aufregung pulsierendes Klopfen am ganzen Körper.

Leitsymptome:

Hydr., Ars., Sec.

Brennende, übelriechende Ausflüsse, Schleimhautgeschwüre, Blutungsneigung bei kleinsten Wunden, Brennen in den Fußspitzen, Zahnkaries, Miktion im Liegen leichter.

Modalitäten:

Ars.

Verschlimmerung durch Kälte, in Ruhe, im Liegen, nach der Menstruation.
Besserung durch Wärme, durch Bewegung.

Atmungsorgane:

Ars., Kal. bichr., Psor.

Übelriechender, eitrig-blutiger Auswurf bei chronischen, infektiösen oder destruierenden Lungenerkrankungen.

Verdauungsorgane:
Karieserscheinungen an den Zähnen. Vomitus matutinus, häufig Erbrechen unverdauter Speisen.

Urogenitalorgane:

Helon., See., Puls.

Dysmenorrhoe, scharfer, wundmachender Fluor mit Schwellung, Rötung und Pruritus der Vulva.

Haut:

Ars., Ac. sulf., Ac. carb.

Juckende Hauteffloreszenzen, kleine Wunden bluten stark, Neuralgien, besonders diabetischer Genese. Bettwärme schlechter.

Klinische Indikationen:
Chronische Gastritis D 6–D 12. Menorrhagien mit Diarrhöen D 4. Gangränöse Beingeschwüre D 4–Di2. Diabetischer Pruritus D 4–D 6.

Entzündliche, geschwürige und blutende Haut- und Schleimhautaffektionen mit scharfem Sekret.
Juckreiz durch Kratzen, in Wärme schlechter.

K

195

Lac caninum

Hundemilch
Frische Milch + 90%-W. zu gleichen Teilen nach V. 1.
A. = $^1/_2$.

Wirkungsrichtung: unbekannt (vermutlich Immunstimulans).

Caust., Gels.,
Puls. Kal. sulf.,
bichrom.
Medorrh.
Gelsem.

Beschwerden im Hals aber auch in Muskeln und Gelenken, die häufig die Seite wechseln. Migränekopfschmerz, der von einem Tag zum anderen die Seite wechselt.

Klinische Indikationen:
Rheumatische Beschwerden, mit Seitenwechsel des Schmerzbildes D 4–D 12.

Seitenwechsel der Symptome.
Verschlimmerung morgens, durch Kälte und Menses.

Lachesis muta

Buschotter
Fam. Crotalidae

Das frische Schlangengift zur Verreibung nach S.V.

Wirkungsrichtung: Hochmolekulares Schlangengift mit vorwiegend hämotoxischer Wirkung. Daneben Wirkung auf Kreislauf.

Personotropie:
Exaltiert, teilweise auch aggressiv, psychisch erregbar mit endokrinen Störungen, Folgen erotischer Frustrationen.

Psyche:

Hyosc., Plat.
Natr. chlor.,

Ac. hydrochl.
Op., Arn. Bapt.,
Lyc.

Phos., Carb.
veg.

Starkes Selbstbewußtsein, Einbildung, Neid, Haß, Rachegefühl, Grausamkeit. Neigung zu Eifersucht, Argwohn ohne Grund. Alle Arten von Triebstörungen, Angst vor der Zukunft, Angst vergiftet zu werden. Verwirrung – Übergang von Delirium – Bewußtlosigkeit – Koma. Unaufhörliche Geschwätzigkeit. Überempfindlichkeit gegen Sinneseindrücke. Beziehungen zwischen psychischen und Herzsymptomen. Hysterien mit Herzsymptomatik.

Leitsymptome:

Cimic., Spig.

Merc.

Deutliche Verschlimmerung aller Symptome durch und nach Schlaf. Berührungsempfindlichkeit, besonders an Hals und Taille. Erkrankungen der linken Seite, vor allem Ovar, Konstriktion von Schlund und After, spastische Darmtenesmen, Hämorrhagien (Ekchymosen), Zahnfleischschwellung.

Modalitäten:

Puls., Nux
vom., Kal. nitr.,
Glon., Natr.
carb., Bell.
Zinc.
Phos.

Verschlimmerung nach Schlaf, morgens, vor der Periode, durch geringste Zusammenschnürung. Hitze. Besserung durch Körperausscheidungen.

Herz- und Kreislauforgane:
Hitzewallungen abwechselnd mit Frösteln und Frieren bei beginnenden akuten bis septischen Infektionskrankheiten. Kongestive Kopfschmerzen, kalte Extremitäten, zusammenschnürendes Gefühl am Herzen, Beklemmung, pulsus parvus, celer, irregularis, hochgradige allgemeine Schwäche bei toxischer Kreislaufschädigung.

Ign.

Atmungsorgane:
Überempfindlichkeit der oberen Luftwege und besonders des Kehlkopfes gegen Berührung, ständiger Reiz- und Kitzelhusten bis zum Erstickungsanfall.

Ac. nitr.,Merc.

**Carb. veg.,
Chin., Lyc.**

Verdauungsorgane:
Aphthen und Ulcera der Mundschleimhaut und des Rachens. Schluckbeschwerden besonders bei flüssiger Nahrung bzw. beim Leerschlucken. Meteoristische Erscheinungen, unangenehm und schmerzhaft bei Kleiderdruck.

ZNS:
Kongestionsschwindel, vor allem beim Schließen der Augen, Schlaflosigkeit nachts, Schlafsucht am Tage.

Haut:
Livide Verfärbung von Wunden u. a. Hautveränderungen, empfindlich gegen Berührung, Druck, Beengung.

Ap.

Temp.:
Schüttelfrost, septisches Fieber, Haut heiß und trocken bei kalten Füßen, trockene Erdbeerzunge.

Klinische Indikationen:
Entzündliche bis septische Prozesse (Angina, Abszesse, Phlegmonen, Thrombophlebitis, Endometritis, septischer Abort) D 8–D 12. Herzinsuffizienz in der Folge von septischen oder endokrinen Störungen D 12. Klimakterische Ausfallserscheinungen D 12–D 15. Angstsyndrom in der Folge hormoneller Dissoziationen D 30. Agranulozytose und Blutkrankheiten D 15–0 30.

Erregbar, exaltiert, erethisch.
Linksseitig.
Morgendliche Verschlimmerung. Hitze verschlechtert.
Exkretion und Bewegung bessern.
Kongestive Angst.
Folgen von entzündlichen Krankheiten im Unterleib (auch nach Operationen).

Lachnanthes tinctoria

Rotwurzel
Fam. Haemodoraceae

Herstellung nach V. 3 a/7.

Typisch für das Arzneimittel sind der Seitenwechsel von Beschwerden (Kopfschmerzen, Angina, Schulter und Nakkenschmerzen).
Folgen nach durchgemachter Diphtherie.
Beziehung der Beschwerden zur Periode (Brustschwellung etc.).
Verschlimmerung am Morgen und durch Kälte.
Besserung durch Rückwärtsbeugen.

Klinisch bewährt bei Torticollis, Arm-Schulter-Syndrom mit Streckbesserung und Seitenwechsel.
Migräne und Menstruationsbeschwerden.
Vergeßlichkeit und mangelnde Gehirnkonzentration.

Lapis albus

Gneis, Fluorcalciumsilicat
Zur Verreibung nach V. 6.

Wirkungsrichtung: Lymphsystem.

Lymphknotenschwellungen. Indurierte Strumen. Nach Donner bei chronischer Mittelohr- und Nasennebenhöhlenaffektion.

Klinische Indikationen:
Symptomatisch bei euthyreotischer Struma, Myom D 2-D 4.

Drüsenschwellungen mit Neigung zu Verhärtung.

Latrodectus mactans

Schwarze Witwe
Fam. Araneidae

Mit 90%-W. getötetes, zerriebenes Tier zur Tinktur nach
V. 4a mit 90%-W. – A. = $1/10$ = D 1.

Aran.

Wirkungsrichtung: Spinalganglien mit Steigerung der neuromuskulären Erregbarkeit.

Cact., Acon., Spig.

Leitsymptome:
Pectanginöse Zustände mit Todesangst, eiskalte Haut mit Marmorierung.

Camph.

Herz- und Kreislauforgane:
Heftige Herzschmerzen mit Ausstrahlung in den linken Arm, Todesangst, Kreislaufkollaps.

Bewegungsorgane:
Tonische und klonische Krämpfe an allen Gliedern und vornehmlich der Brust- und Bauchmuskulatur.
Haut:
Eiskalt, abwechselnd blaß und blau.

Klinische Indikationen:
Angina pectoris, Angina abdominalis D 4–D 8.

Angina pectoris mit eiskalter Haut.
Irritation des Ganglion cardiacum.
Herzsensationen.

Laurocerasus

Von Prunus laurocerasus.
Kirschlorbeer
Fam. Rosaceae

Frische, im August gesammelte Blätter zur Essenz nach
V. 2 a. A. = $1/2$.

Carb. veg.

Wirkungsrichtung: Atemzentrum.

Sulf., Cupr.,
Lach.

Cyanose, Dyspnoe, Reizhusten, Rechtsinsuffizienz des Herzens.

Klinische Indikationen:

Acid. hydro-
cyanic.

Cyanose bei allen Folgen der Herzinsuffizienz sowie bei Herzfehlern, vornehmlich bei Bradykardie, Dyspnoe und Asphyxie D 1–D 4.

Zyanose bei Bradykardie, Wärme verschlechtert.
Frische Luft bessert. Schlafstörung.

L

Ledum palustre

Sumpfporst
Fam. Ericaceae

Getrocknete junge Sprossen zur Tinktur nach V.4a mit
60%-W. – A. = $^1/_{10}$ = D 1.

Wirkstoffe:
Ledol (Porstkampher), Arbutin, Flavonglykoside.

Wirkungsrichtung: Steigerung der Erregbarkeit des ZNS
(Stammhirn), Haut- und schleimhautreizend mit Aktivierung der lymphatischen Reaktionen.

Leitsymptome:

Nux vom. Lith., Kalm. lat., Caul. Act., Spic.
Aufsteigende Schmerzen, die an den unteren Extremitäten beginnen. Fußsohlenschmerz, kleine Gelenke. Mangel an Lebenswärme.

Modalitäten:

Kal. Jod.
Verschlimmerung durch Wärme, besonders Bettwärme, nachts und durch Bewegung.

Ap.
Besserung durch Kälte, Eintauchen der schmerzenden Extremitäten in kaltes Wasser.

Lach.
Angriffsseite: links oben und rechts unten.
Nacken, Schulter und Kreuzbein.

Bewegungsorgane:

Kalm. lat., Sil. Amm. phos., Rut., Zinc., See., Calc. fluor.
Muskel- und Gelenkrheuma akut und chronisch, Schmerzen von unten nach oben aufsteigend, kleine Gelenke bevorzugt, besser durch Kälte, schlimmer in Bettwärme, Fußsohlenschmerz beim Gehen.
Gichtknoten.

Haut:

Ac. sulf.
Juckreiz, blaue Flecke, papulo-pustulöse Effloreszenzen.

Klinische Indikationen:
Hauptmittel bei Insektenstichen D 4. Harnsaure Diathese
vornehmlich in Folge von Alkoholismus, alle Folgen chronischen Alkoholgenusses D 12. Gelenk- und Muskelrheumatismus vorwiegend im Zuge einer harnsauren Diathese
D 4–D 12. Dermatitis und ekzematöse Veränderungen bei
harnsaurer Diathese D 12–D 30.

Frostigkeit bei Wärmeverschlimmerung.
Kälte bessert.
Bewegung und Wein verschlechtern.

Leptandra virginica

Virginischer Ehrenpreis
Fam. Scrophulariaceae

Frische zweijährige Wurzeln zur Essenz nach V. 3 a. A. = $^1/_3$.

Wirkungsrichtung: Leber-Pankreas.

Leitsymptome:
Diarrhöe, teerartig, übelriechend, teils mit Blutbeimengung.

Verdauungsorgane:
Durchfälle mit Teerstühlen.

Klinische Indikationen:
Chronische Hepatocholecystopathie mit Durchfallsneigung D 4.

Durchfälle bei Leberleiden.

Coloc., Iris.,
Cupr., Diosc.

Yucca.

L

Lespedeza Sieboldi

Fam. Fabaceae

Frische, blühende Pflanze nach V. 3 a.

Wirkungsrichtung: Niere.

Helleb., Solid. Diuretische Wirkung mit Senkung leicht überhöhter Harnstoffwerte.

Klinische Indikationen:
Nephrose und symptomatische Albuminurie D 1–D 4. Versuch bei chronischer Nephritis oder Pyelonephritis D 4.

Nykturie bei chronischen Nierenleiden.

Lilium tigrinum

Tigerlilie
Fam. Liliaceae

Frische blühende Pflanze zur Essenz nach V. 2 a. A. = $^1/_2$.

Lach., Kreos.,
Sep.,Ap.,Aur.,
Plat.

Klinische Indikationen:
Hauptmittel bei hysteroiden und neurotischen Herzbe-schwerden, meist in Verbindung mit hormonellen Verän-derungen vornehmlich des weiblichen Geschlechts (Ova-rialneuralgie, Prae- und Postklimakterium etc.) D 4–D 12.

Herabdrängen der Eingeweide. Nervöse Herzstörungen mit Bandgefühl in den Beckenbereich.

Lithium carbonicum

Lithiumcarbonat. Li_2CO_3.

Zur Verreibung nach V. 6. Zur Lösung nach V. 5 a. A. = $^1/100$ = D 2.

Aur., Lyc.

Wirkungsrichtung: Harnsaure Diathese.

Leitsymptome:
Brennen in der Harnröhre, häufiger Harndrang.

Modalitäten:

Sarsap., Berb.,
Lyc., Gels.

Besserung durch Harnlassen, durch Essen.
Mononatriumuratausscheidung (Ziegelmehlsediment).

Bewegungsorgane:

Caul., Ac.
benz., Led.,
Colch.

Rheuma und Gicht, kleine Gelenke bevorzugt.

Klinische Indikationen:
Mineralisches Mittel der gichtischen Diathese mit Nieren-steinleiden, arthritischen und rheumatischen Erscheinun-gen D 4.

Dysurie, harnsaure Diathese. Besserung durch Essen und Wasserlassen.

Lobelia inflata

Indischer Tabak
Fam. Campanulaceae

Frische blühende Pflanze zur Essenz nach V. 3 a. A. = $^1/_3$.
Verschreibungspflicht bis D 3 einschließlich.

Wirkungsrichtung: Atemzentrum.

Cact., Phos., Helon., Lach. Merc., Jod., Tab., Nux vom.

Bronchialasthma und asthmoide Bronchitis. Auch als Simile gegen Entwöhnungsbeschwerden bei Tabakgenuß.

Klinische Indikationen:
Heuasthma und asthmoide Krampfhusten D 2–D 4. Hyperemesis gravidarum D 3. Symptomatisch bei Nikotinabusus.

Übelkeit und Erbrechen bei kaltem Schweiß. Atemnot bei Vagusneurose.

Luffa operculata

Esponjilla
Fam. Cucurbitaceae

Herstellung nach V. 4 a/7.

Wirkungsrichtung sind die Schleimhäute der Nase und des Rachens, sowie die Funktion der Schilddrüse.

Arzneisymptome sind Schnupfen, besonders morgens mit Empfindlichkeit der Nasenschleimhaut. Trockener Hals und Brennen der Zunge.

Kopfschmerzen im Bereich der Nebenhöhlen, von der Glabella bis in die Nackengegend ziehend. Schwindel, Gereiztheit mit Antriebslosigkeit läßt an die Beteiligung der Schilddrüse denken.

Klinische Indikationen:
Schnupfen auf infektiöser und allergischer Basis. Hautaffektionen im Unterkiefer-Lippenbereich. Dysthyreose.

Lycopodium clavatum

Bärlapp, Keulen- oder Kolbenbärlapp
Fam. Lycopodiaceae

Die verriebenen Sporen zur Tinktur nach V. 4 a durch Mazeration mit 90 %-W. – A. = $^1/_{10}$ = D 1.

Sep., Lith., Sarsap., Berb.

Wirkungsrichtung: Lymphatismus.

Harnsaure Diathese, Steindiathese, hepato-renale Organotropie mit Neigung zur Spastik der Hohlorgane.

Personotropie:

Ranunc. bulb.

Choleriker und Hypochonder, geistig beweglich, temperamentvoll. Vorzeitige Alterung. Hagerkeit mit Abmagerung besonders am Oberkörper.

Psyche:

Cupr., Hyosc., Zinc., Calc. carb., Lach. Rhus tox.

Müdigkeit, Vergeßlichkeit. Furcht vor der Öffentlichkeit, vor ,Geselligkeit. Mangel an Selbstvertrauen. Unsicherheit, Resignation, Empfindsamkeit, Nervosität, Erregbarkeit.

Leitsymptome:

Bry., Card. mär. Magn. chlor., Nux vom. Asa., Momord. Solid. Kal. phos.

Rechtsseitigkeit der Beschwerden, die meist von rechts nach links wandern. Mager, reizbare, aufbrausende Menschen. Heißhunger mit Sättigkeitsgefühl nach wenigen Bissen. Kollern im Bauch mit Druck nach unten, im Urin Ziegelmehl, Empfindlichkeit der Kopfhaut.

Modalitäten:

Camph.

Verschlimmerung besonders 16–20 Uhr, durch Wärme und warme Anwendung, durch Schlaf.
Besserung durch Kälte, im Freien, Bewegung, durch Aufdecken im Bett.

Herz- und Kreislauforgane:

Carb. veg. Kal. bichr.

Kalte Hände und Füße infolge Stase des venösen Systems.

Atmungsorgane:

Chronische Bronchopneumonie mit eitrigem Auswurf, verzögerte Ausheilung bronchopulmonaler Infektionen, Pharyngitis bei bestehender gastro-hepatogener Dyspepsie.

	Verdauungsorgane:
Nux vom.,	Dysphagie bei Hepato- und Gastropathien, Heißhunger
Chin., Carb.	mit Sättigungsgefühl nach wenigen Bissen, Völlegefühl
veg., Ambr.	und Blähungen, funktionelle Pylorusspastik, Stuhl knollig
Caps., Colch.	obstipiert, Gefühl der unvollständigen Entleerung. Übel-
Magn. carb.,	riechender Harn, trüb.
Alum. Petr.,	
Graph.	*ZNS:*
Ambr., Ac. picr.	Gedächtnis- und Geistesschwäche bei alten Leuten.

Bewegungsorgane :

Ferr., Ver., Puls. Rheumatoide Gliederschmerzen, Brennen zwischen den Schulterblättern.

Haut:

Calc. carb.
Alum., Petr.,
Carb. an.

Trocken, Gesicht blaß-gelb, altes Aussehen, dunkle Ringe um die Augen. Trockene Ekzeme, Flechten, Intertrigo, Prurigo, Neigung zu Eiterungen, Varizen, Ulcera cruris.

Klinische Indikationen:
Vorwiegend rechtsseitig wirkendes Mittel, das seine Beziehungen über das Lymphsystem (Tonsillen) und rechtsseitige Basalbronchitis, hauptsächlich im Bereich der Leber, entfaltet. Alle Formen der Hepatopathie vornehmlich chronischer Natur mit Störung des Zellstoffwechsels, harnsaure Diathese mit Gallensteinleiden, chronische Duodenalbelastung mit Pylorusspastik oder Stenose. Fermentschwäche, Flatulenz und nachfolgender spastischer Obstipation D 4–D 30. Pyelitis, Nephro-lithiasis D 12. Rheumatisch- und gichtische Leiden (rechtsseitig) D 12–D 15. Ulcera cruris D 4–D 8. Chronische Ekzeme in Folge von Stoffwechselstörungen D 30.

Rechtsseitiges Mittel bei harnsaurer Diathese, spastischer Obstipation mit Meteorismus.
Depressiv, reizbar, ärgerlich.
Wärme, Ruhe, Nachmittagszeit verschlechtern.
Besserung durch frische Luft und Bewegung.

L

Lycopus virginicus

Virginischer Wolfsfuß
Fam. Labiatae

Frische blühende Pflanze zur Essenz nach V. 3 a. A. = $^1/_3$.

Jod., Merc.

Wirkungsrichtung: Antagonismus zum thyreotropen Hormon der Hypophyse.

Zur Behandlung der Hyperthyreose, Tachykardien, Abmagerung, Hitzewallungen, wenn Schilddrüsenstigmata nachweisbar sind D 3–D 6.

Beta-Rezeptorenwirkung bei klimakterischer und funktioneller Sympathikusneurose.

Magnesium carbonicum

Basisches Magnesiumcarbonat. $(MgCO_3)_3Mg(OH)_2 + 3H_2O$.

Zur Verreibung nach V. 6, Lösung nach V. 8 a.

Wirkungsrichtung: Fermentaktivator, Enzymregulator, Katalysator für Fett-KH und Eiweißstoffwechsel und Infektabwehr. Schilddrüse mit erhöhter Erregbarkeit bzw. Reizbarkeit und Labilität des vegetativen NS. Erhöhte neuromuskuläre Erregbarkeit und Spastik aller Hohlorgane. Prototyp der Magnesiumsalze.

Personotropie:

Lyc., Cham. Coff., Asar., Phos.

Hypochonder oder Choleriker mit starker nervöser Reizbarkeit. Vagotoniker.

Psyche:

Ign., Ac.phos., Staphis. Op., Acon.

Gereiztheit, Arbeitsunlust, innere Unruhe, Tagesschläfrigkeit.

Leitsymptome:

Ferr., Ver. alb. Form. ruf.

Berb., Sarsap.

Erschöpfung mit ständigem Frieren und Frösteln des Patienten. Überempfindlichkeit gegen kalte Luft, stechendes Schmerzgefühl, blitzartig einschießend. Saurer Sekretionsgeruch.

Modalitäten:
Verschlimmerung in Ruhe, durch Bettwärme, durch Fleischgenuß, morgens.
Besserung durch Bewegung und im Freien. Dreiwöchiger Rhythmus.

Herz- und Kreislauf Organe:
Herzklopfen mit Schwindelerscheinungen.

Atmungsorgane:
Trockener Husten, meist schlimmer im warmen Zimmer.

Verdauungsorgane:

Ant. er., Hep. Ac. nitr., Ac. mur. Ver. alb. Cham., Podoph. Chel.

Verlangen nach Saurem und Pikantem, Abneigung gegen Fleisch, Sodbrennen und saures Aufstoßen, Übelkeit und Appetitlosigkeit am Morgen, Durchfall wäßrig, übelriechend, hell, als Folge einer Leberbelastung, Segmentschmerz der Leber mit Begleitschmerz in der rechten Schulterpartie.

M

Bewegungsorgane:
Sang., Ferr.   Rheumatoide Muskel- und Gliederschmerzen, schlimmer nachts, mit Bewegungsdrang, muß aufstehen und herumgehen.

Haut:
Psor.   Jucken, Kribbeln, urtikarielle Ausschläge im Kopf-Halsbereich.

Klinische Indikationen:
Hyperacide und anacide Gastritis D 6–D 8. Chronische Obstipation in der Folge von enteritischen Affektionen D 12. Hepatopathie D 6–D 12. Cholezystitis – Cholangitis D 6. Prostatathypertrophie D 12. Neuralgien und Zahnschmerzen D 4–D 6 (stündl. wiederholt). Skrofulöse Ophthalmien D 6- D 12.

Unruhe, Nervosität, Reizbarkeit, Hohlorganspastik.
Periodische, anfallartige Beschwerden.
Verschlechterung durch Temperaturextreme, Milch, Fleisch, 3–5 Uhr.

Magnesium chloratum

$MgCl_2 + 6H_2O$.

Herstellung wie Magnesium carb. zur Verreibung nach V. 6, zur Lösung nach V. 5 a mit 45 %-W.-A. = $^1/_{100}$ = D 2.

Wirkungsrichtung: s. Magn.carb.

Personotropie:
wie Magn.carb.

Psyche:
Nächtliches Angstgefühl mit Unruhe.

Arg. nitr., Op., Ant. cr., Sulf., Lyc., Sil, Stront.

Leitsymptome:
Entspricht in den Leitsymptomen dem Magn.carb.

Modalitäten:
Verschlimmerung durch Milch.
Besserung durch Bewegung im Freien. Warme Anwendungen.

Verdauungsorgane:
Harter Stuhl mit Schleimabgang, aber auch Durchfälle mit heftigem Stuhldrang.

Klinische Indikationen:
Pubertäre und nachpubertäre Entwicklungsstörungen. Hauptmittel der sog. vegetativen Dystonie in der Folge psycho-vegetativer Krisen D 12–D 30.

Ängstlich, mißmutig, verdrießlich.
Neuralgisch-myalgische Schmerzen bei spastischer Obstipation.
Kopfschmerz und Müdigkeit tagsüber. Verschlechterung durch Milch.

M

Magnesium fluoratum

MgF$_2$.

Herstellung wie Magnesium carb.

Wirkungsrichtung: RES, Lymphatisches System.

Modalitäten:
Verschlimmerung morgens, die ersten Stunden nach dem Aufstehen; vor der Menses.
Besserung durch Bewegung, im Freien.

Verschlimmerung nach dem Schlaf.
Angst, Gereiztheit, Arbeitsunlust.

Magnesium jodatum

MgJ$_2$.

Herstellung wie Magnesium carb.

Wirkungsrichtung: Schilddrüse, Lymphatismus.

Klinische Indikationen:
Struma   euthyreotika   D 3–D 4. Hyperthyreosen   D 6–D 12. Adenoide Vegetationen D 4.

Chronische Tonsillitis, Hyperthyreose, Prostatahypertrophie.

Magnesium phosphoricum

Magnesiumphosphat. $MgHPO_4 + 7H_2O$.

Zur Verreibung nach V. 6.

Wirkungsrichtung: Krampf-Neuralgiemittel.

Leitsymptome:

Zinc., Merc., Agar.

Schneidende und krampfartige Schmerzen, ständiger Harndrang.

Modalitäten:
Verschlimmerung durch Berührung und Kälte. Besserung durch Wärme, durch Druck und Zusammenkrümmen.

Klinische Indikationen:
Hauptmittel bei Pyrosis und hyperacider Gastritis (Schüssler) D 4. Koliken der Hohlorgane D 4–D 6. Schreibkrampf D 12.

Blitzartige Schmerzen, Koliken mit Neigung zum Zusammenkrümmen.
Druck, Kälte, Berührung und Bewegung verschlimmern.

M

Magnesium sulfuricum

Getrocknetes Magnesiumsulfat. $MgSO_4$.

Zur Verreibung nach V. 6; Lösung nach V. 5 a mit 15 %-W. – A. = $^1/_{10}$ = D 1.

Wirkungsrichtung: Gallenblase.

Leitsymptome:

Carb. veg., Puls., Coloc.

Überreizung des zentralen und vegetativen Nervensystems. Widerwillen gegen fette Speisen. Spasmen der Hohlorgane.

Modalitäten:
Verschlimmerung frühmorgens, vor der Periode.
Besserung durch Bewegung.

Klinische Indikationen:
Gallenblasen-, Leberindikationen von Magnesium, D 3– D 6.

Leber-Gallenmittel,
Diarrhöe, Hohlorganspastik,
Morgenverschlimmerung.

Mandragora officinarum

Alraune
Fam. Solanaceae

Getrocknete Wurzel zur Tinktur nach V. 3 a mit 60 %-W. A.
= $^1/_{10}$ = D 1.

Wirkstoffe:
Mandragorin (Hyoscyamus, Scopolamin, Atropin).

Wirkungsrichtung:
1. ZNS (Euphorie-Depression-Parästhesien-Überempfindlichkeit der Sinnesorgane).
2. Vagotropie.
3. Leber-Galle-Magen-Darmtrakt.

Psyche:
Ign., Plat.

Wechsel zwischen guter Laune und Unternehmungslust und depressiver Verstimmung mit Entschlußunfähigkeit.

Leitsymptome:
Carb. veg., Puls., Nux, Thuj.

Nervöser Reizzustand mit Überempfindlichkeit gegenüber Geräusch und Geruch, Schläfrigkeit, Kopfschmerz mit Ohrensausen, Magen-Darmstörungen besonders nach fetten Speisen, durch Kaffee-, Alkohol- und Tabakgenuß.

Modalitäten:
Carb. veg., Puls.

Verschlimmerung durch Fett, Reizmittel, durch Stehen.

Bell., Bism. subnitr.

Besserung durch Essen, Rückwärtsbeugen.

Herz- und Kreislauforgane:
Herzbeklemmung, Durchatmen unmöglich, Brust wie zusammengeschnürt.

Verdauungsorgane:
Magn. phos. Anac., Ign. Merc., Asa. Chin., Lyc. Carb. veg., Ipec.

Krampfartige Magenschmerzen, Besserung durch Nahrungsaufnahme, Singultus mit Speichelfluß, starke Druckempfindlichkeit des Magens, Blähungen, Durchfall durch Fettessen.

Bewegungsorgane:
Schweregefühl in den Gliedern, Muskelschmerzen, Ischialgie: schlimmer in Ruhe, beim Aufrechtstehen und Herabhängenlassen des Beines, besser durch Herumgehen.

M

Berb., Ant. er.
Hep., Ac.
hydrochl.

Haut:
Übelriechender Schweiß, Juckreiz, Herpesbläschen und Furunkel im Gesicht.

Klinische Indikationen:
Ulcus duodeni D 4–D 8. Cholezysto-Hepatopathien D 3–D 6. Enteritis und Pankreopathien D 4.

Depressiv.
Essensbesserung.
Rechtsseitig. Nächtliche Verschlimmerung.
Streckbesserung.
Kopfkongestionen.
Besserung durch Bewegung in frischer Luft.
Menstruationsanomalien.
Libidostörung.

Manganum aceticum

Spurenelement Manganacetat $Mn(CH_3COO)_2 + 4H_2O$

Zur Lösung nach V. 5 a: 1 T. + 89 T. Wasser + 10 T. W. A. = $^1/_{100}$ = D 2. *Zur* Verreibung nach V. 6.

Wirkungsrichtung: Katalysator für Oxydationsprozesse und Enzymregulator. ZNS mit Störungen der Tiefensensibilität und der neuromuskulären Erregbarkeit.

Personotropie:
Ferr. Schwächliche Konstitution mit Anämie.

Psyche:
Angstvolle Ruhelosigkeit, mangelndes Konzentrationsvermögen.

Leitsymptome:
Anac., Lyc., Sep., Coccul., Bar. Schmerzempfindlichkeit des ganzen Körpers bei Berührung, Patient hat unerklärliche Angst und Unruhe.

Modalitäten:
Verschlimmerung durch Kälte,
Besserung durch Niederlegen.

Atmungsorgane:
Alum. Ar. triph. Pharyngitis und Laryngitis mit ständigem trockenem Husten, Wundheitsgefühl und Heiserkeit.

ZNS:
Ac. picr. Coccul., Lathyr. Geistesschwäche, Schwindel, Gleichgewichtsstörungen, kann insbesondere nicht rückwärts gehen.

Bewegungsorgane:
Lathyr. Aran., Led., Natr. sulf. Paris., Gels., Bapt., Arg. nitr. Erhöhter Muskeltonus oder Muskelspasmen, Knochen- und Gelenkschmerzen (besonders Schienbein, Fußknöchel, Ferse), Neuralgien, Gefühl, als seien Kopf, Hände und Füße geschwollen.

Haut:
Blässe, Juckreiz, Berührungsempfindlichkeit.

Klinische Indikationen:
Chronische Heiserkeit der Berufsredner D 4. Symptomatisch bei Enzephalomyelopathien D 6–D 12.

Niederliegen bessert. Kälteverschlechterung.
Schmerz- und berührungsempfindlich.

M

Medusa

Gallertfisch
Fam. Cindaria

Mit 90%-W. getötetes zerriebenes Tier zur Tinktur nach
V. 4a mit 90%-W. – A. = $^1/_{10}$ = D 1.

Wirkungsrichtung: Gefäßsystem.

Urticaria
Angioneurotische Ödeme D 4.

Palliativmittel bei allergischen Exanthemen.

Melilotus officinalis

Steinklee
Fam. Papilionaceae

Frische Blätter und Blüten zur Essenz nach V. 3a. A. = $^1/_3$.

Wirkungsrichtung: Gefäßsystem – cumarinhaltig.

Behandlung venöser Stasen. Kongestionen zum Kopf bei
Neigung zu Nasenbluten D 2–D 4.

Kongestive Blutungen. Varicosis. Thrombophlebitis.
Kopfschmerz besser durch Nasenbluten.

Mephitis putorius

Nordamerikanisches Stinktier
Fam. Mustelina

Der aus den Afterdrüsen des Tieres gesammelte Saft zur
Lösung nach V. 4b mit 90%-W. – A. = $^1/_{100}$ = D 2.

Dros., Cocc.
cact., Corall,
Kai. carb.

Wirkungsrichtung: Krampflösendes Mittel an glatter Muskulatur.

Keuchhustenmittel bei spastischen Hustenanfällen mit
dem typischen Stridor.

Erstickungshusten mit zähem Schleim.

Mercurius bijodatus rub.

Quecksilberjodid. HgJ_2.

Zur Lösung nach V. 53: 1 T. + 999 T. Wasser 90%-W. A. =
$1/1000$ = D 3. Zur Verreibung nach V. 6.
Verschreibungspflicht bis D 3 einschließlich.
- Gilt für alle Mercursalze -

Klinische Indikationen:
Fließschnupfen und Tubenkatarrh. Alte Granulation der
Augenlider D 4–D 6.

Chronische Tonsillitis und Drüsenaffektionen.
Sinusitis und Adnexitis chronica.

Mercurius dulcis

Calomel. Hg_2Cl_2.

Zur Verreibung nach V. 6, Lösung nach V. 8 a.

Klinische Indikationen:
Keratitis ulcerosa, Dünndarmkatarrh und Hepatitis chro-
nicaD 6–D 12.

Chronische entzündliche Affektionen der Leber und
der Gallenblase.

Mercurius jodatus flavus

Gelbes Quecksilberjodür. Hg_2J_2.

Zur Verreibung nach V. 6.

Klinische Indikationen:
Angina lacunaris, Lymphatismus der Kinder D 6–D 12.

Chronische Tonsillitis und Pharyngitis. Seitenstrangan-
gina.

M

Mercurius solubilis (Hahnemanni)

Nach besonderer Vorschrift. Zur Verreibung nach V. 6, Lösung nach V. 8 a.

Wirkungsrichtung: Aktivierung des RES, Haut, Schleimhaut, lymphatisches System, ZNS mit psychischem Erethismus.

Psyche:

Coccul., Hyosc., Stram. Aur., Kal. brom., Ars. Sil., Tuberc., Salvia. Jabor. Kal. bichr. Nux vom., Hydr.

Hastigkeit, Unruhe, Ängstlichkeit, Affektlabilität, Nachlassendes Denk- und Konzentrationsvermögen.

Leitsymptome:

Profuse Schweiße, die keine Besserung, sondern manchmal Verschlimmerung bringen. Übler Geruch des gesamten Körpers, oberflächliche Ulzerationen, Hautjucken besonders bei Bettwärme, Tenesmen im Enddarmbereich.

Ars. Thuj.

Modalitäten:

Verschlimmerung nachts, durch Bettwärme, durch Bewegung, bei kaltem und feuchtem Wetter.
Besserung durch Ruhe, Trinken.

Kal. jod., Ac. hydrochl., Sulf., Hep.

Atmungsorgane:

Wundmachender Fließschnupfen, Absonderung von eitrigem Schleim, vorwiegend trockener Husten.

Magn. chlor. Chel., Yucca. Phyt.

Podoph., Card. mar. Ac. nitr.

Verdauungsorgane:

Zahnfleisch entzündlich geschwollen, leicht blutend, Speichelfluß, Zunge zeigt Zahneindrücke, Schwellung der Speicheldrüsen und der Halslymphknoten, Zunge grau-weiß belegt, Stühle schleimig, blutig, durchfällig, Gefühl der unvollständigen Entleerung, Anus entzündet durch wundmachende Stühle.

Ac. nitr., Ac. benz., Canth.

Urogenitalorgane:

Eitrige Cystitis bzw. Fluor.

Ars.

ZNS:

Erregung mit Unruhe, Angst.

Ferr. Thuj., Natr. sulf.

Bewegungsorgane:

Rheumatoide Muskel- und Gliederschmerzen, anfällig bei naßkaltem Wetter.

Haut:
Neigung zu Entzündungen, meist nässend und übelriechend. Übelriechende, lästige Nachtschweiße. Drüsenschwellung.

Klinische Indikationen:
Katarrhalisches Fieber, schlecht lösende Pneumonien, rheumatisches Fieber, Strumitis und Pankreatitis D 12. Skrofulöse Leiden an Augen, Nase und Ohren mit Drüsenschwellung und Eiterungstendenz D 6–D 12. Anginen mit Neigung zur Abszeßbildung D 12. Tenesmen des Dickdarmes und chronische Dünndarm- und Dickdarmentzündung D 3–D 6. Reaktionsmittel bei allen Formen der Bindegewebsschwäche.

Nachts Verschlechterung.
Starke, klebrige Schweiße.
Drüsenaffektionen.
Tenesmen und Schleimhautaffektionen am Schlund, After, Harnröhre und Darm.
Unterdrückungsmittel nach antibiotischer Behandlung von Schleimhaut und rheumatischen Gelenk- und Muskelaffektionen.

Mercurius sublimatus corrosivus

Quecksilberchlorid. $HgCl_2$.

Zur Verreibung nach V. *6, zur* Lösung nach V. 5 a mit 90% -W. – A. = $^1/_{10}$ = D 1.

Klinische Indikationen:
Cham. Hydrast. Nächtlicher Zahnschmerz mit oder ohne Parulis, Stomatitis aphthosa, Gingivitis D 4–D 6. Entzündliche Rachenaffektionen, alle Formen der Anginen D 8. Dysenterie und Tenesmus, Colitis ulcerosa D 3–D 6. Nephrosen D 12.

Wundmachende, blutige Sekrete und Geschwüre.
Durchfälle mit Ulzeration.

Mercurius sulfuratus ruber

Zinnober
auch unter dem Namen **Cinnabaris** bekannt

Herstellung nach V. 8 a/6.

Spig. Mez. Thuja	Augenschmerzen um das Auge herumziehend. Bewährt bei Ziliarneuralgie.
Sticta	Typischer Glabellaschmerz wie Druck von Brille.
Hydrastis Kali bichr.	Zäher Schleim in den hinteren Nasenbereichen.

Trockener Hals-Nasenbereich
Angina (typisch für einseitige) und zwar re-li ist **Mercurius jodatus flavus)**

Klinische Indikationen sind Stirn- und Kieferhöhlenkatarrhe, Angina mit Drüsenbeteiligung. Ziliarneuralgie.

Mezereum von Daphne mezereum

Seidelbast
Fam. Thymelaeaceae

Frische, vor Beginn der Blüte gesammelte Zweigrinde zur Essenz nach V. 3 a. A. = $^1/_3$.

Wirkungsrichtung: Haut.

Leitsymptome:

Psor., Ac. fluor.
Spig., Thuj.

Entzündungen der Haut mit starkem Juckreiz, Neuralgien mit zuckenden Schmerzen, Kältegefühl an den befallenen Körperpartien.

Modalitäten:
Verschlimmerung nachts und in Bettwärme, durch Berührung.

Verdauungsorgane:

Magn. chlor.,
Merc.

Zunge und Zahnfleisch entzündlich geschwollen, Vesikulöse Effloreszenzen und Ulzerationen.

Bewegungsorgane:

Hep., Still.

Rheumatoide Gliederschmerzen, Periostschmerz.

Haut:

Kreos., Ars.,
Ac. carb.

Jucken, Brennen, Stechen, Bläschen mit rotem Hof, nässende Ausschläge mit Krustenbildung.

Klinische Indikationen:
Bläschenartiger Ausschlag, Herpes zoster D 4–D 6. Pruritus senilis D 12. Periostschmerz, Ischialgie D 12–D 15. Mykosen der Haut D 12.

Juckreiz, Röte der Haut, Parästhesien.
Wärme und Berührung verschlimmern.
Herpes!

M

Millefolium

Achillea millefolium.
Schafgarbe
Fam. Compositae

Frisches blühendes Kraut zur Essenz nach V. 3 a. A. = $1/3$.

Ipec., Erig.

Wirkungsrichtung: Blutgerinnung.

Trill., Geran.

Mittel für profuse Blutungen aus allen Organen, blutende frische Wunden, aber auch Blutungen aus Nase, Magen, Mastdarm, Hämorrhoiden, Lunge und gynäkologischem Bereich sprechen gut an. D 2–D 4.

Blutungen an Haut und Schleimhaut.

Momordica balsamina

Balsamapfel
Fam. Cucurbitaceae

Reife Früchte zur Essenz nach V. 2 a. A. = $1/2$.

Asa., Cep., Chin.
Carb. veg., Lyc., Nux mosch.

Wirkungsrichtung: Dünndarm und Fermenthaushalt.

Darmspasmen mit ausgeprägtem Meteorismus, starke Gasansammlung im Bereich der linken Colonflexur D 3–D 4. Pankreatopathie D 4–D 6.

Linksseitiger Meteorismus.
Benommenheit und Kopfschmerz.

Moschus

Geruchsstoff des Moschusochsen Moschus moschiferus
Fam. Ungulatae

Zur Tinktur nach V. 4 b durch Mazeration mit 30 %-
W. 1:100. A. = $^1/_{100}$ = D 2.

Wirkungsrichtung: Nervinum.

Castor., Öl.
Meph., Asa.,
Ambr., Coff.

Erregungszustände mit Enthemmung. Übersteigerte Zorn-
ausbrüche bis zur körperlichen Erschöpfung. Engegefühl
im Hals, Herzklopfen.

Klinische Indikationen:
Asthmoide Bronchitis D 4.

Kälteempfindlichkeit.
Frische Luft bessert.
Blähsucht, Sexualneurose.

Murex purpureus

M

Molluske
Nackendrüsen der Purpurschnecke.

Frischer Saft der Purpurdrüse zur Verreibung nach V. 6.

Sep., Ver.,
Hyosc., Plat.

Wirkungsrichtung: Weibliche Geschlechtsorgane.

Depressionen bei starker sexueller Erregung. Gefühl des
Descensus, dabei ständiger Harndrang D 4.

Furcht, Angst, heftiger Geschlechtstrieb mit Abwärtsdrängen.

Myristica sebifera

Fam. Myristicaceae

Frischer, roter Saft aus den Verletzungen der Rinde zur Tinktur nach V. 5 a mit 60 %-W. A. = $^1/_{10}$ = D 1.

Sil., Hep.   *Wirkungsrichtung:* »Das homöopathische Messer«. -

Mittel bei allen eiternden Prozessen und Abszessen, die zur Einschmelzung gebracht werden sollen D 4.

Zur Ausheilung von Abszeß und Eiterung.

Naja tripudians

Kobra oder Brillenschlange
Fam. Elapidae

Das Gift aus den Giftdrüsen zur Verreibung nach V. 6, zur Lösung nach S.V. mit Glyzerin. A. = $1/100$ = D 2.

Lach., Ap., Aur. *Wirkungsrichtung:* Neurotoxisch durch Lähmung der autonomen Ganglien der Medulla oblongata und des Rückenmarks.Hämolytisch-nekrotisch; Organotropie zum Herz-Kreislaufsystem und zur Schilddrüse.

Leitsymptome:

Asa., Lach. Val., Ign. Gefühl der Zusammenschnürung des Oesophagus, plötzlich auftretende Suizidgedanken, nächtliches Erwachen mit Erstickungsgefühl, desgleichen Husten mit Erdrosselungsgefühl.

Modalitäten:
Verschlimmerung durch Stimulantien, durch Schlaf, durch Liegen auf der linken Seite, beim Fahren im Wagen. Besserung durch Spazierengehen, durch Liegen auf der rechten Seite.

Herz- und Kreislauforgane:

Cact. Spig., Lach. Tachykardie bei schwachem und frequentem Puls, pektanginöser Zustand am Herzen mit Ausstrahlungsschmerz in linkem Arm, Schulter, Nacken.

Atmungsorgane:

Asa., Ign., Lach., Ap. Zusammenschnüren im Hals.

Haut:
Fleckige, livide Verfärbung.

Klinische Indikationen:
Herzinsuffizienz auf dem Boden karditischer Veränderungen. Embolie, Sepsis D 8–D 12.

Engegefühl, Herzschwäche.
Morgenverschlimmerung. Bewegung im Freien bessert.
Kollapsmittel.

N

Naphthalinum

Steinkohlenteerprodukt

Herstellung nach V. 5 a/7.

Phosphorus
Symph.

Entzündung des Auges, Degeneration der Linse im Sinne von Starbildung Glaskörpertrübungen am Auge.

Emphysem der Lunge. Asthma im Alter, aber auch allergisches Heuschnupfenasthma. Trockener Husten, krampfhaft.

Terebinthina
Acidum nitr.,
Mercur., Thuja

Entzündungen der Harnröhre, bes. des Harnröhren-ausgangsteiles. Ödem des Präputiums. Folgen von Tripper, Nierenentzündung.

Klinische Indikationen sind Altersasthma und Emphysembronchitis bes. bei chronischer Lungenbelastung. Grauer Star im Anfangsstadium. Chronische harnröhrenaffektionen, bes. nach langen Behandlungen.

Natrium carbonicum

Natriumcarbonat, Soda. Na_2CO_3.

Zur Verreibung nach V. 6 und zur Lösung nach V. 5 a. A. = $^1/_{10}$ = D 1.

Leitsymptome:

Natr. chlor., Sulf.

Schwächegefühl gegen 10 Uhr morgens, Heißhunger gegen 11 und 17 Uhr, Überempfindlichkeit der Fußspitzen.

Modalitäten:

Lach., Glon., Selen.

Verschlimmerung durch geistige Tätigkeit, Sommerwärme, Gewitter. Besserung durch Bewegung.

Atmungsorgane:

Bell., Ail., Merc.

Entzündlich-katarrhalischer Zustand aller Schleimhäute des Halses.

Verdauungsorgane:

Magn. carb., Calc. carb. Natr. phos.

Widerwillen gegen Milch, Fleisch und Fette, Durchfall auf Milch, allgemeine Magenschwäche.

Bewegungsorgane:

Gliederschwäche, schlimmer bei Bewegung, schwache Fußknöchel, die leicht umknicken.

Klinische Indikationen:

Hypochondrie, Hysterie D 15–0 30. Chronische Verdauungsschwäche D 12. Gelenkschwäche (Knöchelknicken) D 12.

Verdauungsschwäche (Gemüse, Milch).
Kälte und Hitze verschlimmern.
Frostigkeit bei starken Schweißen.
Bewegung und Nachmittagszeit bessern.

N

Natrium chloratum

Kochsalz. NaCl.

Zur Verr. nach V. 6. Zur Lösung nach V. 5 a:1 Teil mit 8 Teilen Wasser und 1 Teil 90%-W. – A. = $^1/10$ = D 1.

Wirkungsrichtung: Katalysator des Stoffwechsels (oxy-genoide Konstitution Grauvogels). Hypophyse-Schilddrüse-Nebenniere (Steigerung der inneren Sekretion). Haut-Schleimhaut.

Psyche:

Ign., Cham., Op., Staphis. Lach.

Folgen von Kummer, melancholisch, Eifersucht mit Folgen von Liebesverlust.

Leitsymptome:

Ferr., Ars. Jod., Tarax. Ac. nitr., Graph., Alum.

Schwäche und Anämie, Abmagerung bei gutem Appetit, Landkartenzunge, trockene und rissige Lippen, großes Verlangen nach Flüssigkeit und Salz, Abneigung gegen Brot und fette Speisen, Trockenheit oder Hypersekretion der Schleimhäute, Schmerz entlang der Wirbelsäule.

Modalitäten:

Nux vom., Lach., Natr. nitr. Rhus, Sep., Bry., Lach.

Verschlimmerung durch jede Beschäftigung, durch Hitze, an der See, gegen 10 Uhr morgens.
Besserung durch Liegen auf dem Rücken, durch Schweiße, kalte Anwendungen, bei nüchternem Magen.

Verdauungsorgane:

Ac. nitr., Merc., Borax, Tarax.

Kal. nitr., Ars. Ac. nitr., Jod.

Herpes labial, Trockenheitsgefühl in Mund und Rachen bei großem Durst. Heißhunger bei fortschreitender Abmagerung, bevorzugt sehr salzige und scharfe Speisen. Große Müdigkeit, Abspannung und Schläfrigkeit nach dem Essen.

Urogenitalorgane:
Kann in Gegenwart anderer keinen Harn lassen.

Bewegungsorgane:

Rhus, Sep.

Rückenschmerzen mit Verlangen, auf harter Unterlage zu liegen.

Haut:

Selen., Sang., Cycl., Merc., Kreos., Sep. Psor., Ant. cr.

Trocken und fettig, juckend; Akne im Gesicht (besonders Stirn-Haargrenze) und am Rücken, seborrhoische Ekzeme, Bläschen, Quaddeln, Rhagaden; Achselschweiß.

Klinische Indikationen:
Alle Folgen der hypophysären und dienzephalen Fehlsteuerungen vorwiegend des weiblichen Geschlechts. Anämie in Pubertät. Akne D 6–D 8. Chronische Katarrhe der Nasenschleimhaut mit Fließschnupfen D 6–D 8. Chronische Kopfschmerzen in den Entwicklungsjahren auch in Verbindung mit der Menstruation D 12–D 15. Conjunctivitis und Keratitis D 4–D 6. Chronische Urticaria D 12–D 30. Kachektische Zustände in Verbindung mit vegetativen Fehlsteuerungen und Hysterie D 30. Chronische Obstipation D 4–D 8.

Folgen von Kummer, Eifersucht und Ärger.
Verlustsyndrom.
Depression.
Kälte und Sonnenhitze verschlimern.
Geistige und körperliche Anstrengung schwächen, 11 Uhr-Zeit.

Natrium phosphoricum
Natriumphosphat
$Na_2HPO_4 \cdot 12\ H_2O$

Herstellung nach V. 5 a/6.

Das Mittel wird bei Magen-Darmbeschwerden mit überwiegender saurer Begleiterscheinung eingesetzt.

Saures Aufstoßen, saurer Geschmack, übermäßige Säureproduktion.

Saures Erbrechen, Diarrhöe mit sauren Stühlen.

Daneben bewährt bei harnsaurer Diathese und Neigung zu Konkrementbildung.

Natrium sulfuricum

Natriumsulfat. Na_2SO_4.

Zur Verreibung nach V. 6 und zur Lösung nach V. 5 a. A. = $^1/_{10}$ = D 1.

Wirkungsrichtung: Hydrogenoide Konstitution Grauvogels. Leber-Galle-Pankreas.

Psyche:

Aur., Ars., Brom., Lyc.

Melancholie bis Suizidgedanken. Mißvergnügt und verstimmt.

Magn. chlor., Cean., Bry. Chel., Merc., Podoph. Momord., Carb. veg., Chin. Dulc. Rhus tox.

Leitsymptome:
Brauner, bitterer Zungenbelag, Koliken im Bereich des Colon ascendens, Berührungsempfindlichkeit der Leber. Im Frühjahr rezidivierende Hauterkrankungen, Flatulenzneigung.

Modalitäten:
Verschlimmerung durch Ruhe und feuchtes Wetter, durch Liegen auf der linken Seite.
Besserung durch trockenes Wetter, Druck und Lageveränderung.

Verdauungsorgane:

Bry. Lept., Chin. Mom-b.

Druckschmerzhaftigkeit der Leber, massige, dünne, gelbe Stühle mit erheblichem Meteorismus.

Bewegungsorgane:

Coloc. Sulf.

Rheumatoide Gliederschmerzen infolge von Nässe und Kälte.

Klinische Indikationen:
Gastrobiliöse Zustände mit Gelbsucht, chronische Leberleiden. Harnsaure Diathese D 4–D 8. Asthma bei FeuchtigkeitsVerschlimmerung D 4–D 12.

Kälte und Feuchtigkeit verschlimmern.
Melancholie.
Leber-, Galle- und Darmmittel.

Nepenthes distillatoria

Kannenfliegenfalle
Fam. Nepenthaceae

Herstellung nach S.V.

Das Arzneimittel weist in seiner Prüfung (A. Julian) typische Merkmale auf, die sich auf die neurovegetative und hormonelle Basis beziehen.

Migräne, Torticollis, Tic-artige Kopfbewegungen bei Verkrampfung der Halsmuskulatur. Angstneurose mit Neigung zu Depression. Amenorrhoe und Dysmenorrhoe. Frigidität und Libidoschwäche. Infertilität.

Trockenheit des Mundes, aber auch der Haut, Besserung durch frische Luft. Dyspepsie und Meteorismus. (Siehe auch bei »kleinen Mitteln«.)

Niccolum metallicum – Niccolum sulfuricum

Nickel. Ni. Nickelsulfat.

Zur Verreibung nach V. 6.

N

Wirkungsrichtung: ZNS, vegetatives NS. Schleimhautbild des Magen-Darmtraktes.

Leitsymptome:

Cycl., Lac. defl.

Arg. nitr., Ac. nitr., Hep.

Abneigung gegen Reden, morgendliche Cephalgie, Nagelkopfschmerz, entzündliche Schleimhautveränderung des Mundes.

Modalitäten:
Verschlimmerung: durch Bewegung, morgens.
Besserung durch frische Luft.

Bewegungsorgane:

Aesc., Natr. chlor. Zinc., Rhus

Kreuz- und Gliederschmerzen, Parästhesien entlang dem Rücken, Zittern und Schwäche der Beine.

Klinische Indikationen:
Nervöse Kopfschmerzen in Verbindung mit Dyspepsien D 6. Versuch bei chronischer Pankreatopathie D 12.

Morgenverschlimmerung. Besserung durch frische Luft und Kaltwaschen.

Nuphar luteum

Gelbe Teichrose
Fam. Nymphaeaceae

Frischer Wurzelstock zur Essenz nach V. 2 a. A. = $^1/_2$.

Dam., Calad.,
Agn. cast., Tab.

Wirkungsrichtung: Aphrodisiakum.

Mittel bei übermäßig gesteigerter Libido, Spermatorrhoe und Impotenz. Darmkatarrh am frühen Morgen.

Sexuelle Schwäche. Morgendliche Durchfälle.

Nux moschata

Muskatnuß
Fam. Myristicaceae

Getrocknete Samen zur Tinktur nach V. 4 a durch Mazeration mit 90 %-W. – A. = $^1/_{10}$ = D 1.

Wirkungsrichtung: ZNS, Schleimhäute des Magen-Darmtraktes.

Psyche:
Weinerlich, aber rascher Stimmungswechsel. Hysteroide Reaktionen.

Ac. phos., Form. ruf. Ant. cr., Lyc., Natr. chlor., Graph.Mosch., Castor.,Meph., Phos.

Leitsymptome:
Schläfrigkeit und Schwäche bis zur Ohnmachtsneigung, Trockenheit von Haut und Schleimhäuten, Schweißmangel, wenig Durst, allgemeine Kälteempfindlichkeit, Auftreibung des Leibes, Gedächtnisverlust.

Cep., Dulc., Kal. carb. Nux vom.

Modalitäten:
Verschlimmerung durch Kälte, Feuchtigkeit, durch Fahren. Besserung durch Wärme und Trockenheit.

Atmungsorgane:
Trockenheit der Nase und des Halses.

Verdauungsorgane:
Große Trockenheit des Mundes, dabei kein Durst, starke Auftreibung des Leibes mit erheblichem Meteorismus nach dem Essen.

ZNS:

Lyc., Val., Asa., Castor., Merc.

Gedächtnis- und Geistesschwäche, Gedankenschwund beim Lesen, Schreiben, Sprechen. Unwiderstehliche Schlaflust, Neigung zu Ohnmachtsanfällen.

Bewegungsorgane:

Dulc., Rhus

Rheumatoide Schmerzen in Kreuz und Gliedern, schlimmer bei naß-kaltem Wetter.

N

Haut:
Trocken, kalt, schnelles Frösteln in kalter Luft.

Klinische Indikationen:
Hysterie in Verbindung mit chronischer Verdauungsschwäche, Sommerdiarrhoe etc. D 4–D 6. Schwangerschaftsbeschwerden vorwiegend in Verbindung mit dem
Darm D 6.

Schwäche und Gedächtnisverlust, Trockenheit von
Haut und Schleimhaut,
Meteorismus und Folgen von Gemütserregung.

Nux vomica

Strychnos Nux vomica.
Brechnuß oder Krähenaugenbaum
Fam. Loganiaceae

Reife getrocknete Samen zur Tinktur nach V. 4 a mit 60 %-
W. – A. = $^1/_{10}$ = D 1.
Verschreibungspflicht bis D 3 einschließlich.

Wirkstoffe:
Strychnin und Brucin.

Phos., Camph.
Sil., Ars. Phos.
Tab.

Wirkungsrichtung: Erregbarkeit des zentralen und vegetativen NS. Steigerung der Reflexerregbarkeit im Rückenmark mit Bevorzugung der neurovaskulären und neuromuskulären Anteile. Leber-Galle-Magen-Darmtrakt.

Leitsymptome:
Große Reizbarkeit, Streitsucht, Zerstörungslust, Suizidneigung, Hyperästhesie der Sinne, Neigung zu Obstipation, Müdigkeit beim Erwachen, hinterer Zungenteil belegt.

Modalitäten:

Lach., Natr.
nitr. Natr. chlor.
Lyc.
Bry. Hep.

Verschlimmerung morgens nach dem Erwachen, nach dem Essen, durch geistige Anstrengung, bei kaltem trockenem Wetter.
Besserung abends, durch starken Druck, bei feuchtem Wetter.

Verdauungsorgane:

Merc., Sep.,
Bry.
Ign., Kreos.
Ipec., Carb.
veg., Puls.
Coccul, Petr.

Belegte Zunge mit üblem Mundgeruch, Übelkeit und Erbrechen von bittrem, saurem oder fauligem Mageninhalt, besonders in der Früh. Widerwillen gegen gewohnte Speisen, Alkohol und Tabak. Starkes Völlegefühl, auch Leibschmerzen.

ZNS:

Kal., Lach.,
Puls., Natr.
chlor.

Überempfindlichkeit gegen alle äußeren Eindrücke, unruhiger Schlaf, Erwachen um 3–4 Uhr früh, kann nicht mehr einschlafen, morgens unausgeschlafen und verdrossen.

Bewegungsorgane:

Led., Kal., Tart.
em. Aesc.,
Agar. Phos.

Nächtliche Kreuzschmerzen, morgens Kraftlosigkeit, Parästhesien, Muskelkrämpfe durch Berührung, Geräusche, Licht usw. auslösbar.

N

Bell., Kal. jod.

Temp.:
Großes Kältegefühl mit heißem, rotem Gesicht, kalte livide Hände und Füße, Fieber mit Schüttelfrost.

Klinische Indikationen:
Dyspeptische Zustände nach Alkohol-, Kaffee-, Nikotin- und Medikamentenabusus. Gastralgien D 4–D 12. Spastische Obstipation (in Verbindung mit Hämorrhoiden) D 4. Gastrischer Kopfschmerz D 12. Stockschnupfen D 4. Spastik- und Koliken im Magen-Darmbereich D 3–D 6. Herzneurose nach Tabak oder Kaffeegenuß D 4. Ischias D 12. Muskelrheumatismus D 12.

Cholerisches Temperament. Folgen von geistiger Überforderung,
Verlangen nach Genußmitteln mit Verschlimmerung dadurch.
Morgenverschlimmerang.
Überempfindlichkeit gegen Sinnesreize.
Gastritis und nachfolgende Verdauungsstörungen

Oenanthe crocata

Rebendolde
Fam. Umbelliferae

Frischer Wurzelstock mit Wurzeln zur Essenz nach V. 3 a.
A. = $1/3$.

Wirkungsrichtung: Zentralnervensystem.

Epilepsiemittel bei Anfällen ohne Aura aber sonst typischem tonisch-klonischem Verlauf.
Die Meinungen über die Wirksamkeit des Mittels gehen auseinander.

Krämpfe (Tetanus, Epilepsie). Hirnödem.

Oleander

Nerium oleander.
Rosenlorbeer
Fam. Apocynaceae

Frische, vor Beginn der Blüte gesammelte Blätter zur Essenz nach V. 3 a. A. = $1/3$.

Zinc., Ac. sulf. *Wirkungsrichtung:* Glatte Muskulatur – auf das Herz ähnlich wie Digitalis.

Herzwirksam ähnlich wie Digitalis mit stärker spasmolytischer Wirkung auf die Coronarien. Darmkatarrhe mit starkem Meteorismus und Kolikbeschwerden. Wechsel von Obstipation und Durchfällen ∅-D 12.

Stupor und Schlafsucht.
Nervös reizbar.
Nässende Hauteczeme, besonders am Kopf und Ohren sowie Nackengegend.

O

Opium

Papaver somniferum
Fam. Papaveraceae

Zur Tinktur nach V. 2 a durch Mazeration mit 35 %-W. A. =
$^1/_{10}$ = D 1.
Betäubungsmittelverordnung bis D 5.
Alle Potenzen nur auf Betäubungsmittelrezept.

Wirkstoffe:
Opiumalkaloide

Wirkungsrichtung:

Val, Laur., Sulf.,
Ambr., Bar.,
Aur., Con.,
Plumb.

1. Zentrales und vegetatives Nervensystem mit Überreizung der Sinne.
2. Spastik der glatten und willkürlichen Muskulatur.

Personotropie:

Stram., Cann.
ind.,Ars.,Calc.
carb., Lach.

Lebhafte Einbildungskraft, geistige Erregung und Phantasien, nervös, reizbar, leicht erschreckt, kongestionelles Zittern von Kopf, Armen und Händen, akute Folgen von Schreckerlebnis.

Leitsymptome:

Arn., Bar.,
Glon., Acon.

Starke Pupillenkontraktion, Peristaltikumkehr mit Stuhlerbrechen, Stupor und Cheyne-Stoke'sche Atmung, Schreckvorstellungen, Zuckungen, schläfrig, ohne schlafen zu können.

Modalitäten:

Cupr., Caust.

Verschlimmerung durch Wärme, durch und nach Schlaf. Besserung durch kalte Speisen und Getränke, beim Gehen.

Herz- und Kreislauforgane:
Erhebliche Blutstauungen in den Gefäßen.

Atmungsorgane:

Gels., Bapt.
Stram.

Cheyne-Stoke'sche Atmung, zentrale Atemstörung.

Verdauungsorgane:

Lyc., Carb.
veg., Alum.,
Plat., Natr.
sulf., Nux vom.

Völlige Atonie des Intestinaltraktes mit langanhaltender Obstipation oder spastische Schmerzen im Magen mit Meteorismus.

ZNS:

Gels., Arn.

Hirnkongestion (schlimmer durch Wärme), Lähmungserscheinungen mit Bewußtseinstrübung oder Erregung, Pupillen eng.

Haut:
Starker Juckreiz, starke Schweißneigung.

Temp.

Sil., Merc. Hitze und Schweiße am Kopf und Oberkörper.

Klinische Indikationen:
Hauptmittel bei Folgen von Schreck (Harnverhaltung, Krämpfe, Abort) D 12–D 30. Apoplexie (bei Trinkern) D 4–D 12. Alle Folgen der zentralen Atemstörung D 12. Hauptmittel bei habitueller Obstipation D 4. Peritonialreizung D 6.

Folgen von Schreck, Angst und Schlaflosigkeit.
Hirnlähmung mit Gefäßstau und Hitze.
Stupor. Hohe Atmung.
Starke Schweiße und Darmlähmung.

O

Paeonia officinalis

Pfingstrose
Fam. Ranunculaceae

Frische Wurzel zur Essenz nach V. 3 a. A. = $^1/_3$.

Aesc., Harn., Collins., Diosc., Rat.

Wirkungsrichtung: Plexus haemorrhoidalis.

Klinische Indikationen:
Hämorrhoiden mit Brennen, Juckreiz, Symptomatikum.

Palliativum bei Hämorrhoiden und Afterjucken.

Pareira brava

Grießwurz
Fam. Menispermaceae

Getrocknete Wurzel zur Tinktur nach V. 4 a mit 6 0%-W. A. = $^1/_{10}$ = D 1.

Canth., Petros., Berb., Equis., Chim.
Copaiv., Cubeb.

Wirkungsrichtung: Glatte Muskulatur.
Erkrankungen der Harnwege.

Harnverhaltung und damit verbundene Cystitis bzw. Cystopyelitis mit kolikartigen Schmerzen.

Klinische Indikationen:
Nervöser Harnzwang, Tenesmen beim Wasserlassen D 3–D 6. Nierensteinleiden D 4–12.

Dysurie und Strangurie, Steinkolik.
Prostatahypertrophie.

Paris quadrifolia

Einbeere
Fam. Liliaceae

Frische Pflanze zur Zeit der Fruchtreife gesammelt zur Essenz nach V. 2 a. A. = $^1/_2$.

Wirkstoffe:
Sapogenine.

Lach., Stram., Hyosc., Cimic., Meph., Agar. Pyrog.

Kopfschmerz in Verbindung mit Drucksteigerung intraokular. (Glaukomkopfschmerz) Gefühl, als ob die Augen in den Schädel gezogen würden.

Klinische Indikationen:
Spannungsgefühl im Kopf und Hals mit Globus, meist in der Folge von cerebralen Insulten oder Durchblutungsstörungen. Sprachstörung D 4–D 12.

Neuralgische Beschwerden an Kopf und .Augen. Geschwätzigkeit.

Passiflora incarnata

Passionsblume
Fam. Passifloraceae

Frisches Kraut zur Essenz nach V. 3 a. A. = $^1/_3$.

Coff., Aven., Zinc. vat. Mosch., Ambr., Cyprip.

Wirkungsrichtung: Sedativum.

Schlaflosigkeit mit nervöser Unruhe.

Klinische Indikationen:
Symptomatisches Beruhigungsmittel ∅-D 2.

Palliatives Schlaf- und Beruhigungsmittel.

P

Petroleum

(Gereinigt von Benzin, Petroläther und Vaselin.) Zur Lösung nach V. 5 a mit 90 %-W. 1:100 = D 2.

Wirkstoffe:
Gemisch aus Kohlenwasserstoffen und kleinen Mengen von Erdharzen.

Wirkungsrichtung: Mesenchym.

Personotropie und Psyche:

Sil., Kal. carb., Phos., Sulf., Bar., Hep. Kreos., Carb. veg. Graph., Alum., Carb. veg. Anac., Mandrag.,Ant. er., Bar., Calc. carb. Puls., Carb. veg., Graph.

Empfindlichkeit gegen Wetterwechsel, Empfindlichkeit gegen Luftzug und Kälte, abgemagerte Patienten mit drohender Auszehrung.

Leitsymptome:
Empfindlichkeit der Haut, Kältegefühl in der Herzgegend, nächtlicher Heißhunger, übelriechender Achselschweiß, chronisches Ekzem.

Modalitäten:
Verschlimmerung bei jedem Fahren, im Winter, durch fette Speisen.
Besserung beim Essen und in warmer Luft.

Atmungsorgane:

Kal. bichr. Hep.

Eitrige, scharfe Absonderung der Nasenschleimhaut. Zäher, trockener Auswurf, Heiserkeit, trockener Husten.

Verdauungsorgane:

Coccul. Calc. carb., Ferr., Lyc.

Übelkeit und Schwindel, besonders beim Fahren und Gehen. Nach dem Stuhlgang Heißhunger.

ZNS:

Coccul.

Verwirrt und zerstreut. Schwindel beim Fahren und Aufwärtssehen.

Haut:

Graph., Alum. Ac. nitr. Merc.

Trocken, rauh, rissig; Neigung zu Rhagaden, Schrunden, Ekzemen. Jucken und Brennen, Schweißneigung.

Klinische Indikationen:
Hauptmittel der mesenchymalen Erkrankungen. Chronische Ekzeme mit Neigung zu nässenden, rhagadischen Veränderungen, vorwiegend im Nacken, Kopfhaut, Hände und Skrotum D 12–D 30. Chronische rheumatische Leiden vorwiegend der HWS mit Schwindel und Hinterhauptschmerz auch in Verbindung mit Seekrankheit D 12. Rheu-

matische Prozesse nicht (PCP) der kleinen Gelenke D 4–
D 8. Chronischer Katarrh der Tube mit Schwerhörigkeit
D 8–D 12. Otitis externa und Gehörgangsekzem D 12–
D 15. Chronische Enteritis (Crohn'sche Erkrankung) D 3–
D 6.

Folgen von Verdruß und Schreck.
Fahrkrankheit.
Winterverschlechterung.
Nässende Ekzeme.
Hautausschläge an Auge, Ohr, Nacken.
Dyspepsie.

Petroselinum sativum

Petersilie
Farn. Apiaceae

Frische Pflanze zur Essenz nach V. 3 a. A. = $^1/_3$.

Equis., Pareir.,
Ap., Canth.,
Chim., Berb.

Wirkungsrichtung: Ätherische Öle (schleimhautreizend).

Klinische Indikationen:
Harnbeschwerden und Blasenleiden chronischen Charakters mit Harndrang und Nierenreizung (Cystopyelitis) D 3–
D 6.

Plötzlicher Harndrang. Reizzustand der Blase und
Harnröhre.

P

Phosphorus

Gelber Phosphor. P.

Herstellung nach besonderem Verfahren. Lösung A. = $1/1000$ = D 3.
Verschreibungspflicht bis D 3 einschließlich.

Wirkungsrichtung:
1. Kernstoffwechsel der Zelle.
2. Katalysator der biologischen Oxydation des Fett-Kohlehydrat-Eiweißstoffwechsels.

Personotropie:
Mediale Veranlagung.

Psyche:

Natr. carb., Ambr. Ac. phos.

Ferr. Hyosc., Nux vom. Lyc., Con., Sep., Sulf., Natr. carb.

Empfindlichkeit gegen alle äußeren Eindrücke, gegen Gerüche und Geräusche; geringfügige Ursachen bewirken psychische und physische Erschöpfung. Hochgradige Schwäche, Besserung des Befindens nach dem Schlafen. Ruhebedürftig und immer müde. Reizbarkeit, jagende Gedanken und Einbildungen halten den Patienten die ganze Nacht wach. Düstere Ahnungen, Furcht vor irgendwelchen Ereignissen, in der Dämmerung und beim Alleinsein. Apathie, Melancholie.

Leitsymptome:

Lach., Zinc. Ars., Sulf.

Anac., Chel., Petr. Ars., Bry.

Neigung zu Blutungen aus kleinsten Wunden, Hypersensibilität, Gefühl von Brennen in verschiedenen Körperteilen wie an den Händen, entlang der Wirbelsäule oder zwischen den Schultern, Leeregefühl im gesamten Abdomen, schmerzhafter Larynx, Atemnot beim Treppensteigen, Verlangen nach kalten Speisen, Durst auf kalte Getränke.

Modalitäten:

Lach.

Verschlimmerung während gewittrigen Wetters, durch Liegen auf der linken Seite, durch geistige Anstrengung, nach Mitternacht.

Herz- und Kreislauf Organe:

Lach. Bell., Ferr., Ambr.

Herzklopfen bei Bewegung, bei Linksliegen, Gefäßerregungen, Pulsieren und Wallungen bei geringsten Anlässen.

Atmungsorgane:

Jod., Rhus

Crot., Plat., Puls.

Trockener, hohler Husten bzw. Kitzelhusten, Verschlimmerung des Hustens bei Kälte, Sprechen, Essen und Trinken. Zähschleimiger, blutig tingierter Auswurf.

Verdauungsorgane:

Ant. cr., Bry. Ipec. Carb. veg., Podoph., Natr. sulf., Diosc.

Vergröbertes Zungenrelief (Papillitis). Brennen im Magen mit Verlangen nach kalten Getränken. Hämatemesis, dyspeptische Beschwerden (Diarrhöen, blutig-schleimiger Stuhl, Fettstuhl).

Urogenitalorgane:

Staphis., Ac. picr., Natr. chlor., Calc. carb., Ac. phos., Chin. Selen., Ac. picr., Nux vom. Cocc., Petr., Con.

Beim Mann stark vermehrter Geschlechtstrieb, bei der Frau: Hypermenorrhoe, scharfer, brennender, weißer, reichlicher Fluor.

ZNS:

Nervliche Übererregbarkeit mit empfindlicher Reaktion auf äußere Reize, nervösem Kopfschmerz, Schwindel und Schlaflosigkeit. Leicht erschöpft und niedergeschlagen.

Bewegungsorgane:

Arg. nitr. Amm. Sil, Plumb.

Reißen und Ziehen in den Gliedern; Brennen zwischen den Schulterblättern. Kraftlosigkeit und Zittern.

Klinische Indikationen:

Hauptmittel bei nervösen Erschöpfungszuständen, nach Überarbeitung, akuten Erkrankungen, Schlaflosigkeit mit Schwäche, vorwiegend als Acidum phosphoricum D 4 oder Phosphorus D 8–D 12. Vermehrter Sympathikotonus mit Herzklopfen D 15. Chronische dyspeptische Zustände mit Heißhunger, Pyrosis, nervöse Belastung D 8. (Auch in Verbindung mit Erdalkalisalzen). Blutungstendenz (Magen). Knocheneiterung und Knochenfisteln D 8. Pneumonie und Folgen von Pneumonien (Ferr. phos. D 4) Phosphor D 12. Hepatitis auch chronische Formen mit Aszites und Zirrhose D 12–D 30. Retinopathien D 12. Psoriasis bei Kindern, Bindegewebs- und Drüseneiterung (Phlebitis, Mastitis) D 8. Kollapsneigung, chronische Herzinsuffizienz D 12–D 15.

P

Furcht, Angst im Dunklen und nachts. Nervenmittel mit Überempfindlichkeit der Sinne. Schwäche, Verlangen nach Kälte. Herzklopfen bei Linksliegen. Brennschmerz und Blutungsneigung.

Phytolacca decandra

Kermesbeere
Fam. Phytolaccaceae

Frische Wurzel zur Essenz nach V. 3 a. A. = $^1/_3$.

Wirkungsrichtung:
1. Lymphatischer Rachenring.
2. Drüsen, Gewebe.
3. Mesenchymales Gewebe.

Leitsymptome:

Bell., Kal. mur. Angina mit ausstrahlenden Schmerzen in die Ohren.

Modalitäten:

Eupat. perf. Verschlimmerung nachts, durch Druck und Kälte, durch Bewegung.
Besserung im Liegen.

Verdauungsorgane:

Bell. Schluckschmerz im Rachenring mit Ausstrahlung in die Ohren.

Bewegungsorgane:

Arn., Rut., Gels., Eupat. perf., Bry. Rheumatoide Muskel- und Gelenkschmerzen, Neuralgien, besonders bei Nässe und Kälte.

Haut:

Bell., Ars., Bry.,Led.,Ap., Canth. Bry. Brennende, juckende, papulöse oder vesikulöse Erytheme oder Exantheme.

Klinische Indikationen:
Spezifikum bei chronischer Tonsillitis D 4–D 12. Sekundär chronischer Rheumatismus D 6. Ischialgie mit Bewegungsverschlimmerung D 12. Mastitis und Mastopathie (in Verbindung mit Bryonia) D 4–D 12. Hypergalaktie D 1–4, Mamma-Carcinom D 1.

Affinität zu allen lymphatischen Organen und Drüsen. Lymphatische Folgekrankheiten, Mastitis, Tonsillitis und Rheuma.

Pix liquida

Holzteer
Herstellung nach V. 5 a/7.

Aus der Toxikologie abgeleitete Indikationen wie chronische Bronchitis mit nächtlichem Fieber und eitrigem Auswurf. Rippenschmerzen, links.

Bewährt bei Ekzemen des Handrückens, unerträglicher Juckreiz und Kratzen bis zum Bluten, bes. nachts. Hautausschläge auf der seborrhoischen Basis mit Akneneigung.

Beginnender grauer Star (in höheren Potenzen).

Plantago major

Breitblättriger Wegerich
Fam. Plantaginaceae

Frische Pflanze zur Essenz nach V. 2 a. A. = $^1/_2$.

Wirkstoffe:
Mucilago, kaliumhaltig.

Staphis., Merc. Petros. Blasenwirksames Mittel bei Enuresis nocturna. Häufiger und reichlicher Harnabgang auch nachts (Reizblase).

Klinische Indikationen:
Dysurie bei Bettnässen und Inkontinenz D 2–D 6.

Zahnschmerzen und Mittelohrkatarrh.
Palliativum bei Enuresis.

P

Platinum metallicum

Schwermetall Platin. Pt.
Zur Verreibung nach V. 6, zur Lösung nach V. 8 a.

Wirkungsrichtung:
1. ZNS.
2. Sexualsystem.

Psyche:

Sep., Ign., Natr. chlor. Lil., Lach.

Hysterische, überhebliche Frauen, reizbar, trübsinnig, ängstlich, weinerlich und launisch.

Leitsymptome:

Mosch., Nux vom., Ign. Ac. fluor., Staphis.

Wechsel von körperlichen mit Gemütssymptomen, Kälte- und Taubheitsgefühl umschriebener Stellen, Überempfindlichkeit der Genitalorgane, tetanoide Krampfzustände.

Modalitäten:

Stann. met.

Verschlimmerung abends und durch Ruhe.
Besserung durch Bewegung und im Freien.

Verdauungsorgane :

Ign., Asa. Nux vom., Sil., Sep.

Globus hystericus, Aufstoßen bei nüchternem Magen, Darmkoliken, Obstipation bei Stuhldrang.

Urogenitalorgane :

Hyosc., Ver., Murex

Menorrhagie, vermehrter Geschlechtstrieb.

ZNS:
Sinnestäuschungen, nervöse Schlaflosigkeit, starke Zerstreutheit und Vergeßlichkeit.

Haut:
Parästhesien mit Kälteempfindung.

Klinische Indikationen:
Krampfmittel vor allem bei Frauen und Kindern (Pubertätsalter) D 6–D 8. Nymphomanie D 12. Dysmenorrhoe mit depressiver Verstimmung praemenstruell D 12–D 15. Ovarialneuralgie und chronischer Reizzustand der Ovarien D 15–D 30. Pruritus vulvae D 12.

Melancholie, stimmungslabil.
Wechsel geistiger und körperlicher Symptome.
Sexualneurose.
Schmerzen steigen und fallen mit der Sonne.

Plumbum metallicum

Blei. Pb.

Zur Verreibung nach V. 6, zur Lösung nach V. 8 a.

Wirkungsrichtung:
1. Zellatmungsgift mit Schädigung des erythropoetischen Systems und der Gefäßendothelien.
2. ZNS.

Psyche:

Ac. picr.

Geistige Trägheit, grüblerisch, melancholisch, Denkarbeit strengt an, Unfähigkeit zu begreifen und sich zu erinnern.

Leitsymptome:

Op., Alum.,
Magn. chlor.

Starke Kolikschmerzen im Abdomen, Schmerz in der Nabelgegend in den Rücken ausstrahlend, schnelle Abmagerung, Hyperästhesie.

Modalitäten:
Verschlimmerung durch Berührung, Bewegung.
Besserung durch starken Druck, durch Zusammenkrümmen bei Koliken.

Verdauungsorgane:

Nux vom.,
Cham. Bell.,
Alum., Bar.

Schwellung der Parotis und der Gland. subling., spastische Gastralgie, Mittelbauchkolik und spastische Obstipation. Kahnbauch mit harten Bauchdecken.

Urogenitalorgane:

Calc. ars., Ac. nitr.

Tenesmus, Strangurie, Ischurie.

ZNS:

Ferr., Ver., Jod.

Kopfweh, Schwindel, Schlaflosigkeit, Delirien, Sprachstörungen.

Bewegungsorgane:

Zinc. Cupr.

Tremor, Wadenkrämpfe, Zuckungen.

Haut:
Parästhesien, Kälte- und Berührungsempfindlichkeit, Neuralgien, Radialislähmung.

Klinische Indikationen:
Nephrosklerose D 6 (längere Zeit). Pulmonalsklerose und fibröse Veränderungen der Lunge, auch in Folge von Tuberkulose D 12. Polyneuritis (diabetogen) D 12. Versuch bei Paralyse und progressiver Muskelatrophie D 15. Tabische Krisen in Verbindung mit Jodat D 4–D 6. Langwierige Cholostasen D 12. Parkinsonismus D 12.

P

Angiospasmus (Lähmung und Spastik).
Abdominelle Koliken mit Afterkrampf.
Berührungs- und Bewegungsverschlimmerung.
Spastische Obstipation.

Podophyllum peltatum

Maiapfel
Fam. Berberidaceae

Frischer, im Spätherbst gesammelter Wurzelstock mit Wurzeln zur Essenz nach V. 53. A. = $^1/_3$.
Verschreibungspflicht bis D 3 einschließlich.

Wirkungsrichtung:
1. Leber-Galle.
2. Dünndarm.

Leitsymptome:

Ver. alb. Chel., Chin.

Schwächegefühl nach reichlichem Stuhlgang, Kollern und Meteorismen, Leberschwellung, Schulterblattschmerz rechts, Wechsel von Kopfschmerz, Obstipation.

Modalitäten:
Verschlimmerung morgens, in Wärme.
Besserung durch Liegen auf dem Bauch, durch lokale Wärmeanwendung.

Verdauungsorgane:

Rum., Natr. sulf., Sulf., Phos., Bry., Rhus, Diosc., Aloe.

Heftige Druckempfindlichkeit des gesamten Oberbauches, gußartige Diarrhöen (sog. Hydrantenstuhl), gelbe-grüne, wäßrige, sehr übelriechende Stühle.

Klinische Indikationen:
Cholgne Durchfälle D 4. Chronische Dyspepsie D 4–D 6. Gallensteinleiden (Cholesterinsteine) mit Durchfallneigung D 12. Psoriasis in Verbindung mit Hepatopathie und Gallensteinleiden (zusammen mit Berberis, Chin.ars. oder Cholesterinum) D 3–D 4. Analprolaps D 4–D 6.

Hydrantenstühle.
Durchfall nach dem Essen, nach der Mahlzeit und morgens. Sphinkterschwäche.
Hitze verschlechtert.
Duodenalsyndrom.

Prunus spinosa

Schlehe oder Schwarzdorn
Fam. Rosaceae

Frische Blüten zur Essenz nach V. 3 a. A. = $^1/_3$.

Wirkungsrichtung: Myokard-Kreislauf.

Phyt., Phos., Psor., Stann., Magn. chlor.

Chronische Herzinsuffizienz mit Coronarinsuffizienz, vor allem beim Hypertonikerherzen. Nicht für akute Herzerkrankungen.

Klinische Indikationen:
Ciliarneuralgie D 4. Okzipital- oder Trigeminusneuralgie links. Perikarderguß (Versuch) D 4.

Stechende Augenschmerzen. Neuralgien von Kopf und Herz.

P

253

Ptelea trifoliata

Hopfenbaum oder Waffelesche
Fam. Rutaceae

Frische Blätter und junge Rinde zur Essenz nach V. 3 a. A. = $^1/_3$.

Wirkungsrichtung: Leber-Galle-Pankreas-Darm.

Leitsymptome:
Schmerzen in der Lebergegend, die sich nach Liegen auf der rechten Seite bessern; Aversion gegen Butter und Fleisch, Verlangen nach sauren Speisen.

Modalitäten:
Verschlimmerung nachts und durch Wärme, durch Essen fetter Speisen.
Besserung in kalter Luft, durch Bewegung.

Card. mar., Magn. chlor. Podoph., Merc., Lyc.

Verdauungsorgane:
Widerwillen gegen fette Speisen, Fleisch, Butter; Verlangen nach sauren Speisen. Druckgefühl und Stechen in der Lebergegend.

Puls., Ant. cr. Carb. veg. Chel.

Klinische Indikationen:
Hepatopathien in Verbindung mit Gastritis oder Enteritis, Fäulnisdyspepsie vor allem in Folge von Nahrungsmittelintoxikation D 3–D 6.

Magen- und Lebermittel.
Abneigung gegen Fleisch und Fett. Verlangen nach sauren Speisen.
Verschlimmerung nachts, rnorgens und durch Wärme.

Pulsatilla pratensis

Kuhschelle oder Küchenschelle
Fam. Ranunculaceae

Frische blühende Pflanze zur Essenz nach V. 3 a. A. = ¹/₃.
Verschreibungspflicht bis D 3 einschließlich.

Wirkstoffe:
Anemonenkampfer, Saponine.

Wirkungsrichtung: Östrogenwirkung mit Folgen auf Kreislaufsystem, Haut, Schleimhaut und Psyche.

Psyche:
Helläugige und hellhäutige Frauen, weich und nachgiebig, phlegmatisches Gemüt, launenhaft und weinerlich, endokrin bedingte Depressionen.

Calc. carb., Caps., Ign. Cimic.

Leitsymptome:
Frauenmittel, schlaffer Gewebstonus; schwache verzögerte Menses, Unverträglichkeit von Süßigkeiten, Abneigung gegen Fett, Diarrhoeeneigung, durstlos.

Sep., Cimic.

Cham., Ars.

Modalitäten:
Verschlimmerung durch Wärme, fette Speisen, morgens. Besserung in frischer Luft und Bewegung, jedoch Empfindlichkeit.

Ipec., Carb. veg.

Herz- und Kreislauforgane:
Venen an Händen und Unterschenkeln geschwollen, venöse, gedunsene Belastung, Schweregefühl.

Arn., Ham., Ac. fluor. Calc. fluor., Zinc.

Atmungsorgane:
Schnupfen mit dickem, gelbem und übelriechendem Exkret. Fließ- und Stockschnupfen, Husten mit dickem, zähem Auswurf.

Kal. mur., Kal. bichr. Euphras. Alum.

Verdauungsorgane:
Völlegefühl und Sodbrennen nach fetten und süßen Speisen, ständig wechselnder Stuhlgang.

Carb. veg., Ant. cr. Graph.

Urogenitalorgane:
Frösteln mit Hitzewallungen abwechselnd, kalte Füße. Schwankende Gemütsverfassung, vor und während der Regel, auch bei ihrem Ausbleiben. Regelbeschwerden, Amenorrhoe und Oligomenorrhoe, Hypomenorrhoe, dicker, milchiger Fluor.

Ferr. Lil., Sep., Ferr., Caul., Cimic., Sab., Calc. arb.

P

Colch., Kalm. lat., Ac. benz., Led., Caul. Kal. sulf.	*Bewegungsorgane:* Muskel- und Gelenkschmerzen, besser bei Bewegung, schlimmer in Ruhe und Wärme.
Sep., Dulc., Ap.	*Haut:* Juckreiz; erythematöse und vesikulöse Effloreszenzen.
Ferr.	*Temp.:* Hitze des Körpers mit kalten Extremitäten, Frösteln.

Klinische Indikationen:
Verdauungsstörungen mit biliärer und gastritischer Belastung, vorwiegend in Folge von Fett- und Eisgenuß D 4–D 6. Hypomenorrhoe bis Amenorrhoe mit allen daraus resultierenden Beschwerden D 4–D 30. Conjunctivitis und Blepharitis D 12. Otitis externa. Bronchitis chronica (Folgen von Masern) D 12–D 30. Migräne bei Amenorrhoe und Unregelmäßigkeit in der Menstruation, venöse Leiden, Hauterkrankungen als Vikariation mangelhafter Hormontätigkeit D 12–D 30. Colitis mucosa postklimakterisch D 12.

Zaghaft, nervös, überempfindlich.
Folgen von schwacher Regel, Fettgenuß, mangelnder Bewegung. Schwangerschaftsbeschwerden.
Rahmige Sekrete.
Linksseitigkeit.
Äußere Wärmeunverträglichkeit.
Querlage des Fötus.

Quassia amara

Quassiabaum
Fam. Simarubaceae

Getrocknetes Holz zur Tinktur nach V. 4 a mit 60 %-W. A. =
$^1/_{10}$ = D 1.

Card. mar.,
Yucca, Merc.

Wirkungsrichtung: Bitterstoff.

Nach Rademacher als Aqua Quassia (4 g Holz auf 250,0
Wasser) bei Lebererkrankungen, insbesondere bei portaler
Hypertension gute Wirkung auf die Aszitesbildung. Bei allen auf Infekte folgenden Leberstörungen mit Inappetenz
und Leberschwellung ebenfalls mit gutem Erfolg angewandt.

Hepatogene Dyspepsie.
Kältegefühl am Rücken.

Q

Ranunculus bulbosus

Knolliger Hahnenfuß
Fam. Ranunculaceae

Frische blühende Pflanze zur Essenz nach V. 3 a. A. = $^1/_3$.
Wirkstoff: Anemonenkampfer.

Wirkungsrichtung:
1. Myalgisch-neuralgisch.
2. Haut-schleimhautreizend.

Leitsymptome:

Mez., Rhus, Dulc., Thuj.

Rheumatische Schmerzen im Thoraxbereich, vesikulöse Effloreszenzen.

Modalitäten:
Verschlimmerung durch Temperaturwechsel, Berührung, Bewegung.

Atmungsorgane:

Spig., Bry.

Stechende Schmerzen im Interkostalbereich, Atemschmerz.

Bewegungsorgane:

Arn.

Zerschlagenheitsgefühl, Reißen und Zucken in der Muskulatur.

Haut:

Canth., Ars.
Mez. Ant. cr.

Vesikulöse, in Gruppen stehende Effloreszenzen mit serösem Inhalt; starker Juckreiz.

Klinische Indikationen:
Interkostalneuralgien und Rheumatismus der Brustmuskeln D 4–D 8. Pleuritische Adhäsionen mit Beschwerden bei der Atmung D 12. Pemphigus bei Kindern D 4–D 12. Gicht und chronischer Gelenkrheumatismus (in Einzelfällen bewährt) D 12–D 30.

Bläschenausschlag.
Berührungs- und Bewegungsverschlimmerung.
Wetterwechselsymptomatik.

Ratanhia

Krameria triandra
Fam. Caesalpinaceae

Getrocknete Wurzel zur Tinktur nach V. 4a mit 60%-W. A.
= $^1/_{10}$ = D 1.

Wirkungsrichtung: Hämorrhoidalplexus.

Paeon., Ac.
nitr.

Obstipation mit schmerzhaften Hämorrhoiden, Prolaps ani D 4. Trockene Hitze im After.

Stechende Hämorrhoiden.

Rauwolfia serpentina

Schlangenwurz
Fam. Apocynaceae

Herstellung nach V. 4a/7.
Bis zur D 3 ist die Arznei verschreibungspflichtig.

Das Arzneimittel ist im Hinblick auf die phytotherapeutische Wirkung der Rauwolfia-Alkaloide homöopathisch bei Blutdruckkrisen empfohlen worden.

Die Wirkungen sind nicht überzeugend. Vielmehr ist Rauwolfia bei vegetativen Störungen am Gefäßsystem in Form von Hitzewallungen, kongestiven und hypotonen Blutdruckschwankungen angezeigt. Die Dosis liegt dabei zwischen D 3 und D 6.

R

Bewährt bei Gedächtnisschwäche, Überarbeitungssyndrom, Schlaflosigkeit bes. im Hinblick des Einschlafens (Coffea).

Rheum palmatum

Rhabarber
Fam. Polygonaceae

Geschälter Wurzelstock nach V. 4 a zur Tinktur mit 60 %-W.
A. = $^1/10$ = D 1.

Wirkungsrichtung: Anthrachinonglykoside.

Hep., Magn.
carb., Calc. ac.
Diarrhoemittel bei sauerriechenden Stühlen. Zahnungs-
durchfälle bei Kindern mit Darmspasmen. Darmkatarrhe
der Erwachsenen mit Koliken D 3–D 6.
Höhere Dosierung bei Obstipation.

Sauer riechende Stühle mit Stuhldrang nach Entleerung.

Rhododendron chrysanthum

Goldgelbe Alpenrose
Fam. Ericaceae

Getrocknete Zweige zur Tinktur nach V. 4 a mit 90 %-W. A. =
$^1/_{10}$ = D 1.

Wirkstoffe:
Andromedotoxin (Vagusgift), Arbutin, Rhododendrin (Glykosid).

Wirkungsrichtung: Synoviales Gewebe der kleinen Gelenke, ZNS.

Leitsymptome:
Der Rhododendronpatient empfindet die atmosphärischen Spannungsänderungen extrem und fühlt sich unmittelbar nach einem Gewitter erleichtert.

Natr. carb.,
Natr. sulf. Sil.

Modalitäten:
Verschlimmerung: durch Wetterwechsel, durch Druck und Berührung.

Ham., Puls.,
Thuj., Clem.,
Spong., Aur.

Urogenitalorgane:
Schmerzhafte Hoden- und Nebenhodenschwellungen.

Bewegungsorgane:
Muskel-, Gelenk-, Periost- und Nervenschmerzen; schlimmer vor Wetterwechsel, Gewitter, Sturm; Einschlafen und Kribbeln der Glieder.

Klinische Indikationen:
Epididymitis D 4–D 8. Orchitis (auch Folgen von Gonorrhoe) D 6–D 12. Hydrocele (bei Kindern) D 4–D 12. Chronischer Rheumatismus vorwiegend in Verbindung mit harnsaurer Diathese D 6–D 12.

R

Rheumaschmerzen mit Bezug zum Wetterwechsel.
Ruheverschlimmerung und Bewegungsbesserung.

Rhus toxicodendron

Giftsumach
Fam. Anacardiaceae

Frische Blätter zur Essenz nach V. 2 a. A. = $^1/_2$.

Wirkstoff:
Toxicodendrol (Glykosid).

Wirkungsrichtung: Mesenchymales Gewebe.

Psyche:

Ap., Ars.,
Cham., Phos.
Aur., Arn.,
Caust.

Ruheloser Patient, ängstlich, umnebelter Kopf, Suizidgedanken, schlechter Schlaf mit Angstträumen.

Leitsymptome:

Ars., Cham.
Mez., Ars.,
Canth.

Ruhelosigkeit, Bewegungsdrang, herpetiforme Ausschläge manchmal mit Durchfällen abwechselnd.

Modalitäten:

Natr. sulf.,
Thuj.Dulc.

Verschlimmerung: durch feuchte, kalte Witterung.
Besserung: durch Bewegung, Wärmeanwendungen.

Verdauungsorgane:

Podoph., Bry.
Natr. sulf. Sulf.

Zunge braun belegt mit Wundheitsgefühl, wäßrige, schleimige auch blutige Diarrhöen von üblem Geruch.

ZNS:
Peripheres Nervensystem.

Bewegungsorgane:

Led., Colch.,
Rhod.

Sec., Sil.,
Hyper., Thuj.

Entzündliche Reaktionen an Gelenken (v. a. periartikulär), Sehnen, Bändern; rheumatoide Muskelschmerzen, Neuralgien. Kribbeln-, Taubheits- und Lähmungsgefühl der Glieder, besser bei fortgesetzter Bewegung und trockener Wärme; schlimmer in Ruhe, nachts, bei Bewegungsbeginn, bei Nässe und Kälte.

Haut:

Mez., Ranunc.
bulb., Canth.
Sulf., Ars.

Bläschen-, Blasen- und Quaddeleruptionen, Rötung, Schwellung, Brennen, Stechen, Jucken; Schweiß am ganzen Körper, empfindlich gegen kalte Luft.

Klinische Indikationen:
Subakute bis subchronische Entzündungen D 4–D 6. Herpetiforme und impetiginöse Entzündungen D 12–D 30. Kontaktekzeme – Dermatiden D 12–D 30. (Eosinophilie im Blutbild typisch) Periostentzündungen, Muskel-

und Gelenkrheumatismus subakuter und chronischer Form. Affektion der Sehnen und Bänder D 4–D 12. Folgen von Überanstrengung besonders Rückenschmerzen, Heiserkeit, Schwindel D 30.

Ruhelosigkeit und Benommenheit.
Folgen von Nässe und Kälte, sowie Überanstrengung.
Gelenkrheuma.
Verschlimmerung nachts.
Besserung durch Wärme und Schweiß.

Rhus venenata

Fam. Anacardiaceae

Wirkungsrichtung: Speziell einsetzbar bei akuten und chronischen Hauterkrankungen, besonders bei hellfarbener Haut.

Dosierung: D 4–D 30

R

Robinia pseudacacia

Falsche Akazie
Fam. Fabaceae

Frische Rinde der jungen Zweige zur Essenz nach V. 3 a. A. =
$^1/_3$.

Wirkstoffe:
Robin (Toxalbumin), Phasin (Toxalbumin).

Wirkungsrichtung: Haut- und schleimhautreizend.

Leitsymptome:

Phos., Magn. phos. Hyperacidität mit saurem Aufstoßen und Erbrechen.

Modalitäten:

Ab. ni., Nux vom. Verschlimmerung: nach jedem Essen.

Verdauungsorgane:

Ign., Rhus Nux vom. Saures Aufstoßen, Stumpfwerden der Zähne, Magendruck nach jedem Essen, Blähungsbeschwerden.

Klinische Indikationen:
Hypersekretion des Magens (symptomatisch). Erbrechen von saurer Flüssigkeit D 3–D 6.

Vermehrte Magensäure, Blähungskoliken, Dyspepsie.

Rubia tinctorum

Färberkrapp
Fam. Rubiaceae

Getrocknete Wurzel zur Tinktur nach V. 4 a mit 60 %-W. A.
= $^1/_{10}$ = D 1.

Wirkungsrichtung: Entzündungswidrig im Bereiche der ableitenden Harnwege. Schutzkolloidwirkung.

Nierensteinmittel bei Phosphatsteinen, wobei eine Ansäuerung des Harnes notwendig ist. Auch bei Oxalatsteinen sind Erfolge beschrieben ∅-D 2.

Palliativum bei Nierensteinleiden.

Rumex crispus

Krauser Ampfer
Fam. Polygonaceae

Frische Wurzel zur Essenz nach V. 2 a. A. = $^1/_2$.

Wirkstoffe:
Emodinglykoside – Oxalsäure.

Wirkungsrichtung: Schleimhäute der oberen Luftwege.

Leitsymptome:

Hyosc., Kal. carb. — Trockener Reizhusten, starke Kälteempfindlichkeit.

Modalitäten:

Rhus tox. — Verschlimmerung: durch Kälte, Linksliegen, abends.
Besserung: durch Wärme.

Atmungsorgane:

Phos. Hyosc., Kal. carb., Spong. — Schmerzhafter, trockener Reizhusten, besonders beim Einatmen von kalter Luft, unmittelbar nach dem Hinlegen oder nach dem Erwachen.

Verdauungsorgane:

Podoph., Bry., Sulf., Phos., Rhus — Morgendliche Diarrhöen.

Klinische Indikationen:
Bifurkationshusten (besonders bei Luftveränderung und Temperaturwechsel). Erkältungskatarrhe besonders Tracheitiden, Virusgrippen mit tracheobronchialem Verlauf D 4–D 8.

Reizbarkeit der Luftwege – Kehlkopfbereich.
Trockener Husten.
Verschlimmerung durch Sprechen und kalte Luft.

R

Ruta graveolens

Weinraute
Fam. Rutaceae

Herstellung nach V. 3 a/7.
Die Wirkung ist Arnika-ähnlich. Bewährt bei Quetschungen und Verletzungen. Typisch ist die Arthritis des Handgelenks und das Sehnenganglion am Handgelenk.
Folgen von Überanstrengung des Auges, Entzündungen der Bindehaut, Hämatome, Übermüdung nach langem Lesen. Brennen der Augenlider.

Drang zum Stuhlgang und Aftervorfall (evtl. zusammen mit Acidum muriaticum).

Klinische Indikationen sind Augenverletzungen und deren Folgen, Handganglion.

Sabadilla officinalis

Läusesamen
Fam. Liliaceae

Reife Samen zur Tinktur nach V. 4 a durch Mazeration mit
60 %-W. – A. = $^1/_{10}$ = D 1.

Wirkstoff:
Veratrin (Alkaloid).

Wirkungsrichtung:
1. Haut- und schleimhautreizend.
2. Lähmung des Reizleitungszentrums des Herzens.

Leitsymptome:
Chin., Ars., Periodisch auftretende Beschwerden, gereizte Schleim-
Coloc. Cedr., häute, Gliederschmerzen, Unruhe, Schreckhaftigkeit.
Puls.

Modalitäten:
Verschlimmerung: in kalter Luft.
Besserung: in Wärme.

Atmungsorgane:
Ign., Asa., Lach. Ständiger Schluckreiz bzw. Reiz sich zu räuspern, Fremd-
Val. körpergefühl im Kehlkopf-Rachenbereich.

ZNS:
Zinc., Op., Unruhe, Angst, Schreckhaftigkeit, Sinnestäuschungen, ver-
Gels. Rhus. mindertes Denkvermögen; Schwindel, Migräne.

Bewegungsorgane:
Gelenk-, Knochen- und Muskelschmerzen, Muskelkrämpfe, Zittern und Zucken der Glieder.

Klinische Indikationen:
Heufieber D 2–D 4. Allergische Blepharo-Conjunctivitis,
hysteroide Psychopathien D 12–D 30.

Unruhe, Angst, Schreckhaftigkeit. Psychosen.
Reizung der Schleimhäute mit Fließschnupfen und
brennendem Sekret.

S

Sabal serrulatum

Sägepalme
Fam. Palmae

Frische reife Beeren zur Essenz nach V. 3 a. A. = $1/3$.

Canth., Pop.
trem., Cann.
ind.

Wirkungsrichtung: Prostata.

Modalitäten:
Verschlimmerung aller Beschwerden morgens und
abends.

Urogenitalorgane:

Magn. chlor.

Schmerzhafte Urica spastica.

Klinische Indikationen:
Hauptmittel bei Prostatahypertrophie, vor allem im Anfangsstadium ∅-D 4.

Frühstadium der Prostatahypertrophie.

Sabina Juniperus

Sadebaum
Fam. Cupressaceae

Frische Zweigspitzen mit Blättern zur Essenz nach V. 3 a.
A. = $1/3$.
Verschreibungspflicht bis D 3 einschließlich.

Wirkungsrichtung: Hyperämie der Beckenorgane.

Ham., Plat.,
Cham.

Bei drohendem Abort und Menorrhagie, Versuch bei habi-
tuellem Abort.

Klinische Indikationen:
Metrorrhagie D 3–D 6. Habitueller Abort – Mens III
D 4. Gichtische Diathese mit hormonell abhängigen Ver-
schlimmerungszuständen D 12. Chronischer Reizzustand
der Blase D 4.

Menorrhagie und Metrorrhagie.
Abortus imminens und Folgen von Abortus.
Rheuma.

Sambucus nigra

Schwarzer Holunder
Fam. Caprifoliaceae

Frische Blätter und Blüten zur Essenz nach V. 3 a. A. = $^1/_3$.

Wirkungsrichtung: Ödematöse Schwellungen.

Cep., Camph.
Hep., Phos.,
Spong.

Atembeschwerden bei Schleimhautschwellung im Bereiche des Nasen-Rachenraumes und der Bronchien.
(»Schlägt in den Asthmaanfall hinein.«)

Klinische Indikationen:
Symptomatisch bei Nachtschweiß, adenoide Vegetationen mit trockener Nase D 4.

Schnupfen, Laryngitis, Bronchialasthma.
Besserung durch Bewegung.
Starke Schweiße.

S

Sanguinaria canadensis

Blutwurzel
Fam. Papaveraceae

Getrockneter Wurzelstock mit Wurzeln zur Tinktur nach V. 4 a mit 6 o%-W. – A. = $^1/_{10}$ = D 1.

Wirkstoffe:
Sanguinarin, Chelidoniumsäure, Chelerytrin.

Wirkungsrichtung:
1. Arterielles System.
2. Leber.

Leitsymptome:

Lach., Plat., Ac. Carb. veg., Psor., Pyrog., Kreos., Lach.

Kongestionen im Bereich von Kopf und Brust, Rötung des Gesichtes, brennende, trockene Schleimhäute, übelriechende, scharfe Sekretionen.

Modalitäten:

Phos.

Verschlimmerung: durch jedes Geräusch, durch Bewegung. Besserung: durch Schlag, im Dunkeln.

Herz- und Kreislauforgane:

Bell., Iris., Kal. bichr., Coccul, Gels., Cimic., Jod., Amyl. nitr., Glon. Ar. triph., Euphorb. off. Cep., Sabad., Ars., Merc. Ipec., Iris, Ver. vir.:

Kopfschmerzen und Schwindel in Folge Blutandrangs zum Kopf, Hitzewallungen, erregte Herztätigkeit, Pulsus durus et celer.

Atmungsorgane:
Wundheitsgefühl und Brennen in den oberen Atemwegen, wäßriger, wundmachender Schnupfen.

Verdauungsorgane
Gastritische Beschwerden.

Urogenitalorgane:

Kreos., Lach., Psor.

Heftige Metrorrhagien, besonders im Klimakterium.

Bewegungsorgane:

Ham., Phyt., Cham., Arn., Cimic., Magn. carb., Ferr.

Rheumatoide Muskel- und Gliederschmerzen, Muskelsteifigkeit (v. a. rechter Deltamuskel), schlimmer durch Kälte, besser durch Wärme.

Sep., Ac. sulf.,
Lach. Sulf.,
Cinnab. Stann.,
Samb., Phos.,
Psor.

Temp.:
Brennende Hitze an Handflächen und Fußsohlen (werden nachts aus dem Bett gestreckt); Wechsel von Hitze und Frösteln, Schweißneigung.

Klinische Indikationen:
Nervöse Migräne in Verbindung mit Unterleibsleiden D 4–D 6. Akute Laryngitis D 4. Allergische Rhinitis (klimakterisch) D 4–D 8. Schulter-Arm-Syndrom rechts. Klimakterische Schweißneigung und Gefäßaktivität (Hochdruck) D 4–D 12.

Rechtsseitiges Mittel mit Wallungen und Kopfkongestion. Brennende und trockene Schleimhäute.
Morgen- und Abendverschlimmerung.

S

Sanicula (aqua)

Heilquelle, die in einer Gallone 93 Gran Natr.mur., 23,5 Calc.mur., 9,5 Calc.sulf., 5 Kal.sulf., 23,25 Magn. mur., 1 Calc.bicarb., 0,33 Natr.brom., 0,1 Ferr.bicarb., 0,83 Natr.jod., 0,5 Silicea, 0,01 Alumina, Spuren von Lith.bicarb., Nat.phos., Borax enthält, [1 Gallone (USA) – 3,79 l.]

Leitsymptome:

Cham., Carb. veg., Chin. Magn. carb.

Dyspepsie bei Säuglingen und Kindern, übelriechende Ausscheidungen.

Modalitäten:
Verschlimmerung: durch Kälte, Berührung und nach Essen.

Verdauungsorgane:

Jod. Calc. carb. Lept., Chel. Graph., Hep.

Gedeihstörung des Kindes, trotz lebhaften Trinkens. Heftiges Säuglingserbrechen, Meteorismus mit Leberschwellung, hochgradige Obstipation, Stuhl riecht nach Käse (unverdautes Casein). –

Bewegungsorgane:

Ferr. Natr. sulf.

Rheumatoide Glieder- und Rückenschmerzen, schlimmer bei Bewegung und feuchtem Wetter.

Haut:
Trocken, juckend; Akne, Furunkel, Ekzeme.

Temp.:

Natr. carb. Sil.

Frösteln, eiskalte Hände und Füße, starkes Schwitzen an Handflächen und Fußsohlen. Nachtschweiß.

Klinische Indikationen:
Dyspepsie der Säuglinge D 4.

Verdauungsschwäche und Abmagerung.
Verschlimmerung nach dem Essen. Übler Geruch der Ausscheidungen.
Wechsel der Symptome in rascher Folge.

Sarothamnus scoparius
(= Spartium scop.)
Besenginster
Fam. Fabaceae

Herstellung nach V. 3 a.

Wirkstoffe:
Spartein (l- und d-Spartein), gehört zur Gruppe der Chinolizidinalkaloide.

Wirkungsrichtung:
1. Hemmung der Reizbildung und Verzögerung der Reizleitung (AV-Leitung) des Herzens.
2. Ganglien des peripheren NS (zunächst erregend, später lähmend) mit Auswirkung auf die Vasomotorik.

Herz- und Kreislauforgane:

Lach., Bell., Convall. Cact., Iber.

Anfallsweise Tachykardien, vorwiegend nachts und in Ruhe, jedoch auch bei mäßiger Belastung. Herzbeklemmung, Extrasystolie.

Urogenitalorgane:
Polyurie besonders frühmorgens, z. T. auch Nykturie.

Bewegungsorgane:
Ziehende Gelenk- und Muskelschmerzen; plötzlich einschießende Hüftschmerzen (v. a. abends und nachts).

Haut:

Natr., chlor. Kal. brom.

Vesikulöse und urtikarielle Effloreszenzen mit starkem Juckreiz, Ekzeme, Follikulitis, Furunkel.

Klinische Indikationen:
Extrasystolie D 2–D 4. Tachykardien und respirator. Arrhythmien D 4. Periphere Durchblutungsstörungen D 4–D 6.

Nächtliche Unruhe bei geistiger und körperlicher Müdigkeit.
Herzklopfen, Extrasystolie, Depression.

S

Sarsaparilla

(Smilax officinalis)
Stechwinde
Fam. Liliaceae

Getrocknete Wurzel zur Tinktur nach V. 4a mit 60%-W. A.
= $^1/_{10}$ = D 1.

Wirkungsrichtung: Saponinwirkung.

Ac. nitr.,
Staphis. Psor.,
Sulf., Ac. fluor.

Heftig juckende Hautausschläge auch mit Superinfekt.
Krampfartige Nieren- und Blasenschmerzen.

Klinische Indikationen:
Chronische Rhinitis und Nebenhöhlenbelastung D 4–
D 8. Gichtisch-rheumatische Leiden in Verbindung mit Dy-
surien D 4–D 12. Herpetiforme und rhagadige Hautaffektionen (harnsaure Diathese) D 12–D 15. Psoriasis D 12.

Harnsaure Diathese. Steinleiden. Chron. Hautausschläge.

Scilla maritima

Meerzwiebel
Fam. Liliaceae

Frische Zwiebel zur Essenz nach V. 3a. A. = $^1/_3$.

Wirkungsrichtung: Glykosid.

Kal. carb.,
Caust. Natr.
chlor. Zinc.

Altersherz, dabei leicht diuretische Wirkung, Kreislaufde-
kompensation mit und ohne Ödemneigung.

Klinische Indikationen:
Stauungsbronchitis mit Harninkontinenz beim Husten
D 3–D 6.

Niesanfälle mit trockenem Husten.
Dysurie und Harninkontinenz.

Secale cornutum

Pilz Claviceps purpurea
Fam. Pyrenomycetae

Getrocknetes Mutterkorn zur Tinktur nach V. 4 a mit 60 %-W. -A. = $^1/_{10}$ = D 1.
Verschreibungspflicht bis D 3 einschließlich.

Wirkstoffe:
Aminostoffe: Histamin, Tyramin, Cholin, Acetylcholin. Alkaloide: Ergotamin, Ergotoxin, Ergobasin, Ergoclavin, Sensibasin.

Leitsymptome:

Hyper., Thuj., Sil. Jod., Lyc. Tab., Ac. hydrochl., Camph.

Taubheitsgefühl und Ameisenkribbeln an den Gliedmaßen, Abmagerung und Schwäche trotz gutem Appetit, trotz Kälte der Haut erträgt der Kranke die Bettdecke nicht.

Modalitäten:
Verschlimmerung: durch Bewegung und Wärme.
Besserung: durch Kälteeinwirkung auf den kranken Organismus.

Verdauungsorgane:
Heißhunger und unstillbarer Durst.

Urogenitalorgane:

Phos., Ac. nitr., Lach. Sanguisorb., Croc. Cupr., Plumb. ac.

Hypermenorrhoe mit Parästhesien in den Gliedmaßen und Angstgefühl, fieberhafte Lochialstauung.

Bewegungsorgane:
Steifheit und Krämpfe der Muskulatur.

Ac. fluor., Fagopyr. Ail.

Haut:
Blaß, kalt, trocken; schlecht heilende Geschwüre, trockene Gangrän. Parästhesien: Pelzigkeits- und Taubheitsgefühl, Kribbeln, Ameisenlaufen, Brennen, Schmerzen, schlimmer durch Wärme, besser durch kalte Luft.

Klinische Indikationen:
Uterusblutungen (atonisch) D 2–D 4. Krampfwehen während der Schwangerschaft D 4. Akute Gastroenteritis in Verbindung mit abdominellen Durchblutungsstörungen oder Thrombosen D 12. Gangraena senilis (Diabetes, Ulcera cruris) D 4–D 8. Migräne in Verbindung mit Unterleibsleiden. Periphere Durchblutungsstörungen im Bereich der unteren und oberen Extremitäten D 4–D 8.

S

Spasmen der willkürlichen und unwillkürlichen Muskulatur, Parästhesien der Extremitäten. Blutungstendenz. Wärmeverschlimmerung trotz objektiver Kälte.

Selenium

Selen. Se.
(Antioxydans, schwefelähnlich)

Zur Verreibung nach V. 6, Lösung nach V. 8 a.

Wirkungsrichtung:
1. Schwäche der Konstitution und des Stoffwechsels.
2. Organotropie: Haut, Leber (sulfurähnlich).

Psyche:

Ac. phos., Sep. Ac. picr., Sil. Staphis., Hep.

Mangel an Spannkraft, geistige Arbeit erschöpft ungewöhnlich, vergeßlich, unwiderstehliches Verlangen nach Reizmitteln.

Leitsymptome:

Ac. picr., Sulf. Spig., Arg. nitr., Therid.

Allgemeine Schwäche auch nach dem Schlaf, ständiges Bedürfnis sich niederzulegen. Fettige Haut, Kopfweh über dem linken Auge. Neigung zu Ausschlägen.

Modalitäten:
Verschlimmerung: durch Wärme, Schlaf, Alkohol, durch Luftzug.

Atmungsorgane:

Sil. Ar. triph., Arg. Spong., Carb. veg.

Nervöser Fließschnupfen und Geruchsverlust; Heiserkeit besonders am Morgen und zu Beginn des Sprechens, nach Überanstrengung.

Verdauungsorgane:

Sulf. Card. mar., Magn. chlor.

Übelkeit nach dem Schlaf, belegte Zunge, nächtlicher Heißhunger und morgens. Neigung zur Verstopfung. Erschöpfung nach dem Essen.

Urogenitalorgane:

Calad., Diosc. Chin., Phos., Sulf., Bufo

Unwillkürlicher Samenabgang (ohne Erektion). Schwäche nach Coitus.

Haut:

Kal. phos., Sulf. Fettige Haut mit kleinen Bläschen, Komedonen und auch Effloreszenzen, Ekzem v. a. am Kopf, Hautjucken v. a. zwischen den Fingern und an den Handflächen. Trophische Nagelveränderungen. Hitzegefühl und Schweißneigung.

Klinische Indikationen:
Status seborrhoicus vorwiegend in der Pubertät D 12–D 30. Acne juvenilis D 12. Trockenes Ekzem in der Handinnenfläche D 6–D 12. Heiserkeit bei Rednern D 4. Sexualneurasthenie beim männlichen Geschlecht D 15.

Nervenschwäche, Verlangen nach Reizmitteln.
Sexuelle Reizbarkeit bei Schwäche und Impotenz.
Verschlimmerung nach Schlaf und Koitus und durch Kälte.

Senecio aureus

Fam. Compositae

Wirkungsrichtung und Leitsymptome:
Weiblicher Hormonregulator bei Regelstörungen, besonders bei blassen, blutarmen Frauen und Mädchen.
Eintritt der Regel bessert alles, speziell auch die Symptome des Harnblasenreizes.

Klinische Indikationen
Kreuzschmerzen mit Lendenbeschwerden, in Verbindung mit der Regel oder dem Eisprung.
Kreislaufunterfunktion jugendlicher Patientinnen mit Regelstörung.

Dosierung: D 2–D 4 (eher festständiges Mittel).

Senega Polygala

Schlangenwurzel
Fam. Polygalaceae

Getrocknete Wurzel zur Tinktur nach V. 4 a mit 90 %-W. A.
= $^1/_{10}$ = D 1.

Wirkstoff:
Saponinähnliche Droge.

Wirkungsrichtung: Schleimhäute des Respirations- und Urogenitaltraktes.

Modalitäten:
Verschlimmerung: durch jede Berührung und durch Beklopfen.

Atmungsorgane:

Ranunc., Bry., Rum., Dros., Kal. carb.

Schmerzhafter, trockener Husten mit zähem, schwerlöslichem Schleim, Wundheitsgefühl im Brustbereich.

Verdauungsorgane:

Bry., Ac. nitr.

Katarrh des Magen-Darmkanals.

Urogenitalorgane:

Cocc. cact., Kal. bichr.

Schleimige Beimengung des Harns.

Klinische Indikationen:
Chronische Trachealkatarrhe mit asthmoider Beengung D 4–D 6. Asthma bei pastösen, blaßen Kindern und klimakterischen Frauen D 4. Sekretionsneurose auch Rhinitis vasomotorica D 4.

Trockene Schleimhäute bei zähen Sekreten.
Wundheitsgefühl der Brust.

Sepia

Von Sepia officinalis.
Inhalt des Tintenbeutels des Tintenfisches.
Fam. Cephalopodae

Zur Verreibung nach V. 6, Lösung nach V. 8 a.

Wirkstoffe:
Calcium carb., Magnesium carb., Natrium sulf., Kochsalz, Melanin.

Wirkungsrichtung:
1. Endokrines System.
2. Weibliche Genitalorgane.
3. Venös-lymphatisches System.

Psyche:

Op., Ver., Lach. Lyc., Phos., Anac., Selen.

Depressiv und ängstlich, geistig träge, schneller Wechsel der Stimmungen, unzuverlässig, gleichgültig gegen Verpflichtungen, Haßgefühle.

Leitsymptome:

Card. mar., Ham. Ars. Petr., Ac. hydrochl., Alum., Graph.

Übelriechende Sekretionen, venöse Stauungen im gesamten Körper, Wechsel von Hitzegefühl und Frösteln, Schwäche der Gelenke, Widerwille gegen Milch und Fleisch (Unverträglichkeit). Leeregefühl im Magen, besonders morgens und nüchtern, jedoch nicht durch Essen gebessert. Verlangen nach Alkohol.

Modalitäten:

Sil.

Verschlimmerung: morgens, abends, bei Mondwechsel. Besserung: nachmittags und durch leichte Bewegung, außer durch Reiten.

Herz- und Kreislauforgane:

Sang., Ac. sulf., Sil. Cupr., Harn., Carb. veg., Aesc., Cimic., Clem., Urt., Gels. Puls., Kal. bichr. Marum.

Vasomotorische Störungen: Hitzewallungen, Schweiße, venöse Blutstauungen, besonders im Pfortader – und Genitalbereich, Migräne im Klimakterium.

Atmungsorgane:
Trockener Rachen, nächtlicher, starker Kitzelhusten.

Asa., Arn., Colch.

Lyc., Ferr. Petr., Ac. mur., Alum.
Paeon., Ham.
Sarsap., Lyc., Solidago Canth.

Verdauungsorgane:
Zahnfleisch geschwollen und wund, Geschmack sauer, bitter, faulig; Durst. Übelkeit beim Anblick oder Geruch von Speisen. Unverträglichkeit von Fett und Fleisch. Hämorrhoiden.

Urogenitalorgane:
Polakisurie, stinkender Urin; zu späte Regel. Scheide trokken, wund und brennend, hierdurch Schmerzen beim Verkehr mit Abneigung. Pollutionen.

Puls., Zinc., Led., Cimic., Kai. carb. Natr. chlor.
Psor., Nux vom., Calc. carb., Mez. Lyc., Caul.

Bewegungsorgane:
Rheumatoide Gelenk-, Muskel- und Nervenschmerzen. Lumbago, schlimmer im Sitzen, besser durch Gehen.

Haut:
Chronische Hautausschläge, gelb-braune Flecken, gelbliche Gesichtsfarbe und gelber Sattel über der Nase (ähnlich Chloasma uterinum). Übelriechender Achselschweiß.

Klinische Indikationen:
Hauptmittel bei Nieren- (Nebennieren-) und Keimdrüsenschwäche. (Klimakterium, Schwangerschaft) D 4–D 12. Hormonell abhängige Pigmentveränderungen D 30. Gichtische Konstitution mit Dyspepsie D 6–D 8. Hypotonie mit Kollapsneigung meist in Verbindung mit dem Hormongeschehen. Migräne D 12. Pfortaderstauung mit Leberschwellung und Gallensteinleiden bei geeigneter Konstitution D 6–D 12. Lageveränderung der weiblichen Geschlechtsorgane mit Senkungsbeschwerden D 12–D 30.

Venöse Stauungen mit Abwärtsdrängen.
Regelanomalien.
Vernachlässigung der familiären Pflichten.
Obstipation. Hypotonie.
Verschlimmerung durch Kälte, Essen, Menses.

Silicea

H_2SiO_3

Zur Verreibung nach V. 6, Lösung nach V. 8 a.

Wirkungsrichtung: Bindegewebe, RES.

Psyche:
Schwache Persönlichkeit, Mangel an Selbstvertrauen und Selbstbewußtsein, Angst vor Mißerfolg, unentschlossen, empfindlich gegen Widerspruch.

Leitsymptome:

Calc. fluor., Pyrog., Jod.

Lach., Ac. nitr., Phos., Kreos., Psor.

Hep., Calc., Ars.

Nervöse Erschöpfung mit Überempfindlichkeit. Chronische Eiterungen, gestörte Assimilation bis zur Abmagerung führend, Schweiße des gesamten Kopfes, Schwellung der Drüsen am Hals, der Achselhöhle und der Leisten.

Modalitäten:
Verschlimmerung: durch Kälte, durch Geräusche, durch Licht, bei Mondwechsel.
Besserung: durch Wärme.

Atmungsorgane:

Sabad. Phos., Rum. Merc., Samb. Val.

Stock- und Fließschnupfen mit wundmachender Absonderung; Husten erschütternd, besonders nachts und morgens, schleimig eitriger Auswurf, Nachtschweiße; Fremdkörpergefühl in den oberen Luftwegen.

Verdauungsorgane:

Paeon., Rat., Graph. Ac. nitr., Sulf.

Harter, voluminöser Stuhl mit anfänglicher Neigung zum Zurückschlüpfen. Heißhunger bei Appetitlosigkeit. Widerwille gegen warme, gekochte Speisen. Meteorismus.

Urogenitalorgane:

Selen., Ac. picr.

Schmerzhafte Erektionen. Zerschlagenheit des Körpers nach Coitus. Häufige Erektionen und Ejakulation mit nachfolgender geringer Erregbarkeit. Frauen: Fluor, wundmachend, übelriechend. Schmerzhafte Brustwarzen.

Bewegungsorgane:

Natr. carb.

Muskel-, Gelenk- und Nervenschmerzen; Muskelschwäche, leichtes Einknicken in den Gelenken, Bindegewebsschwäche, Sehnenscheidenganglien.

S

Haut:

Stann., Phos.
Thuj., Ant. cr.
Merc., Jod.
Calc.fluor.

Kühl, trocken, leicht verletzbar, unheilsam, Neigung zu Eiterungen. Verschiedenste Hautausschläge. Schmerzende Fußsohlen und Hühneraugen. Nägel brüchig und spröde.

Temp.:

Stann., Phos.

Große Frostigkeit und Kälteempfindlichkeit, kalte Füße, Schweißneigung.

Klinische Indikationen:
Folgen von chronischen Eiterungen vorwiegend des Bindegewebes und der Knochen D 4–D 12. Fisteln mit dünnflüssigem Sekret D 4–D 12. Schwächemittel bei schwacher Konstitution, Ermüdbarkeit, Schweißneigung D 30. Rachitis und deren Folgen D 12–D 30. Schwäche des Skelettsystems D 30. Chronischer Kopfschmerz auch migraenoid in Verbindung mit Sehstörungen D 12. Rezidivierendes Hordeolum, Ulcus cruris, gangränöse Entzündungen der Haut D 4–D 12. Chronischer sekundärer Rheumatismus, skrofulöse rachitische und anämische Veränderungen im Kindesalter D 30. Trockene, schuppende Ekzeme und Dyskeratosen (auch in Verbindung von Impfungen und unterdrücktem Schweiß) D 30. Hyperostosen und Ganglien D 3–D 4 (mehrere Monate).

Schwäche, partielle Schweiße.
Typische Obstipation,
Frostigkeit.
Besser durch Wärme.
Chronische Eiterungsprozesse.

Solidago virgaurea

Goldrute
Fam. Compositae

Frische Blüten zur Essenz nach V. 3 a. A. = $^1/_3$.

Wirkungsrichtung: Niere.

Equis., Berb.
Lespedeza

Erschwertes Harnlassen bei trübem Urin, der einen rotbraunen Satz hinterläßt (Ziegelmehlsediment).

Klinische Indikationen:
Symptomatisch bei Störung der Diurese D 2–D 4.

Palliatives Diuretikum bei harnsaurer Diathese.

Spigelia anthelmia

Wurmkraut
Fam. Loganiaceae

Getrocknetes Kraut zur Tinktur nach V. 4 a mit 90 %-W. A. = $^1/_{10}$ = D 1.

Wirkungsrichtung: Vegetatives Nervensystem.

Lach., Cimic.,
Chin. Ars.,
Gels., Sang.

Neuralgiforme Schmerzen, vorwiegend die linke Körperseite betreffend. Herzklopfen mit – Stechen – auch in den linken Arm ausstrahlend, kann nur rechts liegen.

Klinische Indikationen:
Folgen von rheumatischen Herzaffektionen mit stechenden Sensationen (Pericarditis) D 4. Neuralgiforme Beschwerden des Gesichts, der Augen, der Zähne und des Brustkorbes D 4. Iritis D 4. Nervöse Herzleiden D 12.

Stechende, periodische Herzbeschwerden und linksseitige Neuralgie.

S

Spiraea ulmaria

Mädesüß
Fam. Rosaceae

Frische Wurzel zur Essenz nach V. 3 a. A. = $^1/_3$.

Led., Rhus, Bry. *Wirkungsrichtung:* Wasserbindungsvermögen der Gewebe. Nierenmittel

Klinische Indikationen:
Mittel bei Aszites und Anasarka D 3–D 4. Generalisierte Gelenkentzündungen (Gelenkrheumatismus) D 4–D 12. Muskelrheumatismus D 4. Verschlimmerung durch Feuchtigkeit. Hitzewallungen mit Blutandrang zum Kopf mit Ohrensausen bis zum Schwindel und Herzklopfen.

Ohrensausen, Schwindel, Schweiße.
Rheumatische Affektionen.
Vermehrter Harndrang.

Spongia

Euspongia officinalis Badeschwamm
Fam. Porifera

Zur Tinktur aus der gepulverten Droge nach V. 4a durch Mazeration mit 60%-W. – A. = $^1/_{10}$ = D 1.

Wirkstoffe:
Jod (Dijodtyrosin), Brom, Chlor, Kalk, Magnesium, Kieselsäure, Schwefel- und Phosphorsäure.

Wirkungsrichtung: Lymphatisches System, Schilddrüse.

Leitsymptome:
Rauher, trockener Husten, Erwachen aus dem Schlaf mit Erstickungsgefühl, muß erhöht liegen.

Modalitäten:
Verschlimmerung: durch Bewegung, nachts, durch Schlaf, durch Niederlegen, Vollmond.
Besserung: durch Wärme und Essen.

Herz- und Kreislauforgane:
Auffahren aus dem Schlaf mit Erstickungsgefühl. Beengung beim Tiefliegen.

Atmungsorgane:
Anfallsweiser, trockener Husten, spärlicher Auswurf, Besserung durch Trinken und Essen. Überempfindlichkeit der Halsregion gegen Berührung.

Urogenitalorgane:
Orchitis, Epididymitis.

Klinische Indikationen:
Funktionelle und organische Herzleiden, vorwiegend mit verstärktem Sympathikotonus D 4. Croup, Tracheitis, Laryngitis vorwiegend beim Niederlegen; euthyreote Struma mit Halsbeengung D 4. Orchitis in Folge von Gonorrhoe D 6.

Trockener Husten durch Essen und Trinken gebessert. Erschwerte Atmung mit Knödelgefühl im Hals.

Calc. carb.,
Brom., Phos.,
Graph.
Hep., Jod.,
Brom., Ars.,
Carb. veg.,
Samb.

Sil. Lyc.

Lach., Ign.

Rhod., Clem.

S

Stannum metallicum

Metallisches Zinn. Sn.

Zur Verreibung nach V. 6.

Wirkungsrichtung:
1. Atmungsorgane, mesenchymales Gewebe.
2. Enteroptose.

Psyche:
Niedergedrückte Grundstimmung mit ausgesprochener Mutlosigkeit. Große Angst und Scheu vor der Begegnung mit Menschen, dabei wortkarg und verschlossen, jede Aufgabe wird als zuviel empfunden und ist lästig.

Leitsymptome:
Arg. nitr., Sil. Tart. em.

Schmerzen und Koliken um den Nabel, Gefühl der Leere im Magen, Erbrechen durch Küchengeruch, Kehlkopf- und Bronchialbeschwerden.

Modalitäten:
Coccul., Ver., Calc. carb.

Verschlimmerung: durch Sprechen, warme Getränke, Liegen auf der rechten Seite.
Besserung: durch Druck auf die betreffende Stelle.

Atmungsorgane:
Tart. em., Ipec. Hep., Phos., Ant. ars., Merc.

Pulmonale Schwäche, reichlich schleimig-eitriger Auswurf mit RG's über den Bronchien und der Trachea. Heftiger, erschütternder Husten; Nachtschweiß.

Verdauungsorgane:
Sep., Nux mosch. Coloc., Magn. phos.

Süßliches Aufstoßen. Küchengeruch reizt zum Erbrechen. Leerheitsgefühl nach dem Essen. Krampfartiger Bauschschmerz.

Urogenitalorgane:
Sep., Sil., Plat., Arg., Ferr. jod.

Vor der Regel große Angst und Schwermut, mit der Regel aufhörend.

ZNS:
Neurasthenie, Schwindel, Zittern.

Bewegungsorgane:
Große Gliederschwäche mit Zittern bei geringer Anstrengung (v. a. beim Treppabgehen).

Klinische Indikationen:
Mittel bei Gewebsschwäche mit Folgen in Form von Ge-
bärmutter- und Scheidenvorfall. Enteroptose D 4–
D 12. Nervöser Erschöpfungszustand, Neuralgie wie Migräne etc. Hypochondrie, funktionelle Paralysen nach Ge-
mütserkrankung D 12–D 30. Schwäche der Brustorgane
mit Heiserkeit. Emphysem, Asthma und Phthise D 12.

Schwäche funktionell und organisch.
Schmerzen verschlimmern sich mit der Sonne.
Druck und Bewegung bessern.

S

Staphisagria

Delphinium Staphisagria
Stephanskörner oder Läusepfeffer
Fam. Ranunculaceae

Reife Samen zur Tinktur nach V. 4 a mit 90 %-W. A. = $^1/_{10}$ = D 1.

Wirkstoff:
Alkaloid Delphinin.

Wirkungsrichtung:
1. Gehirn, Rückenmark, peripheres NS.
2. Funktionell-nervöses System der Bauch- und Beckenorgane.
3. Haut.

Psyche:

Lyc., Sep., Anac., Sil. Cham., Nux vom., Cina, Acon., Ant. cr. Ign., Ac. phos.

Leicht reizbar, beleidigt und zornig, kann jedoch den angestauten Unmut schwer loswerden, wenig Freude am Dasein, vor allem morgens mißmutig und unwillig, ärgert sich auch über Dinge, die ihn nicht persönlich betreffen; hartnäckiges, unbefriedigtes Verweilen an geschlechtlichen Dingen (Pubertätsstörungen).

Leitsymptome:

Ac. nitr. Gels.

Früher Zahnverfall, Brennschmerz in der Urethra durch Miktion gebessert. Herzklopfen bei jeder Bewegung, Überempfindlichkeit der Genitale, grundloser Zorn.

Modalitäten:
Verschlimmerung: durch Ärger, Nikotinabusus, sexuelle Exzesse.

Nux vom. Phos., Ac. phos. Sep., Ipec., Stann. Aloe., Hydr. can., Ac. sulf. Hep. Kal. carb., Plant, maj.

Besserung: durch Ruhe, nach dem Frühstück.

Verdauungsorgane:
Heißhunger, Blähungen, Verlangen nach Wein, Schnaps und Tabak. Bauchkoliken nach dem Essen oder nach Ärger.

Urogenitalorgane:
Harnträufeln beim Husten.

ZNS:

Stann., Lyc., Cina.

Neurasthenie, Gedächtnisschwäche, häufige sexuelle Vorstellungen, Elendigkeitsgefühl morgens beim Erwachen.

Bewegungsorgane:
Rheumatoide Muskel- und Gelenkschmerzen.

Haut:
Sarsap., Sulf.
Psor.

Stark berührungsempfindlich, Jucken, Kribbeln, bei Kratzen wechselt Juckreiz die Stelle, Flohstichempfindung. Starke Schweißneigung besonders nachts.

Klinische Indikationen:
Psoramittel, Augenentzündungen auf gichtischer, luetischer, rheumatoider Basis. Hordeola D 4. Chronische Dakryocystitis D 4. Iritis D 12. Juckende Hautausschläge auf gichtischer Basis D 12. Folgen von Ärger D 30. Neuralgischer Zustand der weiblichen Genitale D 4–D 12. Hodenverhärtung, Prostatahypertrophie, Urethritis D 4–D 12. Hypochondrie in Folge sexueller Störung, Herzneurosen etc. Gastritis der Trinker D 4–D 6.

Reizbarkeit.
Folgen von Operation und Verletzung,
Ärger-, Gram-Kummerfolge, Empfindlichkeit und Müdigkeit,
Verschlimmerung durch Tabak, Schlaf, Kälte und Koitus.

Sticta pulmonaria

Lungenmoos oder Lungenflechte
Fam. Parmeliaceae

Frische Flechte zur Essenz nach V. 4 a. A. = $^1/_3$.

Wirkungsrichtung: Atmungsorgane.

Dros., Spong.
Cod., Laur.
Aral., Ail., Ars.,
Sil.

Trockener Reizhusten absteigend, von einem Schnupfen ausgehend mit Verschlimmerung abends und nachts. Kopfschmerz vorwiegend über der Stirnwurzel.

Klinische Indikationen:
Trockene Katarrhe nach Grippe mit Reizhusten D 2–D 4. Chronische Sinusitis frontalis D 3.

Katarrhe der NNH.
Druck in der Nasenwurzel.
Trockener Reizhusten.

Stramonium

Datura stramonium
Stechapfel
Fam. Solanaceae

Frisches blühendes Kraut zur Essenz nach V. 2 a. A. = $^1/_2$.
Verschreibungspflicht bis D 3 einschließlich.

Wirkstoffe:
Alkaloid Hyoscyamin, l-Scopolamin.

Wirkungsrichtung: Psychische und intellektuelle Persönlichkeit. ZNS (motorische und sensorische Zentren).

Psyche:

Hyosc., Bell.
Lach., Croc.

Erregungszustand mit manischen Zügen, wie außerordentliche Geschwätzigkeit, unmotiviertes Lachen, unwillkürliche, ungeordnete Bewegungen und Angst vor dem Alleinsein; fühlt sich bedroht, kann deshalb nicht schlafen und fürchtet sich im Dunklen. Unwirkliche Sinneswahrnehmungen, die oft nicht mehr mit der Realität in Beziehung gebracht werden können und zu heftigen oft tätlichen Gegenreaktionen veranlassen.

Leitsymptome:

Ap., Zinc., Op.
Alum. Cupr.

Delirium, Hydrophobie, unsicherer Gang in der Dunkelheit, sowie bei geschlossenen Augen; Mundtrockenheit. Schluckbehinderung infolge Pharynxkonstriktion.

Modalitäten:
Verschlimmerung: nach Schlaf, im Dunkeln, durch Alleinsein.
Besserung: in Gesellschaft, bei Licht, in Wärme.

Atmungsorgane:

Cact., Lach.,
Cupr.

Nervöses Asthma mit anfallsweisem Stick- und Krampfhusten, Rötung und große Trockenheit in Mund und Rachen, Heiserkeit.

Verdauungsorgane:

Hyosc., Bell.

Trockenheit im Mund und Rachen oder heftiger Speichelfluß.

Urogenitalorgane:

Kal. carb.

Unwillkürlicher Harnabgang. Verzögerte Miktion.

Phos.

Hyosc., Bell.
Mandrag.

ZNS:
Pupillen weit, Krämpfe beim Anblick glänzender Objekte (Spiegel, Wasser), Verlangen nach Licht, Furcht und Taumeln im Dunkeln. Schlaf unruhig mit Schreien und Aufschrecken. Sprachstörungen (Stottern, Aphasie), große Geschwätzigkeit; manische und delirante Zustände, Sinnestäuschungen bis zu Halluzinationen.

Bewegungsorgane:
Choreatische und krampfartige Bewegungen der Arme und Beine; Zittern, Zucken.

Temp.:
Schüttelfrost oder starke Hitzewallungen. Schwindel beim Gehen.

Klinische Indikationen:
Akute Krankheiten mit Hirnsymptomen, Geistes- und Gemütskrankheiten mit Wahnvorstellungen, Krämpfen D 30. Chorea D 12. Fieber mit Konvulsionen D 4. Erysipel mit Gehirnbeteiligung D 4. Delirium tremens D 3–D 12. Hydrophobie D 30. Asthma nervosum D 4.

Gehirnkongestionen.
Halluzinationen, Angst, Erlegung und Delirium.
Krämpfe der glatten Muskulatur.
Unterdrückungsmittel.

S

Strontium

Erdalkalimetall. Sr.
Strontium carbonicum. $SrCO_3$.

Zur Verreibung nach V. 6.

Wirkungsrichtung:
1. Ähnlich Ca.-Stoffwechsel (Knochensystem).
2. Gefäßsystem und Verdauungssystem.
3. Lymphatismus.

Psyche:
Mißlaunig, verdrießlich und leicht zornig, über längere
Zeit anhaltend, grübelnd.

Leitsymptome:
Schwindel mit Benommenheit, Gliederschmerzen, Kongestion zum Kopf.

Modalitäten:
Verschlimmerung: nachts, durch Anstrengung.
Besserung: durch Wärme, Bewegung im Freien.

Herz- und Kreislauforgane:
Jod., Bell., Heftige Pulsationen des Herzens und der Arterien, Oppres-
Glon., Amyl. sionsgefühle, Kopfschmerz vom Nacken her zunehmend,
nitr., Aur. Verlangen den Kopf warm einzuhüllen.
Phos., Magn.
chlor. *Verdauungsorgane:*
Ferr. Trockener Mund; Durchfälle.

Urogenitalorgane:
Urin riecht nach Jod oder Ammoniak.

Bewegungsorgane:
Ferr. Ac. fluor. Rheumatoide Muskel- und Gelenkschmerzen, Muskelzuk-
ken, degenerative oder tumoröse Knochenveränderungen.

Haut:
Calc. carb. Parästhesien an Händen und Füßen; vesikulöse und papulöse Effloreszenzen, starker Juckreiz.

Klinische Indikationen:
Tachykardien vorwiegend im Klimakterium D 4–D 6. Knochenschmerzen (osteoporotischer Genese) D 4–D 12

Schwäche bis zum Zittern, Kopfkongestionen.
Herzklopfen.
Kalte Extremitäten. Osteoporose.

Strophanthus gratus

Fam. Apocynaceae

Reife Samen zur Tinktur nach V. 4 a durch Mazeration mit
60 %-W. – A. = $^1/_{10}$ = D 1.
Verschreibungspflicht bis D 3 einschließlich.

Wirkungsrichtung: Herzmuskel.

Dig., Iber. Val.   Nervöse Herzstörungen bis Übelkeit und Erbrechen vom
Herzen ausgehend.

Klinische Indikationen:
Examensängste und Spannungen, Lampenfieber D 4.

Nervöse Herzstörungen.

Strychninum nitricum

Strychninnitrat. $C_{21}H_{22}N_2O_2$ + HNO_3.

Zur Verreibung nach V. 6 und zur Lösung nach V. 5 mit
45 %-W. – A. = $^1/_{100}$ = D 2.
Verschreibungspflicht bis D 3 einschließlich.

Wirkungsrichtung: Rückenmark, Medulla oblongata.

Aran., Coccul.   Mittel geistiger Erschöpfung mit Kältegefühl, besonders an
Stann. met.   den Beinen und am Rücken, dabei kalte Schweiße. Krampf-
Agar.   neigung der Extremitäten. Engegefühl der Brust.

Klinische Indikationen:
Hypotoner Symptomenkomplex D 4.

Krampfartige Beschwerden.
Verschlechterung durch Alkohol, Tabak, Anstrengung
und Erregung.

S

Sulfur

Schwefel. S.

Zur Verreibung nach V. 6 und zur Lösung nach V. 5 a. A. =
$^1/_{10\,0000}$ = D 4.

Wirkungsrichtung:
1. Schwefelstoffwechsel (Oxydationsstoffwechsel).
2. Skrofulose-Lymphatismus.
3. Leber-Pfortadersystem.
4. Magen-Darm (Ausleitung).
5. Haut (Ausleitung).

Psyche:

Aur., Lach., Sep.

Traurig und voll Lebensüberdruß, zieht sich in sich selbst zurück, eigenbrödlerisch mit Neigung zu philosophischem und religiösem Sektierertum, will mit anderen Menschen nichts zu tun haben. Lustlos, kann sich zu nichts entschließen.

Leitsymptome:

Merc., Ars., Ac.nitr.,Phos., Petr., Lyc. Carb. veg., Ferr. Calc. carb. Merc., Sil., Sang., Ac. sulf. Phos.

Gefühl von Brennen am gesamten Körper, besonders an den Füßen (streckt deshalb Füße aus dem Bett). Nächtliche Beklemmung mit Herzklopfen und Erstickungsgefühl, gelegentlich auch nach körperlicher Anstrengung. Verschiedene Hautausschläge, nächtliche, übelriechende und teils reizende Schweiße, Hitzewallungen im Gesichtsbereich, Aversion gegen Fleisch und Milch, Unvermögen auf der linken Seite zu liegen, leiser Schlaf.

Modalitäten:
Verschlimmerung: morgens beim Aufstehen, um 11 Uhr und 17 Uhr, durch Bettwärme.
Besserung: durch warmes, trockenes Wetter.

Herz- und Kreislauforgane:

Aesc., Harn. Hyosc., Stram. Carb. veg. Sep., Sang., Lach.

Chronische, venöse Stauungen; Stauungskopfweh mit Hitze auf dem Scheitel, Brustbeklemmung und Kurzatmigkeit, Leberanschoppung und Hämorrhoidalleiden; Füße brennend heiß. Hitzewallungen in den Wechseljahren. Verlangen nach frischer Luft.

Atmungsorgane:

Nux vom. Ar. triph., Hep., Phos., Kal. carb., Bar.

Nase verstopft, trocken, wunde Nares; Heiserkeit, Husten schlimmer im Liegen, schwer löslicher, schleimiger Auswurf.

Chin., Lyc., Arg.	*Verdauungsorgane:*
nitr. Natr. chlor.	Heißhunger, Verlangen nach Süßigkeiten, danach Sodbrennen und Übelkeit, morgendliche Übelkeit, um 11 Uhr schwaches Gefühl im Magen, übelriechender Durchfall oder Obstipation.

Bewegungsorgane:

Calc. carb.   Langsames Knochenwachstum, spätes Laufenlernen! Muskel-, Gelenk- und Sehnenschmerzen, Rückenschmerzen.

Haut:

Ac. nitr., Sil.
Hep., Graph.
Selen. Merc.

Psor.

Rauh, trocken, schmutzig, unheilsam; Jucken, Brennen; übelriechende Ausdünstung trotz häufigen Waschens. Verstärkt Schweißneigung. Abneigung gegen kaltes Waschen und Baden, Hände und Füße meist kalt, nachts dagegen heiß und brennend, muß Füße aus dem Bett strecken. Schlecht herauskommende oder unterdrückte Exantheme.

Temp.:
Frösteln und Hitzewallungen; Hitzegefühl auf dem Scheitel.

Klinische Indikationen:
Hautleiden verschiedener Art und Form, vorwiegend akute mit Rötung, Brennen, Jucken und nächtlicher Verschlimmerung D 12–D 30. Reaktives Mittel in der Folge überstandener Krankheiten, vor allem nach antibiotischer Behandlung, schlechter Rekonvaleszenz D 4 (Sulfur jod. D 4). Chronische dyspeptische Zustände mit Pfortaderstauung und Leberschwellung D 4–D 12. Chronische Dyspepsie D 4. Hauptmittel bei Alkoholismus D 4–D 200. Pleuritis exsudativa Sulf.jod. D 4. Variköser Symptomenkomplex, Hämorrhoiden, Ulcus cruris etc. D 4–D 12. In der Folge unterdrückter Ausschläge der Haut auch nach Cortisonbehandlung oder zu intensiver Lokalbehandlung D 4–D 8. Chronische Urikämie mit gichtischen Gelenkveränderungen und Beschwerden D 4–D 12. Chronische reaktionsarme Entzündungen der Haut, der Schleimhäute, der Gelenke D 4–D 30.

Reaktions- und Unterdrückungsmittel.
Brennschmerz.
Venöse Stauung.
Sodbrennen. Juckreiz.
Schweiß- und Durchfallneigung.
Kälte- und Wasserverschlimmerung.

Sulfur jodatum

Jodschwefel. S_2J_2.

Zur Verreibung nach V. 6, 7, Lösung nach V. 5 a.
Verschreibungspflicht bis D 3 einschließlich.

Klinische Indikationen:

Teucr., Calc. jod., Kal. bichr. Bry., Merc.

Hauptmittel bei Lymphatismus mit Tonsillen- und Lymph-drüsenschwellung, Schleimhauthypertrophie, exsudative Diathese, Furunkeln, Ekzeme, Acne juvenilis, chronische Obstipation, Colitis mucosa D 3–D 6.

Resorptionsmittel nach Infektionen.
Lymphdrüsenmittel.

Symphytum officinale

Beinwell oder Wallwurz
Fam. Boraginaceae

Frische Wurzel zur Essenz nach S.V. – A. = $^1/_2$.

Wirkstoffe:
Glykosid Consolidin, Alkaloid Symphyto-cynoglossin, Gerbstoff, Schleim, Cholin, Allantoin.

Calc. phos., Arn., Rut., Amm. chlor.

Wirkungsrichtung: Anregung des Zellwachstums des Kno-chen-, Binde- und Nervengewebes.

Calc. fluor. Cistus can.

Verdauungsorgane:
Parodontose; Darmkatarrhe.

Urogenitalorgane:
Hämaturie.

Klinische Indikationen:
Knochenschmerzen, zur Verbesserung der Callusbildung bei Frakturen D 4.

Naphtin. Phos.

Glaskörper- u. Lederhautaffektionen d. Auges D 4–D 12.

Knochen-, Gelenk- und Knorpelmittel.
Folgen von Verletzung und Hämorraghien.

Tabacum

Nicotiana tabacum
Tabak
Fam. Solanaceae

Nicht fermentierte, getrocknete Blätter zur Tinktur nach
V. 4 a mit 60 %-W. – A. = $^1/_{10}$ = D 1.

Wirkstoff:
Alkaloid Nikotin.

Wirkungsrichtung:
1. Vegetatives NS (Darm, Herz).
2. ZNS (Vaguszentrum).

Psyche:
Schwerfällig im Denken mit schlechter Konzentrations-
und Aufnahmefähigkeit. Bangigkeit mit dem Gefühl ausgesprochener Elendigkeit.

Leitsymptome:
Ac. sulf., Ac. benz., Chin. sulf.
Ständige Übelkeit mit Erbrechen und kaltem Schweiß,
Schwindel bis zur Bewußtseinstrübung (Menière), Präkor-
dialangst mit Herzklopfen.

Modalitäten:
Verschlimmerung: abends, bei geringster Bewegung,
durch Temperaturextreme.
Besserung: in kühler Luft, durch Abdecken des Körpers.

Herz- und Kreislauforgane:
Cact., Lach., Sep.
Starkes Herzklopfen, unterschiedliche Pulsstärke, oft ar-
rhythmisch, Präkordialangst vorwiegend nachts, Zentralisation des Kreislaufs mit kalten, feuchten Extremitäten.

Verdauungsorgane:
Cocc., Petr. Zinc., Coccul. Con.
Anfallsweiser Schwindel mit Übelkeit und kaltem
Schweiß. Erbrechen erleichtert. Will den Leib unbedeckt
trotz Kältegefühl. Blutige Stühle.

Urogenitalorgane:
Dam., Ac. picr., Lyc.
Impotenz beim Mann.

ZNS:
Drehschwindel, schlimmer bei jeder Bewegung; Zittern,
Krämpfe; drückende Kopfschmerzen mit heftiger Übelkeit
und Erbrechen.

T

297

Sinnesorgane:
Ohrensausen, Sehstörungen.

Haut:
Parästhesien (Kribbeln, Ameisenlaufen).

Klinische Indikationen:
Dumping-Syndrom   D 3–D 6. Hypotone   Kreislaufinsuffizienz mit kollapsartigen Zuständen D 4. Stenokardie im Gefolge von übermäßigem Nikotingenuß D 12. Nausea D 3.

Vagusneurosen (Schwindel, Speichelfluß, Erbrechen).
Kalte Schweiße, Schwäche, Kollaps.
Kälteverschlimmerung.

Tarantula cubensis

Vogelspinne
Farn. Arachnoideae

Das mittels 90%-W. getötete Tier nach V. 4 b durch Mazeration mit 60%-W. – A. = $^1/10$ = D 1.

Wirkungsrichtung:
1. Gewebsnekrosen.
2. Septicämie.

Psyche:
Therid., Lach. Ap., Cupr., Arn. Äußerste Unruhe, Überempfindlichkeit und Gereiztheit, Verzweiflung und Aggression wegen eingebildeter Bedrohungen, wechselt mit unnatürlicher Heiterkeit, übertriebene Gestik, ohne die Reaktion der Umwelt zu beachten; moralische Enthemmung. Erleichterung durch rhythmische Musik, Abneigung gegen grelle Farben, besonders Rot, Grün und Schwarz.

Leitsymptome:
Unruhe und Erregung, Tremor, Überempfindlichkeit aller Sinnesorgane, Erstickungsgefühl; sexuelle Übererregbarkeit.

Modalitäten:
Verschlimmerung: in Ruhe, durch Tabakrauchen, nach Coitus.
Besserung: in Bewegung, nachts, nach Schlaf.

Herz- und Kreislauforgane:
Val., Mosch. Cimic. Herzschmerzen mit stärkstem Beklemmungsgefühl, toxischer Kreislaufkollaps mit kaltem Schweiß, periphere Cyanose.

Verdauungsorgane:
Schmerzen nach Trinken kalten Wassers.

ZNS:
Nux mosch. Nervöse Erregung, überempfindlich gegen Musik (bringt Linderung).

Bewegungsorgane:
Zinc. Starke motorische Unruhe, Zuckungen, choreatische Bewegungen.

T

Klinische Indikationen:
Nymphomanie; hysteroider Bewegungsdrang, Chorea D 12.
Abszesse und Furunkel D 6–D 12.

Todesangst, Ruhelosigkeit, Zittern, Schwindel bei Nacht.
Septische Prozesse.

Taraxacum officinale

Löwenzahn
Fam. Compositae

Frische, zu Beginn der Blüte gesammelte Pflanze zur Essenz nach V. 2 a. A. = $^1/_2$.

Sulf., Merc., Podoph.

Wirkungsrichtung: Cholerese.

Cholagoge Wirkung, insbesondere bei Hepatitis und Cholangitis. Leitsymptom ist die Besserung der Beschwerden beim Gehen und eine landkartenartige Zeichnung der Zunge.

Diureseanregung.
Landkartenzunge.
Leber-Galle-Mittel.
Meteorismus.

Terebinthina

Oleum terebinthinae
Terpentinöl

Zur Lösung nach V. 5 a mit 90 %-W. – A. = $^1/_{10}$ = D 1.

Wirkungsrichtung: Ableitende Harnwege.

Berb., Cann.
ind., Canth.,
Ap., Colch.
Copaiv., Helleb.
Sarsap., Ars.

Entzündliche Veränderungen der Schleimhäute, insbesondere im Bereiche der Nieren, Ureteren und der Blase. Häufiger Harndrang (im Sinne der Cystitis) mit kolikartigem Schmerz im Unterbauch; Kältegefühl.

Klinische Indikationen:
Chronische Cystitis auch nach Gonorrhoe. Bronchoblennorrhoe in Verbindung mit Gallensteinen oder Nierenreizung D 4–D 6.

Trockenheit der Schleimhäute.
Brennen in Blase und Harnröhre.
Fötide Bronchitis.

Teucrium marum verum

Katzengamander
Fam. Labiatae

Frische Pflanze zur Essenz nach V. 3 a. A. = $^1/_3$.

Wirkungsrichtung: Obere Luftwege.

Chronische Katarrhe der oberen Luftwege mit atrophischer Schleimhaut. Krustenbildung –; Anwendung bei Polypenbildung im Nasenraum. Bronchialkatarrhe.

Chronische Katarrhe der oberen Luftwege.

T

Thallium aceticum

Tl(CH₃COO)

Zur Lösung nach V. 5 a mit 45 %-W. – A. = ¹/₁₀₀ = D 2.
Verschreibungspflicht bis D 3 einschließlich.

Wirkungsrichtung: ZNS, Vaguszentrum.

Vorzeitiges Altern mit frühzeitigem Aussetzen der Sexual-
funktionen. Starke Abmagerung mit Kräfteverfall, dabei
schlagartig auftretende, krisenhafte Nervenschmerzen
vorwiegend im Bereiche der Beine. Verschlimmerung aller
Beschwerden durch Bewegung, dabei aber starker Bewegungsdrang. Alopecia areata.

Palliativmittel bei Haarausfall,
Blitzartige Nervenschmerzen und Schwäche.

Theridion curassavicum

Orangenspinne
Fam. Arachnoideae

Herstellung der Lösung nach V. 4 b.

Wirkungsrichtung: ZNS, Vaguszentrum.

Phos., Lach.

Psyche:
Sehr vergnügt, erregt, redelustig, Drang zu geistiger Betätigung, sehr schreckhaft.

Thuj. Selen.

Leitsymptome:
Überempfindlichkeit der Sinne. Schwindel mit Erbrechen. Verlangen nach Tabak.

Ars.

Modalitäten:
Verschlimmerung: durch Geräusche, durch Bewegung.

Coff., Spig., Arg.

ZNS:
Nervöse Erregung, Schwindel mit Übelkeit besonders bei geschlossenen Augen.

Sinnesorgane:
Augenflimmern, Ohrensausen; Überempfindlichkeit gegen Geräusche (dringen bis in die Zähne).

Klinische Indikationen:
Ozaena D 6–D 12. Spinalirritation bei Myelopathie, Herpesfolgen etc. D 12.
Menière.

Überempfindlich gegen Geräusche.
Schwindel mit Übelkeit und kalten Schweißen.
Bewegungsverschlimmerung.

T

303

Thuja occidentalis

Lebensbaum
Fam. Cupressaceae

Frische Zweige mit Blättern zur Essenz nach V. 3 a. A. = $^1/_3$.

Wirkstoff:
Ätherisches Öl Thujol.

Wirkungsrichtung:
1. Schleimhäute und Haut (Sykosis) mit Hyperämie.
2. ZNS.
3. Muskel, Sehnen und Gelenke.
4. Hydrogenoide Konstitution.

Psyche:

Ign., Coff. Kal.
nitr., Kal. mur.

Reizbarkeit, Streitsucht und Boshaftigkeit, die oft gut überspielt werden kann, fixe Ideen, von deren Gegenteil durch nichts zu überzeugen ist; zerstreut und inkonsequent.

Leitsymptome:

Natr. sulf., Ver.
alb. Cham.

Empfindliche, belegte Zunge, Hautwucherungen, Schwäche der Beine, Tibiasschmerz vorn, Salzhunger, Abneigung gegenüber Fleisch und Kartoffeln, Windfurcht, hörbares Geräusch und Kollern im Leib.

Modalitäten:
Verschlimmerung: durch Bettwärme oder durch Kälte, nachts, nach Teeabusus.
Besserung: durch Strecken der Glieder.

Atmungsorgane:
Schleimig, eitriges Sekret bei chronischer Entzündung der oberen Luftwege.

Verdauungsorgane:

Ars., Podoph.,
Carb. veg., Ac.
nitr.

Plötzlicher Durchfall nach dem Frühstück, Blähungen, Analfissuren.

Urogenitalorgane:

Lach., Aur., Ap.

Balanitis, Eierstockschmerzen.

ZNS:

Hyosc. Therid.,
Arg. nitr.

Nervöse Erregung mit Nervenschwäche, Wahnideen (glaubt schwanger, doppelt, aus Glas usw. zu sein), Depressionen, Schwindel besonders bei geschlossenen Augen, Nagelkopfschmerz am Scheitel oder linken Stirnhöhle.

Natr. sulf., Rhod. Ferr., Ver. alb. Cham.	*Bewegungsorgane:* Rheumatoide Muskel- und Gelenkschmerzen, schlimmer bei Nässe, Kälte, Nebel, in feuchten Wohnungen, in Nähe von Wasser, in Ruhe. Knacken in Gelenken bei Bewegung, Neuralgien.
Caust., Am. cr. Graph., Kal. carb.	*Haut:* Empfindlichkeit gegen kalte Luft und Berührung, Jucken, Brennen; Gesichtshaut fettig, glänzend. Neigung zu Haut- und Schleimhautwucherung (Warzen, Kondylome, Polypen usw.). Unheilsame Geschwüre, nässende und eiternde Flechten. Haare trocken, glanzlos, ausfallend; Nägel spröde, rissig; übelriechende Schweiße, v. a. an unbedeckten Teilen.
Coff., Ign.	*Temp.:* Leichtes Frieren und Frösteln, Sonnenwärme ist angenehm; kalte Hände und Füße. Hitzewallungen zum Kopf.

Klinische Indikationen:
Folgen von Gonorrhoe (Gelenkrheumatismus, Potenzstörung, Adnexitis) D 4–D 6. Condylomata auf dem Boden sykotischer Veränderung D 12–D 30. Chalazion D 4. Chronische Conjunctivitis D 4. Otitis externa mit übelriechendem Sekret D 4–D 12. Folgen von Impfungen D 30. Neuralgien nach Feuchtigkeitsbelastung D 12–D 30.

Sykosismittel.
Folgen von Infektionen u. Vakzination.
Schweiße, Durchfall, Frostigkeit.
Kälte- und Nässeverschlechterung.
16.00 Uhr-Zeit.
Wärmebesserung.

T

Trillium pendulum

Fam. Liliaceae

Frischer Wurzelstock zur Essenz nach V. 3 a. A. = $^1/_3$.

Millef., Erig.

Arn.

Wirkungsrichtung: Blutungsmittel.

Mittel bei Blutungen aus allen Organen.

Blutungsmittel bei Magenblutung und Menorrhagie.

Urtica urens

Brennessel
Fam. Urticaceae

Frische blühende Pflanze zur Essenz nach V. 2 a. A. = $^1/_2$.

Wirkungsrichtung: Haut.

Medusa, Bell.,
Bry.

Nesselsuchtartige Hautausschläge und Verbrennungen i. Grades. Milchmangel bei Wöchnerinnen. Arthritis urica.

Klinische Indikationen:
Pruritus senilis D 3. Urticaria D 2–D 4.

Palliativum bei frieselartigem Ausschlag.
Galaktorrhöe.
Arthritis urica.

Valeriana

Baldrian
Fam. Valerianaceae

Herstellung nach V. 4 a/7.

Allgemeine Symptome wie Unruhe, Bewegungsdrang, Schlaflosigkeit und lebhafte Träume, allgemeine Nervosität und kongestiver Kopfschmerz mit Überempfindlichkeit und nervöser Schwäche.

Daneben deutliche Beziehungen zum Skelettsystem mit Lumbago und Verrenkungsgefühl. Folgen von langem Sitzen, nervöser Fersenschmerz.

Nux mosch, Ambra Asa, Cupr. Asarum Glonoin, Lach. Aconit Ignatia	Unruhe, Schwindel, Kopfschmerz, schlimmer in Ruhe und abends, besser bei Bewegung. Globus hystericus. Kongestionen nach Überanstrengung, Herzklopfen und Wallungen. Gefühl eines Fadens im Hals.
Aran, Amm. mur.	Nervöse Gelenk- und Muskelschmerzen, Lumbago besser bei Bewegung.
Gnaphalium	Fersenschmerz.

Klinische Indikationen: Unruhe und Gedankenflucht, Schlaflosigkeit bei innerer Spannung. Reißen der Glieder wie von elektrischem Schlag. Besserung durch fortgesetzte Bewegung.

Veratrum album

Weiße Nießwurz, Germer
Fam. Liliaceae

Getrockneter Wurzelstock zur Tinktur nach V. 4 a mit 60 %-
W. – A. = $^1/_{10}$ = D 1.
Verschreibungspflicht bis D 3 einschließlich.

Wirkstoffe:
Alkaloid Protoveratrin.
Alkaloid Germerin.

Wirkungsrichtung:
1. Glatte Muskulatur von Darm.
2. Vasomotorenzentrum, Temperaturenzentrum.
3. Nervus vagus.

Psyche:

Hyosc.
Anacard.
Stram.

Heftigkeit, Zerstörungswut, ärgerliche Gereiztheit und unwiderstehliche, geschäftige Unruhe. Furcht vor dem Tod;
puerperale Manie.

Leitsymptome:

Ars. Phos.,
Ipec., Cupr.

Schwäche, eiskalte Extremitäten, kalter Stirnschweiß, Verlangen nach kaltem Wasser, das sofort wieder erbrochen
wird, schwächende Diarrhöe.

Modalitäten:

Camph.

Verschlimmerung: durch geringste Bewegung, kaltes Wetter, durch kalte Getränke.

Carb. veg., Ars. Besserung: in Ruhe, in Wärme, bei horizontaler Lage.

Herz- und Kreislauforgane:

Laur., Ac.
hydrocy. Stann.
Carb. veg.

Drohender Kollaps mit Zentralisation des Kreislaufs,
schneller, kleiner Puls, subjektiv starkes Herzklopfen, Op-
pressionsgefühle, Stirnschweiß, periphere Cyanose.

Atmungsorgane:
Lungenkongestion, Lungenpräödem, RG's über der ganzen
Lunge, jedoch kaum Auswurf infolge Kräfteverfalls. Quä-
lender Krampfhusten mit hochgradiger Atemnot.

Verdauungsorgane:

Ars., Stram.

Trockenheit im Mund mit großem Durst nach kaltem Wasser. Übelkeit, Erbrechen, Hunger und Leere im Magen,

Ipec., Tart. em.

Durchfälle, beim Stuhl kalter Schweiß, Erschöpfung und
Ohnmacht.

V

Urogenitalorgane:
Regel zu früh und zu stark; Nasenbluten vor der Regel.
Kopfweh mit Schwindel; Manie vor der Regel.

Bewegungsorgane:

Arn., Phyt.,
Rhus Cham.,
Ferr., Form. ruf.

Rücken-, Kreuz- und Gliederschmerzen mehr krampfartig,
Wadenkrämpfe. Große Unruhe, will aus dem Bett und umhergehen.

Temp.:

Ars., Spong.

Kalter Schweiß, Frösteln.

Klinische Indikationen:
Choleraähnliche Darmkrisen in Form von Sommerdurch-
fällen, Dysenterie; Gastroenteritis D 3–D 6. Hypotone
Kreislaufschwäche mit Kollaps, Herzschwäche, meist in
der Folge überstandener Infektionskrankheiten. Chronische Herzschwäche bei Emphysematikern, mit kardiopul-
monaler Insuffizienz D 4–D 12. Psychopathien vorwiegend
in der Puerperalphase D 30.

Puerperale Psychosen.
Kollaps mit kaltem Schweiß.
Durchfälle mit heftigem Durst und Krämpfen.

Veratrum viride

Grüne Nießwurz
Fam. Liliaceae

Getrockneter Wurzelstock mit Wurzeln zur Tinktur nach
V. 4 a mit 60 %-W. – A. = $^1/_{10}$ = D 1.
Verschreibungspflicht bis D 3 einschließlich.

Klinische Indikationen:
Akute fieberhafte Krankheiten, Lungenentzündung mit
Gehirnkongestion (Zahnkrämpfe etc.) D 4.

Heißer Kopf, zyanotische Schwäche, kalte Schweiße.

Verbascum thapsiforme

Wollblume, großblumige Königskerze
Fam. Scrophulariaceae

Frisches, zu Beginn der Blüte gesammeltes Kraut zur Essenz nach V. 2 a. A. = $1/2$.

Wirkstoffe:
Saponine, ätherisches Öl, giftige Eiweißstoffe.

Wirkungsrichtung:
1. Schleimhäute.
2. Venöses System.

Atmungsorgane:

Thuj., Spig. Stann., Ars.

Schnupfen mit Tränenfluß. Unspezifische Sinubronchitis mit Kopfneuralgien, Heiserkeit und trockenem Reizhusten.

Urogenitalorgane:
Häufiger Harndrang mit vermehrtem Harnabgang.

Klinische Indikationen:
Symptomatisches Schleimhautmittel bei rauhem und hartem Husten. Reizzustand der Blase D 4. Schnupfen, Tränenfluß und beginnende Erkältung in Verbindung mit Neuralgien im Trigeminusbereich D 3.

Hohlklingender Husten, Ohrschmerzen, Kiefergelenkrheuma.

V

Viburnum opulus

Schneeball
Fam. Caprifoliaceae

Frische Rinde zur Essenz nach V. 3 a. A. = $^1/_3$.

Puls., Cupr.,
Ver. alb. Cham.

Wirkungsrichtung: Glatte Muskulatur.

Spasmolytische Wirkung bei Dysmenorrhoe auch bei pelviner Migräne und vasomotorische Krämpfe.

Klinische Indikationen:
Symptomatisch bei Dysmenorrhoe D 3–D 4.

Krampfartige Dysmenorrhöe.

Viola tricolor

Stiefmütterchen
Fam. Violaceae

Frisches blühendes Kraut zur Essenz nach V. 2 a. A. = $^1/_2$.

Wirkungsrichtung: Haut (Saponinwirkung).

Berb., Jugl. reg.

Blutreinigungsmittel bei Hautausschlägen, dabei auch diuretische Wirkung.

Klinische Indikationen:
Crusta lactea, vor allem kindliche Ekzeme D 2–D 4. (Urtinktur äußerlich zu Bädern).

Hautausschläge bei Kindern.

Vipera berus

Kreuzotter
Fam. Viperidae

Das frische Gift zur Verreibung nach S.V.

Wirkungsrichtung:
1. Hämolyse.
2. Gewebsnekrose durch proteolytische Fermente.
3. Atmungs- und Vasomotorenzentrum.
4. Venensystem.

Psyche:
Unerträgliche Angst und Ruhelosigkeit.

Leitsymptome:

Chin., Ars.
Merc.

Ap.

Periodizität der Beschwerden, Besserung durch Schweiß und Erbrechen, fieberhafter Ikterus, Schmerzen in der Lebergegend zur Schulter und Hüfte ausstrahlend. Krämpfe und Schmerzen in den Beinen. Zungenschwellung.

Modalitäten:

Carb. veg.,
Lach., Laur.

Erweiterte Venen mit Gefühl als wollen sie bersten.

Herz- und Kreislauforgane:

Spig., Cact. Ac.
hydrocy.

Präcordialangst, Herz- und Kreislaufschwäche mit drohendem Kollaps. Kalter Schweiß, venöse Stase.

Verdauungsorgane:

Natr. chlor. Ac.
hydrochl.

Blutiger Durchfall; Zunge trocken, belegt oder schwarz, Schwellung der Speicheldrüse. Erbrechen von Galle, Schleim und Blut.

Haut:

Ipec.

Gelbe bis blaue Flecken; blau-schwarze Geschwüre. Kalte Haut und kalte Schweiße.

Klinische Indikationen:
Kreislaufschwäche mit Cyanose vorwiegend venöse Belastung des Kreislaufsystems D 6–D 8. Hepatitis in der Folge enteritischer Infekte D 6–D 12. Lymphangitis, Erysipel mit Phlegmasia alba dolens D 6–D 12.

Angst, Kreislaufschwäche, Cyanose, kalte Schweiße.
Periodizität der Beschwerden.
Ulcus cruris.

Viscum album

Mistel
Fam. Loranthaceae

Gleiche Teile frischer Beeren und Blätter zur Essenz nach
V. 2 a. A. = $^1/_2$.

Wirkungsrichtung: Nervus vagus.

Con., Zinc.
Arn., See., Arg.,
Dig.

Gefäßspasmen, bis Angina pectoris – spastischer Kopfschmerz, Asthma, Hypertonie, lokale Anwendung bei
chronischem Gelenkrheumatismus durch Quaddelungen.

Klinische Indikationen:
Symptomatisch bei essentieller Hypertonie vor allem in
Verbindung mit Schwindel. Asthma bronchiale D 4. Parästhesien der Extremitäten in der Folge von Durchblutungsstörungen D 4–D 6.

Kopfkongestion mit Schwindel. Hypertonie.
Bewegungsbesserung.
Spastische und rheumatische Zustände.

Zincum metallicum

Spurenelement. Zn.
(Keine Unterscheidung der Salze in der Literatur!)

Zur Verreibung nach V. 6, zur Lösung nach V. 8 a.

Wirkungsrichtung:
1. Oxydationskatalysator.
2. Cofermentwirkung (Carboanhydrase).
3. ZNS, motorisches Nervensystem.

Psyche:
Mürrisch, schweigsam und bedrückt, dabei aber nervös, leicht reizbar und zornig, sehr geräuschempfindlich.

Zinc.

Leitsymptome:
Unruhe der Beine, Zittern am gesamten Körper, Atemnot mit Konstriktionsgefühl um den Thorax.

Lach., Led.,
Rhod.
Nux vom.,
Selen.

Modalitäten:
Verschlimmerung: durch Weingenuß, durch Berührung.
Besserung: durch Ruhe, durch Exkretionen, durch Exanthemausbruch.

Ac. hydrochl.,
Anac., Lyc.

Verdauungsorgane:
Bläschen und Schrunden an den Lippen. Geschwüre an den Mundschleimhäuten. Heißhunger, Ekel vor Süßigkeiten, Fleisch und Fisch. Erbrechen nach dem Essen.

Arn., Erig.,
Ipec.

Urogenitalorgane:
Hämaturie, kann nur in bestimmten Stellungen urinieren. (Innervationsstörung?) Bei Frauen hören alle Beschwerden bei Eintritt der Regel auf.

Rhus tox.,
Cham. Nux
vom., Alum.,
Sec.

Bewegungsorgane:
Unruhe in Extremitäten, Muskelzuckungen und Krämpfe, Rückenschmerzen (1. LW). Allgemeine Muskelschwäche und -steifigkeit. Neuralgien.

Klinische Indikationen:
Wichtiges Psoramittel bei Gehirnleiden in der Folge von Infektionsprozessen (Typhus, Scharlach etc.) D 12. Zahnkrämpfe, Gehirnkonvulsionen bei Meningitis etc. D 4–D 12. Migräne D 12–D 30. Neuralgien nach Herpes zoster D 12. Spinalirritation D 4–D 12.

Müdigkeit und Kopfschmerz.
Unruhe der Beine.
Unterdrückungssymptome im Nervenbereich.

Z

Zincum valerianicum

Zinkvalerianat. $Zn(C_5H_9O_2)_2 + 2H_2O$.

Zur Verreibung nach V. 6 und zur Lösung nach V. 5 a mit 99 %-W. – A. = $^1/_{100}$ = D 2.
Verschreibungspflicht bis D 3 einschließlich.
Gutes Symptomatikum bei Einschlafstörungen verbunden mit Unruhe der Extremitäten D 4.

Nervöse Schlaflosigkeit.

Nosoden-
therapie

Die Nosodentherapie

▶ **Nosoden** sind Krankheitsstoffe, Mikrobenkulturen oder pathologische Sekrete und Exkrete, die steril in homöopathischen Verdünnungen eingesetzt werden.

Eine klassische Nosodentherapie ist die von Jenner 1798 eingeführte Pokkenimpfung oder eingeschnupfte Krankheitssekrete wie es in China üblich war. Gerade in neuerer Zeit kann auf die Nosoden nicht verzichtet werden, denn viele Infektionen wurden nicht immunologisch aufgearbeitet, sondern durch antibiotische Krankheitsunterbrechung sozusagen gestoppt und damit in eine verdrängte oder unterdrückte Situation versetzt.

Die Erfahrung lehrt, daß viele solcher unterdrückter Krankheitsverläufe in irgendeiner abgewandelten Form meist an anderen Keimblättern manifestiert, wieder in Erscheinung treten und damit den Weg chronischer Krankheiten zeichnen.

▶ Nosoden werden aber nicht nur dort gegeben, wo in der Krankheitsgeschichte abgelaufene Infektionsprozesse bekannt sind, sondern auch dort, wo auf Grund eines Nosodenbildes an eine genetische Belastung durch erkrankte Vorfahren gedacht werden muß.

So gibt es kaum eine rheumatische Erkrankung die bekanntlich auf dem Boden einer lymphatischen Vorbelastung entsteht, bei der eine Tuberkuloseaffektion und die entsprechende Prägung nicht stattgefunden hat. Die Behandlung mit Tuberkulin ist sozusagen der Einstieg in eine antirheumatische Behandlung und sollte dort wiederholt werden, wo die nach konstitutionellen Gesichtspunkten durchgeführte Arzneibehandlung des Rheumatismus nicht mehr oder überhaupt nicht zum Tragen gekommen ist. Eine **Zwischenbehandlung** mit einer Nosode Tuberkulin kann eine neue Bereitschaft zur Umstimmung bringen. Das gleiche gilt für mehrfache eitrige Prozesse, die ein bestimmtes Bakteriemuster zeigen (Staphylococcen oder Streptococcen etc.), auf Antibiotika nicht mehr oder ungenügend reagieren. Auch hierbei denke man an eine Zwischenbehandlung mit einem Kokkenpräparat in homöopathischer Dosierung, wobei die Isopathie mit Staphylococcinum weniger erbringt, als z. B. Medorrhinum, eine Simile-Nosode. Ein großes Feld bietet die Dermatologie mit den Entzündungsnosoden, z. B. Psorinum und den Nosoden aus sekundären Infektbelastungen (Anthracinum oder Medorrhinum etc.).

Nach O. Julian hat die Nosodenbehandlung 3 Aspekte nämlich
1. die symptomatische Ähnlichkeit (z. B. die Schuppennosode in Psorinum oder die eitrig verkrustete Effloreszenz bei Anthracinum usw.).
2. die aktuelle ätiologische Ähnlichkeit (Eiterung-Staphylococcinum oder Medorrhinum).
3. Die anamnestische ätiologische Ähnlichkeit im Hinblick auf eine alte, nicht ausgeheilte Krankheit (Scarlatinum, Tuberculinum bei chron. Bindegewebserkrankungen usw.).

Auch funktionelle Nosoden können bei entsprechenden Symptomenbildern erfolgreich sein. So wird bei einem septischen Verlauf einer Erkrankung der Schüttelfrost mit Fieberschauer und Kältefrösteln an *Pyrogenium* denken lassen, mit dem eine Wendung des Krankheitsbildes eingeleitet wird, besonders dann, wenn die einschlägigen Similemittel wie Aconit oder Belladonna usw. keine Wirkung gezeigt haben.

Ein weiteres Beispiel aus dem ärztlichen Alltag ist der Herpes zoster, der nach dem Simileprinzip oft mit Mezereum, Ranunculus bulbosus, Thuja oder Acidum muriaticum zu behandeln wäre. Die klassische Nosode hierfür ist aber *Variola* oder *Vaccinotoxinum* in höherer Potenz.

Damit wird das ganze Behandlungsbild umgewandelt und reaktionsfähig gemacht, so daß hernach ein anderes Simile z. B. Arsenicum album die Heilung beschleunigt.

Neben den diathetischen und ätiologischen Nosoden muß in den letzten Jahrzehnten auch an chemische und Umwelt-toxische Nosoden gedacht werden, nicht zuletzt auch an unterdrückende Therapien mit speziellen Arzneistoffen, von denen die Antibiotika bereits erwähnt wurden; auch Cortison und Antirheumatika gehören hierher. So hat sich die Cortisonnosode bei chronischen Hautleiden, die jahrelang mit Cortisonsalben »stillgelegt« wurden, besser bewährt, als z. B. Sulfur, ein generelles, aber sehr aktives *Unterdrückungsmittel*.

▶ Eine andere Art der Nosodentherapie ist die **isopathische**, wobei mit den körpereigenen Keimen, z. B. bei der Darmflora mit Colibazillen therapiert wird. Diese unter dem Namen der **Symbioselenkung** bekanntgewordene Behandlungsart steht der Nosodenzufuhr nahe.

Die homöopathische Potenzierung bringt aber zweifellos neue Effekte, die nach Darmoperationen und chronischen immunologischen Darmerkrankungen einen Umstimmungseffekt erwarten lassen, das gleiche gilt für die Cholicystitis.

Die Nosodentherapie gehört mit zu den differenziertesten Individualbehandlungen. Sie erfordert eine sorgfältige Anamnese, eine große Beobachtungsgabe und eine gute Führung des Patienten. Dafür werden so manche Verzweiflungsfälle nicht selten auch zu unserer Überraschung auffallend gewandelt und geheilt.

- Die Dosierungen sollten möglichst im Hochpotenzbereich bleiben, Verschlimmerungen nach einer Gabe sind nicht selten, die Wiederholung darf nicht früher als nach 1–2 Wochen erfolgen.
- Die Nosode kann nie allein verordnet werden, Terrain- und Konstitutionsmittel lassen sich damit nicht ersetzen. Bei frisch durchgemachten Erkrankungen wähle man die Dosierung nicht über D 12. Je länger die Erkrankungen oder Diathese zurückliegt, desto höher kann die Arzneiverdünnung gesteigert werden.

Die Psoralehre Hahnemanns fußt auf der Annahme, daß allen Krankheiten – zumindest den chronischen – eine Vorbelastung bei den Vorfahren oder in den frühen Kindheitstagen vorausging und so Zeichen der Krankheitsbereitschaft hinterlassen haben.

Erst nach den mutagenen Einflüssen durch radioaktive Stoffe ist klar geworden, daß es durchaus genetische Impressionen gibt, die eine bestimmte konstitutionelle Bereitschaft nach sich ziehen können. Wenn man die Durchseuchung mit der Tuberkulose im vergangenen Jahrhundert bedenkt, die vielfachen passageren Erkrankungen mit dem Residuum des verkalkten Hilus heute noch erlebt, so wird die Bedeutung der Tuberkulose für die Nosologie der mitteleuropäischen Bevölkerung klar.

Die **konstitutionelle Prägung**, die sich davon ableiten läßt, entspricht in etwa der lymphatischen Diathese, einer Belastung der sog. Kiemenbogenorgane, die bekanntlich für die Adaptation des Individuums an die Umwelt verantwortlich sind. So versteht sich die hypertrophe Tonsille, die adenoide Vegetation der oberen Atemwege als Folge einer solchen Diathese. Chronische Krankheiten wie Bronchitis, Asthma, Hauterkrankungen wie Milchschorf bis zum chronischen Ekzem, Bindegewebserkrankungen des Formenkreises der rheumatoiden Reaktionen gehören hierher. Die Erfahrung lehrt, daß hierbei die Nosoden des *Tuberkulins* den Krankheitsprozeß umstimmen helfen.

Gegenüber der Bedeutung des Tuberkulins gibt es keine weitere vergleichbare Nosode, wenn auch die Nosode der *Spirochäta pallida* auch als Erbübel betrachtet werden kann.

Es muß wohl angenommen werden, daß diese Prägung dort entstanden ist, wo die luetische Erkrankung mit unzureichenden Mitteln behandelt wurde. Der Krankheitsprozeß wurde nicht ausgeheilt, sondern in eine Latenzphase gerückt, was sich ohnehin durch den Begriff einer tertiären Luesbehandlung offenbart. Ähnliches gilt für *Medorrhinum* und den Tripper.

Variolaerkrankungen gehören seit der Einführung der Pockenimpfung zu den Seltenheiten.

Die Auseinandersetzung des kindlichen Organismus mit dem Impfstoff kann bei entsprechender konstitutioneller Belastung (Sykosis-hydrogenoide Konstitution) eine Bereitschaft zu Bläschendermatitis bzw. Herpeserkrankungen verantworten, dazu zählt auch der Status seborrhoicus und die Akne.

Anders verhält es sich mit der Nosode *Psorinum*, die von Hering eingeführt wurde, der eine unheilsame Haut bei unbehandelter Krätze zugrunde liegt. Aus dem beschriebenen Arzneibild hat man frühzeitig an Schwefel erinnert. Charakteristisch ist für dieses Mittel der Keimblattwandel einer Krankheit, wobei viele Symptome an die allergische Diathese erinnern. Interessant wäre hierzu der Nachweis, daß sich die Krätze eben besonders dort ansiedelt, wo eine solche Diathese vorhanden ist.

Die Nosode aus der symptomatischen Ähnlichkeit

Eine typische Nosode aus dem Vergleich mit dem Krankheitszustand ist *Anthracinum*. Es handelt sich dabei um das Sekret eines Milzbrandkarbunkels und wird überall dort eingesetzt, wo Geschwürsbildungen mit starken, brennenden Schmerzen und einer verhärteten Krustenschicht zu beobachten sind. Hämorrhagien in der Umgebung sind häufig. Dieses Bild, das auch bei septischen Prozessen nach Verletzungen zu beobachten ist, charakterisiert den Einsatz des Mittels.

a) Bläschenartige Entzündungen mit Tendenz zu Krustenbildung,
b) Intensive Schmerzen
c) Stinkende Sekrete und schlechte Heiltendenz.

Ein ähnlicher Prozeß, der aber aus dem lokalen zum generalisierten Zustand wurde, gezeichnet durch Kälteschauer und Frösteln und anschließendem Fieber anstieg, Hämorrhagieneigung und Herzschwäche läßt an *Pyrogenium* denken. Septische und phlegmonöse Prozesse nach Verletzungen oder Abszessen gehören hierher.

Das Mittel verlangt den frühzeitigen Einsatz. Auch bei infektiösen Hautleiden (sekundär infiziertes akutes Ekzem) kann es schnell die Abwehrschwäche beeinflussen.

Ein weiteres Mittel, das aus der Ähnlichkeit abgeleitet wird, ist die Nosode aus dem Inhalt einer Krätzeaffektion *Psorinum*. Zu Unrecht wird es bei allen schuppenden Erkrankungen angeführt.

Schuppen entstehen bei diesem Mittel erst in sekundärer Folge einer entzündlichen Hautaffektion, wie dies bei einem entzündlichen Schub einer Psoriasis der Fall ist oder etwa bei einem ausheilenden Ekzemprozeß.

Schuppende Haut wie z. B. bei der Ichtyosis reagiert kaum auf eine Psorin-Nosode. Psorin wird gerne auch mit Sulfur verglichen, wobei Sulfur bei abheilenden Entzündungen bewährt ist. Der ängstliche Typus, der zu Melancholie neigt und Minderwertigkeitsgefühle zeigt, hat nächtliche Ängste verfolgt von Träumen, chronische Erkältungsneigung mit Husten und evtl. Asthma. Dabei ist die Vikariation zwischen Haut und Bronchien oder auch Magen-Darmschwächen typisch.

Das Heißhungergefühl begleitet oft das wechselvolle Bild zwischen Haut und Schleimhaut.

Anthracinum

Nosode aus dem Milzbrandbazillus bzw. Milzbrandkar-
bunkel

Zur Verreibung nach V. 7, Lösung nach S.V.

Wirkungsrichtung: Im Sinne der Nosode.

Furunkulose, Karbunkel, Akne (wenn ein typischer Brennschmerz vorliegt).

Klinische Indikationen:
Zur Unterstützung bei gangränösen Hautaffektionen oder
Furunkulose, Karbunkel etc. D 4–D 12.

Akne mit Brennschmerz.
Umstimmungsmittel bei chronischer Eiterung.

Psorinum

Nosode aus menschlichen Krätzebläschen.
Zur Verreibung nach S.V.

Wirkungsrichtung:
1. Skrofulöse, endogene Hautbelastungen.
2. Konstitutionelles Reaktionsmittel.

Psyche:

Aur., Sulf. Petr., Sil. Ambr., Carb. veg.,Op.,Val., Caps. Sil., Sulf. Ars.,Ac.fluor. Merc., Berb. Lach.

Angst und Furcht, Selbstmordgedanken, plötzlich sehr heiter, ebenso plötzlich sehr traurig, schwaches Gedächtnis, Vergeßlichkeit.

Leitsymptome:
Frostigkeit und Überempfindlichkeit gegen Kälte, Juckreiz, in der Bettwärme schlimmer, die Fußsohlen jucken und brennen, übelriechende Ausschläge und Sekretionen, profuser Schweiß führt zur Besserung der Symptome.

Modalitäten:

Nux vom. Anac., Mandrag., Ign., Jod.

Verschlimmerung durch Kälte, durch Berührung und Druck, durch Kaffee.
Besserung durch Wärme, im Sommer, beim Essen.

Atmungsorgane:
Dyspnoe in der frischen Luft.

Verdauungsorgane:

Petr., Carb. veg., Chin.

Schluckschmerz in den Tonsillen, nächtlicher Heißhunger, Fäulnisdyspepsie.

Haut:

Sulf., Graph. Ant. er. Ars. Sulf. Natr. carb.

Trocken, rauh oder fettig; übelriechende Ausdünstung trotz Waschens, hartnäckige, chronische Hautveränderungen mit starkem Juckreiz; schlecht durchblutet, reaktionsträge Haut mit Empfindlichkeit gegen Kälte. Schweißausbruch beim Essen, bei Bewegung mit Erleichterung; Schweiß an Händen und Füßen. Besserung der Ausschläge in Wärme, im Sommer.

Klinische Indikationen:
Konstitutionelle Umstimmung vorwiegend in Verbindung mit dermatologischen Erkrankungen nur in hohen Verdünnungen und seltenen Gaben.

Melancholie, Hautleiden.
Empfindlich gegen Zug und Kälte.
Übelriechende Schweiße, Heißhunger.
Besserung durch Wärme und Ruhe.

Pyrogenium

Gewonnen aus Ochsenfleisch, das 2–3 Wochen in die Sonne gestellt wird.

Zur Verreibung nach V. 6, Lösung nach V. 44.

Lach., Psor., Carb. veg. Sulf., Bapt.

Wirkungsrichtung: Sepsis mit typhösem Fieberverlauf und mesenchymalen toxischen Blutungen.

Leitsymptome:

Lach., Crotal. Ars., Psor. Arn.

Widerspruch zwischen Temperatur und Pulsfrequenz, übelriechende Sekretionen, Zerschlagenheitsgefühl und Gliederschmerzen, septisches Fieber.

Temp.:

Lach.

Hohes, septisches Fieber mit Frieren, Schüttelfrost und kaltem Schweiß.

Klinische Indikationen:

Fieberzustand mit Schüttelfrost D 12–D 30.

Typhöses Fieber mit Schüttelfrost und fauligen Stühlen.

Die Nosode aus der ätiologischen Ähnlichkeit

Am einfachsten ist die Beziehung zu einem Eitererreger bei einem Abszeß oder Furunkel. Diese Isopathie wurde vielfach in der Homöopathie gefordert, doch hat sich gerade beim Staphylococcinum ein Vorbehalt gegenüber den Staphylococcen – bezogenen Eiterprozessen ergeben. Der Vorbehalt besteht im entsprechenden Zeitpunkt des Reifevorgangs eines Abszesses oder eines Furunkels.

Ein Prozeß, der seinen Höhepunkt überschritten hat und immunologische Merkmale im Blut oder Gewebe hinterlassen hat, wird verständlicherweise anders reagieren, als ein solcher, der gerade im Entstehen begriffen ist. Meist kann der Beobachter nicht den günstigsten Zeitpunkt wählen, wann eine solche isopathische Nosode angezeigt erscheint. Deshalb ist der Weg am einfachsten, wenn man ein Simile einsetzt, was nach der Ätiologie zu urteilen bei einem Staphylococcenprozeß auch die Kokkennosode Medorrhinum sein kann.

Medorrhinum ist bekanntlich die Trippernosode und bezieht sich auf den Verlauf dieser Erkrankung ganz speziell. So wird auch die Nachkrankheit eines Trippers, nämlich die gonorrhoische Arthritis erstaunlich gut auf die Nosode ansprechen. Das gleiche gilt für die Organbeziehung im Urogenitaltrakt.

Die Scharlacherkrankung ist kein interkurrenter Infekt, wie es oft in der Vorgeschichte bei Kinderkrankheiten anklingen mag. Diese Erkrankung vermag erhebliche Krankheitsbelastungen an Herz- und Kreislauf zu hinterlassen. Die Hautschuppen nach durchgemachten Erkrankungen werden als Nosode verwendet.

So gewinnt *Scarlatinum* dort an Bedeutung, wo Reste nach durchgemachter Scharlacherkrankung bestehen, z. B. rheumatische Beschwerden, Nephritis, Herzbelastung usw.

Variolinum oder auch *Variola* benannt, wird aus dem Sekret der Pockenpusteln gewonnen. Diese Nosode hat nicht nur Bedeutung für den Zustand nach Pockenimpfung (Thuja ist hierfür auch bekannt), sondern bei Erkrankungen mit Bläschenausschlag, an erster Stelle die Herpespusteln, die Varizellen, postvakzinale enzephalitische Affektionen und Aknepusteln.

Schließlich gehört in diese Kategorie auch das *Luesinum* oder *Syphilinum*. Die Wirkung von Luesinum erstreckt sich auf das zerebrospinale System bei Patienten mit psychischer Labilität, auf die Eingeweide, die Haut und Schleimhäute, sowie die Knochen – also Prädilektionsstellen für die Ausbreitung der Erkrankung mit ihren vielfachen Stadien und nicht zuletzt die genetische Belastung.

Bewährt hat sich Luesinum bei Kindern mit psychischer Labilität, schulischen Schwierigkeiten besonders in der Mathematik, bei Alkoholismus und Suchtneigung, bei Angstneurosen und Zwängen. Schließlich seien die Einflüsse auf die Serumreaktionen erwähnt, die nach einer spezifischen Behandlung noch weiter sistiert.

Zu den Nosoden der ätiologischen Ähnlichkeit gehört auch die *Candidano-sode*, die bei der Schwierigkeit der Behandlung solcher und anderer Myko-seerkrankungen in zunehmender Weise notwendig wird.
Die Candidanosode kann als wirksamste Pilznosode bei allen Formen der Mykosen eingesetzt werden. Insbesondere bei den über den Darm verbreiteten Pilzerkrankungen, die perianal auf den vaginalen Bereich und auf übrige Hautpartien verbreitet werden. Bei der Schwierigkeit, die Mykosen durch eine adäquate Therapie schnell auszumerzen, läßt an den Gedanken einer Umstimmung mit Nosoden denken.
Auch bei den hautassoziierten Mykosen wie Pithyriasis versicolor oder Trichophytien kann der einmalige Gebrauch einer Candidanosode schon zu einer Abschwächung im Krankheitsbild führen. Lediglich Nagelmykosen sind meist behandlungsresistent und bedürfen einer selektiven Behandlung unter Zusatz von Durchblutungsmitteln für die Peripherie.
Influenzinum und *Pertussinum* sind schließlich noch Nosoden, die sich klinisch bei schwer beeinflußbaren Krankheitsprozessen ähnlicher Ätiologie bewähren, wobei es auf den therapeutischen Umstimmungsreiz ankommt. Wo andere Methoden versagen, sind sie indiziert.

Borrelia-Nosode

(Zeckennosode)

Die Lyme-Borreliose ist in den letzten Jahrzehnten in zunehmendem Maße in Erscheinung getreten, insbesondere in Österreich.
Die Prophylaxe mit der FSME-Impfung hat nur zum Teil zu einer Einschränkung der Ausbreitung geführt, während die Anfangsbehandlung meist an der Haut, den Augen, am Nervensystem und an den Gelenken Spuren hinterlassen hat.
Die anfängliche antibiotische Behandlung bewirkte vor allem auf der Haut jahrelange atrophische Dermatitiden.
Gerade bei jugendlichen Patienten kommt es oft zu Nackensteifigkeit und Gesichtslähmung mit Augenmuskellähmungen und Schluckstörungen.
Auch an den Gelenken und Muskelteilen sind entsprechende Auswirkungen des Giftes zu beobachten.
Die antibiotischen Behandlungen sind nicht ausreichend. Oft ist der Einsatz einer Borreliennosode erforderlich, bei der man besonders bei den Hauterscheinungen zu einem spontanen Abklingen des Juckreizes nach einer Gabe von LM 12 kommt. Die Wiederholung nach einigen Tagen kann kurzfristig sogar zu einem Ausheilungszustand führen.
Die Borreliennosode wird separat hergestellt, unter der Dosis von **LM 12** wird sie nicht abgegeben.
▶ Dosierung: 1 × täglich 5 Globuli von **LM 12**, 3–5mal in Abständen von 2 Tagen.

Tuberculinum-Koch

Wurde um die Jahrhundertwende von Nebel in die Therapie eingeführt. Ursprünglich waren es die Zeichen einer Tuberkuloseinfektion, wie Gewichtsverlust, Blässe, mit hektischen roten Wangen, Neigung zu Pusteln, veränderliche und unstete Symptome bei Schweißneigung, Erschöpflichkeit und dauernder Infekt- bzw. Erkältungsneigung. Heute spricht man das Bild einer chronischen Erkrankung an mit Mangel an Reaktionsbereitschaft, Erkältungsneigung, Erschöpfung bei geringsten körperlichen und seelischen Belastungen.

Tuberculinum nach Koch ist die ursprüngliche Nosode, sie erfordert nach kurzfristig durchgemachten spezifischen Erkrankungen zur Anwendung die sog. Drainage nach Nebel. Bei den Drainagemitteln handelt es sich um die Förderung von Ausscheidung über die Haut *(Crataegus D 4)*, die Niere und Blase *(Solidago D 4)*, den Darm *(Hydrastis D 4)* und die Leber-Galle *(Chelidonium D 4)*. Alle diese Tief-Potenzen werden 3 Tage lang, jeweils alle 4 Stunden ein Mittel, eingenommen. Damit werden die sehr häufigen Erstverschlimmerungen nach Tuberculinum abgeschwächt.
Arzneibild von *Tuberculinum Kochi* (S. 332).

Tuberculinum Denys

Es handelt sich um ein Filtrat von Tuberkelbazillen, die dem Meerschweinchen zur Immunisation injiziert werden. Die Indikation ist vor allem der Schnupfen und die Affektionen der Nasennebenhöhlen.
Charakteristisch ist das plötzliche Auftreten, auch Bronchitis, Asthma, die Schwäche bei der geringsten Anstrengung und Besserung durch Ruhe. Auch periodische Migräneanfälle und Kreislaufkrisen gehören in dieses Mittel-Bild, das sich auch bei Depressionen bewährt hat.

Tuberculinum aviaire

Wird aus Kulturen von Tuberkelbazillen von Vögeln gewonnen.
Aviaire soll das beste Mittel bei kindlichen bronchopulmonären Erkrankungen sein. Eine besondere Affinität besteht zu den Lungenspitzen und zwar in Form von Einseitigkeit. In der Folge von Masernerkrankungen bewährt, ebenso bei kindlichem Asthma mit Fieberschüben.

Bacillinum

ist eine Variante des Tuberkulins, das aus Abszeßsekret mit positivem Tuberkelnachweis gewonnen wird. Zum Mittelbild gehört neben schmerzhaftem Husten und eitrigem Auswurf die Ekzembelastung der Lidränder, Ohren bzw. Gehörgänge und die zappelige Unruhe mit ständigem Bewegungsdrang. Bei Bronchiektasen evtl. auch bei Mucoviszidose sollte es versucht werden, insbesondere als Reaktionsmittel während der Symptomarzneien.

Tuberculinum bovinum

Als Nosode der Rindertuberkulose gebraucht. Im Vordergrund stehen die Darmbeschwerden mit chronischen Durchfällen. Klinisch hat es sich überall dort bewährt, wo anläßlich einer Röntgenuntersuchung im Bereich der Bauchorgane verkalkte Drüsen nachweisbar waren, d. h. wo früher eine tuberkulöse Darmaffektion durchgemacht wurde.

Marmorek

Dabei handelt es sich um ein antitoxisches antituberkulöses Serum, das von Marmorek hergestellt wurde.

Marmorek ist die einzige Nosode, die bei einer floriden Tuberkulose angewandt werden darf. Auch hierbei empfiehlt sich die Drainage nach Nebel. Angezeigt bei mangelhafter Reaktionsbereitschaft im Verlauf der Behandlung einer Tuberkulose der Knochen, Niere und anderer Organe.

Die fiebrigen Zustände und Abmagerungen, Arthralgien, diffuse Schmerzen mit wanderndem Charakter und spastischer Obstipation haben Marmorek auch in anderen chronischen Fieberzuständen angezeigt erscheinen lassen. So wurden auch Erfahrungen mit den subfebrilen Zuständen bei der Aidserkrankung gemacht, auch wenn es zunächst zu einer Erstverschlimmerung kommen kann.

Auch bei einer Reihe von Hauterkrankungen scheint Marmorek ein bewährtes Reaktionsmittel. So beim Lupus erythematodes, Akrocyanose, Acne rosacea, Pityriasis rosea u. a.

Die arzneiliche Nosode

Das Arzneimittel wird dort eingesetzt, wo im Laufe von langen arzneilichen Behandlungen reaktionsarme Krankheitsphasen zu beobachten sind. Dies gilt für die chronischen Bindegewebsbehandlungen beim Rheumatismus. Die entsprechende Nosode kann in diesem Falle aus der Arznei hergestellt werden z. B. Amuno oder Salizylsäure. Bei Hautkrankheiten zeigte sich nach längeren Corticoidbehandlungen eine Verdickung der Haut mit trockener und schuppender Tendenz. Diese Form der Reaktionsverarmung kann eine homöopathische Behandlung in Frage stellen. Eine Arzneinosode von Cortison schafft hier einen neuen Behandlungszugang.

Theoretisch entspräche eine solche Cortisonnosode der Wirkung von ACTH, was auch erfordert, daß die Dosierung im substantiellen Bereich bleiben sollte, z. B. D 12.

Bei der langdauernden Arzneibehandlung des Diabetes mellitus mit Insulin und oralen Antidiabetika wäre der Versuch mit einer Arzneinosode dann angezeigt, wenn trotz aller diätetischer Maßnahmen und die Ausschaltung anderer entzündlicher Faktoren am Inselorgan die Ansprechbarkeit des Diabetes auf die einschlägige Medikation zunehmend nachläßt.

Eindeutig ist die Wirkung von *Penicillin* in homöopathischer Verdünnung bei therapieresistenten Keimen, voran der Staphylococcus aureus. Auch Krankheiten, die durch den Streptococcusbazillus verursacht wurden, sofern eine längere antibiotische Behandlung voranging. Eine sorgfältige Anamnese bringt hierbei oft die notwendige Anzeigestellung.

Medorrhinum

Trippernosode

Herstellung nach S.V.

Wirkungsrichtung: Sykosis, chronifizierte Tripperinfektionsfolgen.

Personotropie:
Blaßes, kränkliches Aussehen.

Psyche:

Puls., Kal. jod. Ambr. Schlechtes Konzentrationsvermögen, Gedankenflucht, Eile und Ungeduld, Vergeßlichkeit, Vorahnungen, geistige Verwirrung.

Leitsymptome:

Ac. phos. Selen., Sarsap. Abwehrschwäche nach Gonorrhoe, Mangel an Konzentration, Verlangen nach Alkohol und Stimulantien.

Modalitäten:
Verschlimmerung vormittags, beim Denken an die Beschwerden, bei Hitze.

Thuj., Ac. nitr. Natr. sulf. Besserung nachts, beim Liegen auf dem Bauch, bei feuchtem Wetter.
Angriffsseite: links.

Atmungsorgane:

Kal. bichr. Chronische Schleimhautentzündung der oberen Luftwege mit starker, zäher Sekretion. Infektanfälligkeit bei geringstem Luftzug.

Haut:

Thuj., Natr. sulf., Sarsap. Juckreiz, schlimmer beim Drandenken; übler Körpergeruch, Nachtschweiße gegen Morgen, die erleichtern. Kalte Nasenspitze und Brustwarzen.

Klinische Indikationen:
Umstimmungsmittel nach gonorrhoischen Infekten D 12–D 10. Arthritis gonorrhoica.

Spezifisches Reaktionsmittel bei chronischen Blasen- u. Nierenaffektionen.
Tripperfolgen.

Syphillinum

Nosode a. d. Sekreten luetischer Geschwüre nach S.V.

Wirkungsrichtung: Reaktionsmittel für hereditäre und erworbene Syphillis.

Psyche:
Lebensunlustig, vergeßlich und gleichgültig, glaubt nicht an seine Gesundung und freut sich an nichts mehr, fürchtet die Nacht und den Morgen aus Angst vor der sich heftig einstellenden Schwäche.

Leitsymptome:

Kal. jod. Ap., Aur. jod.

Verlangen nach Alkohol, Herzschmerzen zur Spitze ziehend, Schmerzen in den Röhrenknochen, Leukorrhoe, Abmagerung des gesamten Körpers, Neigung zu Eiterungen und Ulzerationen der Haut, gerötete und rissige Zunge.

Modalitäten:
Verschlimmerung: nachts, am Meer.
Besserung: tagsüber, bei Bewegung.

Verdauungsorgane:

Selen. Merc., Borax, Ac. nitr.

Tonnenförmige Zähne. Verlangen nach starken alkoholischen Getränken. Ulcera im Mund, Gummen.

Urogenitalorgane:

Canth., Clem. Ac. nitr.

Ausschläge am männlichen Genitale.

ZNS:
Geistesschwäche (v. a. Schwäche in Mathematik), Depressionen, Psychosen, Kopfschmerzen.

Bewegungsorgane:
Rheuma, Glieder- und Rückenschmerzen, v. a. nachts, Neuralgien.

Klinische Indikationen:
Nosode in der Folge von durchgemachten luetischen Erkrankungen als Reaktions- und Umstimmungsbehandlung bei der eugenischen Kur, bei Wasch- und Zählzwang, bei Lernschwierigkeiten der Kinder D 30–D 200. Zur Unterstützung der Rekompensation bei Aortenvitien.

Geistesschwäche, Melancholie.
Psychosesyndrom.
Zwangsneurosen.
Neuralgien.
Nächtliche Verschlimmerung.

Tuberculinum Kochi

Nosode von Ecto- und Endotoxin des Tuberkelbacillus
Koch. Zur Lösung nach S.V. in Glycerin.
A. = $^1/100$ = D 2.

Wirkungsrichtung: Nosode als spezifische Reiztherapie für
abgelaufene Tbc-Erkrankungen und tuberculinische Konstitution.

Psyche:
Hoffnungslosigkeit, Reizbarkeit, quälende Gedanken, Beklemmung und Furcht vorwiegend nachts, ruheloser
Drang zu Abwechslung in vielerlei Hinsicht; Angst vor allem vor Hunden.

Lac. can., Led.

Merc. Arg. nitr.

Leitsymptome:
Wandernde Glieder- und Gelenkschmerzen, Steifheit bei
Bewegungsbeginn, Lufthunger, große Erkältlichkeit,
nächtlicher Heißhunger, steter Wechsel der Symptome,
Schweißneigung bei geringster Anstrengung, die Wäsche
gelb verfärbend; Ringkopfschmerz.

Natr. sulf.,
Thuj.

Modalitäten:
Verschlimmerung: durch Bewegung, vor Sturm, durch
feuchtes Wetter.

Lach.

Herz- und Kreislauforgane:
Herzklopfen morgens.

Sulf., Hep.
Phos., Bell.

Atmungsorgane:
Hochgradige Kälteempfindlichkeit, trotzdem Verlangen
nach frischer Luft, rezidivierende katarrhalische Infekte
und Laryngitis mit Heiserkeit und Reizhusten, gegen
Abend zunehmend.

Ap., Phyt.

Verdauungsorgane:
Belegte, oft himbeerartige Zunge. Chronische Tonsillitis.
Durchfall 5 Uhr morgens mit Abmagerung.

Urogenitalorgane:
Muß sich anstrengen um während des Stuhlganges zu urinieren; Regel alle 3 Wochen, stark und lang dauernd.

Haut:

Psor., Pyrog. Verschiedenartige, chronische Hautausschläge.
Merc. Schweißneigung bei geringer körperlicher oder seelischer Belastung und nachts. Schmerzhafte Lymphdrüsenschwellung.

Klinische Indikationen:
Nosode bei allen nachweislich schlecht überstandenen spezifischen Erkrankungen auch in der Folge von Hiluslymphdrüsenaffektionen bei torpidem Lymphatis-mus D 30–D 200. Eugenische Kur.

Konstitutionsmittel bei lymphatischer Diathese.
Schwäche und Folgen spezifischer Prozesse.

Die Antidotentabelle

Die Antidoten-Tabelle

Antidote werden sehr unterschiedlich beurteilt, wobei viele grundsätzlich ablehnen, daß es gegensinnig wirkende Mittel überhaupt gäbe. Wer jedoch die Differenzierung der Arzneimittel in bezug auf ihre Auswirkung am vegetativen Nervensystem z. B. beobachtet hat, wird diese Erfahrung sich vor allem dann zunutze machen, wenn es gilt, nicht nur ein Einzelmittel bei der Behandlung zu verschreiben, sondern daneben Funktions- oder Organmittel neben einem konstitutionsbezogenen Medikament auch zu gebrauchen. Dazu kommt, daß eine Vielzahl von Komplexpräparaten im Handel sind, ja ganze Therapiesysteme auf solchen Komplexen aufgebaut sind. Die Wahl dieser Zusammensetzungen ist nicht immer korrekt getroffen, wenn auch daraus kein Schaden entstehen kann. Es kann aber auch für den Patienten einen Schaden bedeuten, wenn die Wirkung abgeschwächt ist oder das Präparat grundsätzlich unwirksam bleibt. Solche Probleme lassen sich vermeiden, wenn man die Tabelle überblickt von den Mitteln, die sich ergänzen oder gegensinnig beeinflussen. B. Kronenberger hat erstmals in seinem Symptomenschlüssel auf diese Beziehungen hingewiesen und die Erfahrung hat die Richtigkeit bestätigt. Ein Beispiel möge dies erläutern.

Der initiale Fieberzustand eines Infektes erfordert nach dem Arzneimittelbild entweder den trockenen Akoniteinsatz oder nach dem Schweißausbruch Belladonna. Zwei Mittelbilder, die in einem Krankheitsbild zeitlich einander folgen. In zahlreichen Grippekombinationen ist unberücksichtigt Akonit mit Belladonna kombiniert. Die Behandlung mit der Kombination erfordert doppelt so viel Zeit, als mit der korrekten Einzelwahl der Arznei.

Arzneimittel	Ergänzungsmittel	Gegenmittel
Acidum hydrofluor.	Calcium carb.	Acidum nitr.
Acidum mur.	Nux vomica	Bryonia
Acidum nitricum	Arum triphyllum	Calc. carb., Hepar, Merc., Mezereum
Acidum phosph.	China	Aconit, Arnica, Nux v.
Acidum sulfuricum	Sulfur	Pulsatilla
Aconitum	Gelsemium	Belladonna, Nux v. Phosphorus
Adonis vernalis	Convallaria	Camphora, Mercur sol.
Aesculus	Calendula	Camphora, Phosphorus
Agaricus	Conium	Coffeinum, Pulsatilla
Agnus castus	Selenium	Oleander, Cuprum
Allium cepa	Acid. nitricum	Sulfur
Aloe	Podophyllum	Sulfur
Alumina	Sulfur	Ipecac., Bryonia, Chamomilla

Arzneimittel	Ergänzungsmittel	Gegenmittel
Ambra grisea	Moschus	Nux vom., Pulsatilla
Ammonium carb.	Causticum	Calcium carb., Hepar sulf.
Ammonium muriat.	Lachesis	Acid. hydrocyan. Hep.
Anacardium Orient.	Phosphorus	Cantharis, Rhus tox.
Antimonium crudum	Acidum phosph.	Hep., Mercur, Sulfur
Antimonium tart.	Silicea, Ipecac.	Arsen, China, Sepia
Apis mellifica	Sulfur	Lachesis, Plat, Canth.
Argentum nitr.	Phosphorus	Merc., Ars., Ac. nitr., Natr. mur.
Aristolochia	Mercurius	Belladonna
Arnica	Ferrum	Capsicum, Cocculus
Arsenicum album	Phosphorus	Hep., Jodum, Merc., Ferr.
Aurum	Conium, Opium	Bell., Coffea
Barium	Tartarus	Zincum, Mercur, Dulc.
Belladonna	Cactus	Hyoscyamus, Zincum, Opium
Berberis	Natrium sulf.	Camphora
Bryonia	Phosphorus	Aconitum, Rhus, Nux vom., Ignatia
Cactus grand.	Strophanthus	China, Camphora
Calcium carb.	Belladonna, Phosphorus	Ac. nitricum, Bryonia
Camphora	Coffea	Camphora i. Hochpot.
Cantharis	Colocynthis	Apis
Capsicum	Natrium phos.	Sulfur
Carbo animalis	Silicea	Arsen, Coffea, Merc.
Carbo veget.	Phosphorus	Ars., Coffea, Lachesis
Carduus marianus	Natrium sulf.	Camphora
Caulophyllum	China	Belladonna, Opium
Causticum	Sulfur	Nux. vom., Coloc.
Chamomilla	Calcium phosph.	Nux vom., Puls., Coffea
Chelidonium	Phosphorus	Camphora
China	Phosphorus	Arnica, Ars., Lachesis
Cimicifuga	Jodum	Glonoinum, Digit., Colch. Belladonna

Arzneimittel	Ergänzungsmittel	Gegenmittel
Cinnabaris	Ambra	Sulfur, China
Clematis	Causticum	Bryonia
Cocculus	Causticum	Nux vom., Jodum
Coccus cacti	Cuprum	Coffea, Camphora
Coffea	Kalium phos.	Aconit, Cham., Nux v. Ignatia
Colchicum	Acid. benzoicum	Cocculus, Caust., Tab.
Colocynthis	Staphisagria	Opium, Caust., Camph.
Arzneimittel	Ergänzungsmittel	Gegenmittel
Convallaria	Natrium sulf.	Camphora
Copaiva	Silicea	Belladonna, Mercur
Crataegus	Ferrum phos.	Camphora
Crotalus horr.	Mercurius	Lachesis
Croton tiglium	Calc. phos.	Camphora
Cuprum	Calcium carb.	Hep., Aur., Sulf., Dulc.
Digitalis	Ferrum	Nux. vom., Veratrum
Dulcamara	Barium carb.	Kalium carb., Merc.
Equisetum	Pulsatilla	Camphora
Gelsemium	Nux vomica	Agaricus, Cocculus
Ginseng	Acid. phosphor.	Camphora
Graphites	Ferrum, Silicea	Arsen, Nux vom.
Hamamelis	Ferrum	Cocculus
Helleborus niger	Veratrum alb.	China
Hepar sulf.	Bromum	Bell., Cham., Puls., Mercur.
Hydrastis	Kalium jodatum	Camphora
Hyoscyamus	Cuprum	Belladonna, China
Hypericum	Acid. phosph.	Agaricus, Cocculus
Ignatia	Hyoscyamus	Nux vom., Zinc., Cocc.
Ipecacuanha	Cuprum	Ars., China, Opium
Jodum	Kalium	Brom, Hep., Mercur.
Kalium bichrom.	Jodum	Coffea, Mercur.
Kalium carbonicum	Acidum nitric.	Coffea
Kalium jodatum	Silicea	Mercur., Hep., Arsen

Arzneimittel	Ergänzungsmittel	Gegenmittel
Kreosotum	Calcium phos.	Aconitum, Sepia, Nux v.
Lachesis	Lycopodium	Acid. phos., Arsen, Hepar sulf., Carb. v.
Ledum pal.	China	Camphora
Lycopodium	Graphites, Lachesis	Caust, Puls., Coffea
Magnesium carb.	Chamomilla	Arsen, Puls., Mercur.
Magnesium mur.	Chamomilla	Arsen, Mercur., Nux v.
Magnesium phosph.	Kalium phos.	Terebinthina, Coffea
Mercurius sol.	Sulfur	Belladonna, Lach. Opium, Camphora
Mezereum	Graphites	Mercur.
Moschus	Carbo veg.	Nux mosch.
Arzneimittel	Ergänzungsmittel	Gegenmittel
Natrium carbonicum	Magnesium	Arsen, Carbo
Natrium mur.	Sepia	Acid. nitr., Apis, Ars.
Nux moschata	Magnesium	Nux vom., Opium
Nux vomica	Cocculus	Cham., Sulfur
Opium	Aurum	Asa, Stram., Belladonna
Petroleum	Phosphorus	Nux vomica
Phosphorus	Arsen, Cepa	Coffea, Nux vom.,Ter.
Phytolacca	Ferrum	Camphora, Coffea
Platina	Acid. phosph.	Asa, Aurum, Plumbum
Podophyllum	Aloe, Magnesium mur.	Mercur sol.
Pulsatilla	Lycopodium	Aconit, Beil., Coff.
Rhododendron	Zincum	Clem. Rhus, Ranunculus
Rhus toxicodendron	Acidum formicicum	Anacard., Bryonia
Sanguinaria	Thuja	Lycopod., Phosphorus
Sarsaparilla	Thuja	Mercur.
Secale	Carbo animalis	Arsen, Bellad., Opium
Selenium	Lycopodium	Pulsatilla, Sulfur

Arzneimittel	Ergänzungsmittel	Gegenmittel
Sepia	Natrium mur.	Antimon, crud. e tart.
Silicea	Thuja	Acid. hydrofluor., Hepar s.
Spongia	Jodum	Phosphorus, Hepar s.
Stannum	Sepia	Pulsatilla
Staphisagria	Phosphorus	Camphora
Stramonium	Phosphorus	Bell., Hyosc., Opium
Strophanthus	Cactus	Nux v., Camphora
Sulfur	Nux vomica	Aconit, Cham., Merc., Sepia
Symphytum	Calcium phos.	Camphora
Thuja	Silicea	Chem, Cocc., Sabina
Veratrum album	Carbo	Aconit., China, Coffea
Veratrum viride	Carbo	Belladonna
Verbascum	Bromum	Camphora
Viscum album	Secale	Coffea
Zincum	Ignatia	Arnica, Barium, Hepar

Anhang

Dosierungsschema homöopathischer Arzneien

D 1 – D 3   Substitution
             (bei Pflanzenstoffen eine Form der Phytotherapie)
D 4 – D 8   Reizwirkung
             (man beachte dabei die Gegenregulation)
D 12 – D 15 Wirkungen von Ferment resp. Enzymcharakter im Sinne von
             Hemmung und Anregung.
D 20 – D 30 Informative Wirkung
             (im Bereiche archaischer und genetischer Systeme, wie z. B.
             Keimblätter oder Kiemenbogen etc.)

Die Gaben von D 1 – D 8 werden täglich mehrmals wiederholt, von
D 12 – D 15 einmal – am besten abends,
die sog. Hochpotenzen D 30 z. B. jeden 3. Tag,
die höheren Potenzen 1 mal wöchentlich oder 14-tägig einmal.

Biochemie und Homöopathie

(in Klammern die homöopathische Anwendung)

Nach den Vorstellungen der Schüßler'schen Biochemie entsteht die Krankheit der Zelle durch den Verlust an anorganischen Salzen. Davon haben sich die Schüßler'schen Bikomplexe abgeleitet:

Calcium fluor.	= Bindegewebsschwächen	**(Venenmittel)**
Calcium phosph.	= lebhafte, schmalwüchsige Konstitution	**(Pubertätskrisen)**
Ferrum phosph.	= zierlicher, schwächlicher, magerer Typ	**(Lungenmittel)**
Kalium mur.	= korpulenter Typus	**(Eustachische Katarrhe)**
Kalium phosph.	= schlanker, nervenschwacher Typ	**(Nervenmittel)**
Kalium sulf.	= nervenschwacher und gelenkbelasteter Typ	**(chron. Pulsatilla)**
Magnesium phosph.	= Gastritis und Schmerzempfindlichkeit	**(Sodbrennen)**
Natrium mur.	= Bleichsucht, Blutarmut und rheumatische Veranlagung	**(Konstitutionsmittel bei vegetativer Stigmatisation)**
Natrium phosph.	= Nervosität mit Übersäuerung	**(Fettunverträglichkeit)**
Natrium sulf.	= Schwäche, Fettleibigkeit und Leberstörung	**(Leber, Galle, Pankreas)**
Silicea	= unterernährter, blasser Bindegewebsschwächling	**(Konstitutionsmittel der Gewebsschwächen)**

Festständige Mittel

Aesculus	→ Kreuzschmerzen
Arnica	→ Blutungs- und Traumamittel
Belladonna	→ Masern
Camphora	→ choleraähnliche Durchfälle
Cantharis	→ Blasenentzündung
Causticum	→ Lähmung und Paresen
China	→ Zustand und Schwäche nach Blutungen
Chininum ars.	→ Schwäche und chron. Infekte besonders des Darmes
Crocus	→ Nasenbluten bei Menstruationsanomalien
Euphrasia	→ Bindehautkatarrhe
Ferrum phosph.	→ Lungenaffektionen bei Continua-Fieber (auch Darminfekte)
Gnaphalium	→ Ischias mit L-Syndrom 5
Hamamelis	→ Blutungsmittel besonders des Auges
Hypericum	→ Folgen von Nervenverletzungen
Kalium mur.	→ Katarrhe der Tuba Eustachii
Laurocerasus	→ Zyanose bei Bradykardie
Phytolacca	→ Mastopathien
Ruta grav.	→ Sehnenscheidenaffektionen
Sulfur jod.	→ Resorptionsmittel nach Infekten und Eiterungen
Tuberculinum	→ NNH-Affektionen, chronische Katarrhe
– (Denys)	
– (bovinum)	→ Lymphatismus

▶ Dosierung D 4 – D 6

Paradoxe Effekte

Nach dem Ausgangswertgesetz ist die Reaktion eines Mittels weitgehend abhängig von der Ausgangslage des Vegetativums und stellt einen schlüssigen Beweis für die Anwendung sog. Reiztherapeutika dar. Aus der Erfahrung mit homöopathischen Arzneien seien einige solcher paradoxer Effekte angegeben:

Acidum phenylaethyl-barbituricum D 6	bei Pruritus
Aloe D 4–12	bei Dünndarmschwäche und Sphinkterinsuffizienz, Glaukom (D 7)
Aspirin D 4	bei Nesselsucht
Calculi biliarii D 12	bei generalisiertem Pruritus
Coffea D 4	bei Schlaflosigkeit infolge starken Gedankenzudranges
Cantharis D 4	bei Blasenentzündung
Digitalis D 4	bei Bradykardien
Histaminchlorid D 4	bei urtikariellen Exanthemen
Jaborandi D 4	bei Glaukom oder Schweißneigung
Lobelia D 4 (Indianertabak)	interessante Hilfe bei Abgewöhnen des Rauchens
Medusa D 4	bei Urtikaria
Opium D 4	bei habitueller, atonischer Obstipation
Podophyllum D 12	Dünndarmstühle
Tabacum D 4–6	bei Vaguskrisen, wie sie bei ungewohntem Rauchen entstehen
Thallium D 6–12	bei Haarausfall

Die sogenannten »kleinen Mittel«

Definition: Mittel, die bei einer typischen Symptomatik einzusetzen sind, in tiefen Potenzen wirken und meist nicht als Arzneibild geprüft sind.

Agave americana D 3	Mundfäule mit Blutungstendenz
Anagallis D 2–D 4	Bläschenausschlag
Anatherum D 1 D 10	bei brüchigen Nägeln bei verdickten Nägeln
Apomorphinum D 4	bei funktionellem Erbrechen
Caltha D 2–D 3	Bläschenausschlag der Unterarme und Beine
Cystus canadensis D 4	Zahnfleischaffektionen
Elaeis guinensis D 4	Sklerodermie mit Hypästhesie
Genista D 2–D 4	Stirnkopfschmerz mit Schwindel
Geranium maculatum D 3	Blutungen (Magen-Darm-Uterus)
Ginkgo biloba D 4–D 5	linksseitiger Kopfschmerz, Schreibkrampf
Hippomane D 5	Schwäche der Hände und Handgelenke
Kalium nitricum D 3	Empfindlichkeit gegenüber Fleisch (Kalb)
Lobelia D 4	Antirauchermittel
Malandrinum D 5	Hautaffektionen (Fissuren) durch Waschen oder Wasser
Mancinella D 5	Entzündung des Mundes und Rachens, Bläschen an den Fußsohlen
Medusa D 4	Urtikaria des Gesichts
Menyanthes D 5	Migräne bei Hypotonikern
Mercurius jod. flavus (protojodatus) D 4	Schmerzen linke Hüfte und rechte Hand
Mimosa pudica D 4	Ellbogen und Knie
Momordica D 4	linke Thoraxseite, Flatulenz
Myristica sebifera D 4	Panaritium
Niccolum D 4–D 12	linksseitiger Kopfschmerz
Nepenthes D 12	Frigidität
Penthorum sedoides D 5	Chronischer Schnupfen mit dickem Schleim

Petroselinum D 4	Blasenschmerzen nach Katheterisieren
Plantago major D 3	Harninkontinenz nach Blasenoperationen
Robinia pseudacacia D 4	Sodbrennen
Salvia D 4	Hyperhidrosis
Sambucus niger D 4	Säuglingsschnupfen, idiopath. Schweißmittel
Sedum acre D 4	Analfissur, Analbrennen
Sempervivum D 3	Zungenbrennen (Brustkrebs)
Sticta pulmonaria D 4	Kniegelenkshygrom, Handgelenkssynovialzyste
Teucrium Mar. v. D 3	Nagelgeschwüre, Nageldystrophie
Trillium pend. D 4	Magenblutung
Zingiber D 1	Brotallergie, Verdauungsschwäche, Reisekrankheit.

Arzneimittelregister

Quassia amara 257

Ranunculus bulbosus 258
Ratanhia 259
Rauwolfia serpentina 259
Rheum palmatum 260
Rhododendron chrysanthum 261
Rhus toxicodendron 262
Rhus venenata 263
Robinia pseudacacia 264
Rubia tinctorum 264
Rumex crispus 265
Ruta graveolens 266

Sabadilla officinalis 267
Sabal serrulatum 268
Sabina Juniperus 268
Sambucus nigra 269
Sanguinaria canadensis 270
Sanicula (aqua) 272
Sarothamnus scoparius 273
Sarsaparilla 274
Scilla maritima 274
Secale cornutum 275
Selenium 276
Senecio aureus 277
Senega Polygala 278
Sepia 279
Silicea 281
Solidago virgaurea 283
Spigelia anthelmia 283
Spiraea ulmaria 284
Spongia 285
Stannum metallicum 286
Staphisagria 288
Sticta pulmonaria 289
Stramonium 290
Strontium 292
Strophanthus gratus 293
Strychninum nitricum 293
Sulfur 294
Sulfur jodatum 296
Symphytum officinale 296
Syphillinum 331

Tabacum 297
Tarantula cubensis 299
Taraxacum officinale 300

Terebinthina 301
Teucrium marum verum 301
Thallium aceticum 302
Theridion curassavicum 303
Thuja occidentalis 304
Trillium pendulum 306
Tuberculinum 326
Tuberculinum aviaire 327
Tuberculinum bovinum 328
Tuberculinum Denys 327
Tuberculinum Kochi 327, 332

Urtica urens 307

Valeriana 308
Veratrum album 309
Veratrum viride 310
Verbascum thapsiforme 311
Viburnum opulus 312
Viola tricolor 312
Vipera berus 313
Viscum album 314

Zincum metallicum 315
Zincum valerianicum 316